**FOOD REVOLUTION**

# 333 Rezepte:
## |Low Carb für Berufstätige|
## |5:2 Diät|
## |Smoothies zum Abnehmen|

**Durch Intervallfasten, Low Carb und Smoothies langfristig abnehmen – mit Erklärung, 30 Tage Challenge und Nährwertangaben.**

1. Auflage 2019

Copyright © 2019 – FOOD REVOLUTION

ISBN: 9781099731457

# Inhaltsverzeichnis

3

4

8

# Vorwort

Wir haben uns mit diesem Buch dazu entschieden, unsere 3 begehrtesten Themen zu einem großen Buch zu vereinen. Wir finden nämlich, dass diese Themen gut zusammenpassen und sich gut ergänzen. Mit dieser Kombination sollte es möglich sein, dass jeder das Richtige für sich findet. Entweder suchst du dir eine Ernährungsform aus oder wechselst je nach Lust, Laune und Motivation zwischen den verschiedenen Formen hin und her. Gerade das ist doch das Schöne an dieser Sammlung! Unabhängig davon, ob du Low Carb, Intervallfasten mit der 5:2 Methode oder Smoothies zum Abnehmen nutzen möchtest, es ist super, dass du dich dazu entscheidest dein Leben, deine Gesundheit und dein Wohlbefinden in die eigene Hand zu nehmen und gewillt bist eine Veränderung zu bewirken.

Dieses Buch soll dazu dienen dir den Einstieg in die Themengebiete zu geben. Wir verschaffen dir einen ersten Eindruck, denn du kannst vorher nicht wissen, ob dir das Thema zusagt und ob du es dir als langfristige Ernährungsweise vorstellen kannst. Gerade dafür ist dieses Buch geeignet, da es dir einige Rezepte an die Hand gibt und du so spielend leicht feststellen kannst, was zu dir passt und welche Ernährungsweise dir Spaß macht. Wir leiten dich zunächst in jedes Thema ein, sodass dir erst einmal das Grundkonzept der jeweiligen Ernährungsart klar ist und du weißt, was dich erwartet beziehungsweise worauf du dich einlässt. Darauf folgen die diversen und vielseitigen Rezepte für alle Tageszeiten und Gelüste. Am Ende jedes Teils erwartet dich eine Challenge, die dir den Einstieg erleichtern soll und den Anfang darstellen soll. Bevor die Themenbereiche losgehen gibt es noch die große 30-Tage-Challenge, wo die Ernährungsformen sogar miteinander kombiniert sind – denn selbstverständlich gibt es auch diese Möglichkeit der Ernährung.

Wir wünschen dir viel Spaß mit diesem Buch und sind uns sicher, dass es dir viel Freude bereiten wird. Letztendlich triffst du jede Entscheidung, die eine Veränderung in deinem Leben hervorrufen sollte, einzig und alleine für DICH! Das solltest du stets im Hinterkopf behalten. Dennoch sollte niemals ein Zwang an erster Stelle stehen, sondern im Gegenteil der Spaß an der eigenen Ernährung sollte die oberste Priorität sein- du solltest die Nahrungsaufnahme nicht als Last und Qual ansehen, sondern ganz im Gegenteil als Genuss, auf den du dich immer wieder neu freust. Dieses Buch wird dir auch deutlich machen, dass du trotz Ernährungsumstellung auf absolut gar nichts verzichten musst. Du schaffst das alles locker. Glaube an dich und bleibe dir treu, hab Spaß und ziehe es für DICH durch.

Wir sind bei dir
*Food Revolution*

# Die 3 Ernährungsformen im Überblick

## Low Carb

Bei Low Carb geht es darum, wie der Name es auch bereits vermuten lässt, die tägliche Kohlenhydratzufuhr auf ein Minimum zu reduzieren. Dabei musst du weder hungern noch auf etwas verzichten. Mithilfe dieser Methode kann die Fettverbrennung effektiver angekurbelt werden. Wichtig hierbei ist jedoch, dass du nicht komplett auf Kohlenhydrate verzichten sollst, sonst hieße es schließlich No Carb, sondern eine Reduktion in deiner Ernährung stattfinden soll.

## Smoothies zum Abnehmen

Bei diesem Thema geht es darum, dass du mindestens eine Mahlzeit am Tag durch einen Smoothie ersetzt. Das hat mehrere Vorteile. Beispielsweise sparst du so bei dieser einen Mahlzeit Kalorien ein, da ein normales Gericht, was du zu dir nimmst, vermutlich mehr Kalorien enthalten hätte. Außerdem nimmst du so viele Vitamine und Mineralstoffe zu dir – so wird es dir leichter fallen deine tägliche Ration an Obst und Gemüse zu decken.

## Die 5:2 Diät

Die 5:2 Diät ist eine Form des Intervallfastens auch intermittierendes Fasten genannt. Hier geht es darum, dass man sich 5 Tage ganz normal ernährt, jedoch an 2 Tagen im besten Fall gar nichts isst oder aber den sonstigen Kalorienbedarf auf ¼ reduziert. Somit kann der Körper sich selbst besser reinigen und schädliche Zellen und „anderen Abfall", der sich in unserem Körper befindet hinausbefördern. Darüber hinaus kann sich das Fasten an 2 Tagen der Woche positiv auf unser generelles Bewusstsein über unsere Nahrungsaufnahme auswirken.

## Darum kombinieren

Warum solltest du nun diese 3 Ernährungsformen kombinieren? Zunächst einmal musst du sie nicht kombinieren, wenn du keine Lust darauf hast und dir eine Methode am besten gefällt.

Allerdings kannst du unserer Meinung nach diese 3 Formen besonders gut kombinieren, da sie sich nicht im Wege stehen und gegenseitig behindern, sondern im Gegenteil sich gut ergänzen. Du kannst problemlos eine Kombination für dich überlegen, die sich leicht in deinen Alltag integrieren lässt. So wird es niemals langweilig und du fühlst dich nicht unter Druck gesetzt in einer bestimmten Ernährungsform ein Rezept finden zu müssen, was du nachkochen kannst.

Du hast 3 verschiedene Bausteine, die du beliebig miteinander kombinieren kannst. Beispielsweise kannst du einen kohlenhydratarmen Smoothie als eine Mahlzeit nutzen, die somit Low Carb ist. Dadurch ersetzt du zusätzlich eine Mahlzeit und wärst wieder vollkommen bei dem Thema Smoothies zum Abnehmen. Hinzukommt, dass du zusätzlich zu der Integration der Smoothies in die Low Carb Ernährung, wöchentlich 2 Fastentage einbauen kannst, an denen du entweder komplett auf feste Nahrung verzichtest oder eben mithilfe eines Smoothies ¼ deines Tageskalorienbedarfs deckst und dir somit viele wichtige Mineralstoffe und Vitamine zuführst oder aber an den Fastentagen auf eine entsprechende Low Carb oder klassische 5:2 Mahlzeit zurückgreifst.

Anhand dessen wird deutlich, dass du diese 3 Bausteine nun für dich und deine Ernährung nutzen kannst. So kannst du sie an deine Bedürfnisse anzupassen und einfach Spaß an deiner täglichen Ernährung zu haben. Trotz der Umstellung wirst du dich vermutlich dabei fitter und vitaler fühlen. Das Beste an der ganzen Sache: Du brauchst auf absolut gar nichts zu verzichten!

# So gelingt die Kombination

- **Verschaffe dir einen Überblick:** Bevor du die verschiedenen Bausteine in vielen Kombination miteinander vermischen kannst, musst du dir selbstverständlich erst einmal einen Eindruck verschaffen worum es bei den einzelnen Ernährungsformen geht.

- **Gucke, was es zu beachten gilt:** Es ist natürlich schön, wenn du etwas an deiner Ernährung verändern möchtest, jedoch wird es dir unter Umständen nicht den gewünschten Effekt bringen, wenn du wichtige Dinge nicht beachtest. Deswegen ist es umso wichtiger, dass du genau schaust, was es zu beachten gibt. Was darfst du bedenkenlos essen und was solltest du gar nicht oder nur in Maßen konsumieren?

- **Taste dich langsam heran:** Eine Ernährungsumstellung funktioniert nur selten zu 100% über Nacht. Du hast dich an deine bisherige Ernährungsform lange gewöhnt, somit wird es länger dauern deinen Körper umzugewöhnen. Dementsprechend überstürze nichts und erwarte keine Wunder, stattdessen taste dich langsam heran und implementiere Stück für Stück die neue Ernährungsform beziehungsweise die Kombination der 3 Ernährungsweisen in deinen Alltag.

- **Mache dir das WARUM bewusst:** Du kannst motiviert damit starten deine Ernährung umzustellen. Du schaffst es einige Tage oder sogar Wochen, aber dann bist du schneller als du dachtest, wieder zu deinen alten Essgewohnheiten zurückgekehrt. Dieser Effekt tritt meist dann auf, wenn du dir nicht vor dem Start dein Warum bewusst gemacht hast. Du weißt nicht warum du diese Veränderung deiner Essgewohnheiten in dein Leben einbringen möchtest. Deswegen ist es auch so einfach für deine alten Gewohnheiten die Macht über dich zurückzugewinnen. Setze dich nun also hin und mache dir zu 100% klar, WARUM du das Ganze durchziehen möchtest. Dabei sollte der Grund und die daraus resultierende Motivation immer intrinsisch sein, also aus dir und deiner inneren Überzeugung heraus kommen und nicht von Außen kommen, also extrinsisch sein.

- **Bereite dich ausführlich vor:** Du hast dich dazu entschlossen deine Ernährung umzustellen und etwas in deinem Leben zu verändern. Diese Veränderung wird dir jedoch sehr schwer fallen, wenn in deinem Haushalt viele Versuchungen zu finden sind, die nicht zu deiner neuen Ernährung passen. Dadurch machst du es dir selbst viel schwerer die Umstellung durchzuhalten. Deswegen solltest du bevor du mit der neuen Ernährungsform startest alles, was dich von der erfolgreichen Durchführung abhalten könnte, beseitigen. Entweder konsumierst du es vor dem Start oder du verschenkst es.

- **Plane rechtzeitig deine Mahlzeiten:** Wenn du dir nicht rechtzeitig jede Woche überlegst, was du an welchem Tag essen möchtest, passiert es schnell mal, dass du doch von deiner neuen Ernährungsumstellung abkommst und stattdessen zu dem zurückgreifst, was schnell verfügbar ist. Damit es dazu auf keinen Fall kommt, solltest du dich am besten Sonntag hinsetzen und die Woche essenstechnisch durchplanen, sodass du am Montag alles dafür Notwendige besorgen kannst und somit einer erfolgreichen Ernährungswoche nichts mehr im Weg steht.

- **Lege deinen Fokus auf dein Wohlbefinden und keine Zahl:** Viele Menschen erwarten sich von einer Ernährungsumstellung eine positive Veränderung der Zahl, die die Waage anzeigt. Wenn diese am Ende einer disziplinierten Woche nicht mit unseren Erwartungen übereinstimmt, demotiviert uns das schnell. Dabei ist es viel wichtiger darauf zu achten, wie du dich in deiner Haut fühlst und wie sich deine Form verändert hat, als einer Zahl eine so große Bedeutung beizumessen. Ab sofort solltest du also ein größeres Augenmerk darauf legen wie du dich fühlst als darauf wie viel du wiegst.

- **Springe in das kalte Wasser:** Oft hindert man sich selbst daran etwas in seinem Leben zu verändern, da man sich Ausreden überlegt wie beispielsweise, dass es so viel zu verändern gebe, dass man gar nicht wisse wo man anfangen solle. Da man diesen Anfang nicht finden kann, fängt man einfach gar nicht an – das ist auch viel bequemer. Damit dir das bei dieser Ernährungsumstellung nicht passieren kann, empfehlen wir dir, dir eine Challenge rauszusuchen und mit dieser das Eintauchen in das kalte Wasser zu wagen. Es wird kaum einen leichteren Weg geben den Einstieg erfolgreich zu schaffen und auch danach weiterhin erfolgreich bei der Ernährungsumstellung zu sein. Warte also nicht mehr, sondern starte JETZT!

# Die 30-Tage Challenge

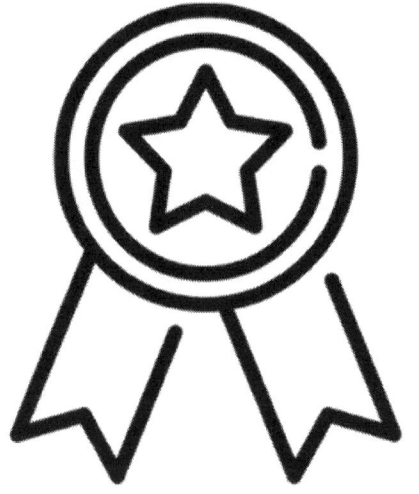

## Food Revolution

Diese Challenge soll dir dabei helfen, den Einstieg in die Ernährungsumstellung besser meistern zu können. Im Laufe dieses Buches, am Ende jedes Themenbereiches, findest du auch 14-Tage-Challenges für das jeweilige Thema. Somit kannst du auch variieren und die verschiedenen Challenges für dich ausprobieren. Außerdem solltest du wissen, dass es sich lediglich um einen Vorschlag unsererseits handelt, solltest du lieber andere Rezepte bevorzugen, kannst du das selbstverständlich tun. Dabei solltest du lediglich darauf achten, dass die verschiedenen Dinge, die es bei dem jeweiligen Thema zu beachten gibt, berücksichtigt werden. Sonst würde die Ernährungsumstellung überhaupt nicht funktionieren können. In dieser Challenge gibt es 3 Schritte, die jeweils 10 Tage umfassen. Alle 10 Tage gibt es eine Steigerung. So kannst du langsam in die Umstellung kommen und dich dann entspannt steigern. Somit ist es keine Umstellung von 0 auf 100. An einigen Tagen steht eine Mahlzeit und daneben anstelle eines Rezeptes - FASTEN -. Damit ist gemeint, dass du an diesem Tag diese Mahlzeit, insofern es dir möglich ist, auslassen sollst. Dadurch soll es dir leichter fallen nach und nach das 5:2 Fasten besser in deinen Alltag zu implementieren und du tust deinem Körper etwas Gutes. Dementsprechend hier erst einmal viel Spaß mit der 30-Tage-Challenge. Du wirst es schaffen und durchziehen und somit den Start für deine Veränderung legen.

## *Tag 1-10*

-------------------------------------**Tag 1**----------------------------------

Mittags:     *Erfrischende Hackfleischpfanne*          >> (*Seite 88*)

-------------------------------------**Tag 2**----------------------------------

Abends:      *Brokkoli-Käse Nuggets*                    >> (*Seite 108*)

-------------------------------------**Tag 3**----------------------------------

Morgens:     *Himbeere-Passionsfrucht Smoothie*         >> (*Seite 198*)

-------------------------------------**Tag 4**----------------------------------

Abends:      - FASTEN -

-------------------------------------**Tag 5**----------------------------------

Morgens:     *Zuckerschoten Omelett*                    >> (*Seite 260*)
Snack:       *Herzhafte Windbeutel*                     >> (*Seite 334*)

19

-----------------------------------**Tag 6**-----------------------------------

| | | |
|---|---|---|
| Abends: | *Tacco Tom-Mozz* | >> (*Seite 118*) |

-----------------------------------**Tag 7**-----------------------------------

| | | |
|---|---|---|
| Morgens: | *Ananas-Buttermilch Smoothie (169 kcal)* | >> (*Seite 186*) |
| Mittags: | *Lasagne mit Kohlrabi (324 kcal)* | >> (*Seite 311*) |

-----------------------------------**Tag 8**-----------------------------------

| | | |
|---|---|---|
| Morgens: | *Protein Sandwıch* | >> (*Seite 49*) |
| Abendessen: | *Grünkohl-Avocado Smoothie* | >> (*Seite 219*) |

-----------------------------------**Tag 9**-----------------------------------

| | |
|---|---|
| Morgens: | - FASTEN - |

-----------------------------------**Tag 10**-----------------------------------

| | | |
|---|---|---|
| Mittags: | *Quinoa Brokkoli Bowl* | >> (*Seite 305*) |
| Dessert: | *Schokoladen-Avocado Pudding* | >> (*Seite 135*) |

*Tag 11-20*

------------------------------------Tag 11------------------------------------

Morgens:        Morgendlicher Powerjoghurt              >> (**Seite 51**)

------------------------------------Tag 12------------------------------------

Morgens:        Brombeere-Vanille Smoothie              >> (**Seite 182**)
Abends:         Avocado Steak Pfanne                    >> (**Seite 123**)

------------------------------------Tag 13------------------------------------

Morgens:        Toast mit cremigen Fruchttopping       >> (**Seite 258**)
Abends:         -FASTEN -
Snack:          Stangen mit Zimt                       >> (**Seite 145**)

------------------------------------Tag 14------------------------------------

Mittags:        Quark Ravioli (275 kcal)               >> (**Seite  296**)
Abends:         Suppe Miso (127 kcal)                  >> (**Seite 274**)

------------------------------------Tag 15------------------------------------

Mittags:        Scharfe Garnelenpfanne mit Gemüse      >> (**Seite 75**)
Abends:         Brokkoli-Mandel Smoothie               >>      (**Seite
194**)

------------------------------------Tag 16------------------------------------

Morgens:        - FASTEN -
Abends:         Auberginenpizza                        >> (**Seite 106**)
Snack:          Matcha Proteinriegel                   >> (**Seite 141**)

------------------------------------Tag 17------------------------------------

Mittags:        Veggieburger                           >> (**Seite 319**)
Abends:         - FASTEN -

-----------------------------------**Tag 18**--------------------------------

| | | |
|---|---|---|
| Morgens: | *Protein Pancakes* | >> (***Seite 48***) |
| Mittags: | *Kiwi-Petersilien Smoothie* | >> (***Seite 213***) |

-----------------------------------**Tag 19**---------------------------------

| | | |
|---|---|---|
| Abends: | *Pikante Ko-To Suppe* | >> (***Seite 112***) |
| Snack: | *Käsebällchen* | >> (***Seite 143***) |

-----------------------------------**Tag 20**---------------------------------

| | | |
|---|---|---|
| Morgens: | - FASTEN - | |
| Mittags: | *Salat mit gebackenem Ziegenkäse* | >> (***Seite 92***) |
| Dessert: | *Kiwi Ricotta* | >> (***Seite 133***) |

----------------------------------------Tag 21----------------------------------------

| | | |
|---|---|---|
| <u>Morgens:</u> | *Erdnuss-Schokoladen Smoothie* | >> (***Seite 191***) |
| <u>Mittags:</u> | *Gurkennudeln mit Erdnusssoße und Sesam* | >> (***Seite 80***) |

----------------------------------------Tag 22----------------------------------------

| | | |
|---|---|---|
| <u>Morgens:</u> | *Käse Omelett* | >> (***Seite 54***) |
| <u>Snack:</u> | *Currygarnelen* | >> (***Seite 333***) |

----------------------------------------Tag 23----------------------------------------

| | | |
|---|---|---|
| <u>Mittags:</u> | *Feigenflammkuchen (398 kcal)* | >> (***Seite 317***) |
| <u>Abends:</u> | *Asiatische Suppe (98 kcal)* | >> (***Seite 273***) |

----------------------------------------Tag 24----------------------------------------

| | | |
|---|---|---|
| <u>Morgens:</u> | *Avocado-Bananen Smoothie* | >> (***Seite 208***) |
| <u>Abends:</u> | *Zucchinipuffer* | >> (***Seite 120***) |
| <u>Snack:</u> | *Aprikosen Hüttenkäse* | >> (***Seite 148***) |

----------------------------------------Tag 25----------------------------------------

| | | |
|---|---|---|
| <u>Morgens:</u> | *Himbeerreis* | >> (***Seite 254***) |
| <u>Abends:</u> | - FASTEN - | |

----------------------------------------Tag 26----------------------------------------

| | | |
|---|---|---|
| <u>Morgens:</u> | *Honigcreme mit Amarettini* | >> (***Seite 256***) |
| <u>Abends:</u> | *Gazpacho* | >> (***Seite 100***) |

----------------------------------------Tag 27----------------------------------------

| | | |
|---|---|---|
| <u>Mittags:</u> | *Thunfisch mit Limetten-Kräuter-Kruste* | >> (***Seite 78***) |
| <u>Snack:</u> | *Apfel-Kokos Smoothie* | >> (***Seite 216***) |

----------------------------------------Tag 28----------------------------------------

| | | |
|---|---|---|
| Mittags: | Chili con Hähnchen (309 kcal) | >> (**Seite 307**) |
| Abends: | Radieschen-Kresse Smoothie (150 kcal) | >> (**Seite 180**) |

----------------------------------------Tag 29----------------------------------

| | | |
|---|---|---|
| Mittags: | Kokossuppe mit Mango | >> (**Seite 277**) |
| Snack: | Ziegenkäse mit Melone | >> (**Seite 332**) |

----------------------------------------Tag 30----------------------------------

| | | |
|---|---|---|
| Morgens: | - FASTEN - | |
| Abends: | Blumenkohlcouscous | >> (**Seite 104**) |
| Dessert: | Schokoladenpizza mit Erdbeeren | >> (**Seite 348**) |

-------------------------------------------------------------------------------

Großartig, dass du die 30 Tage Challenge erfolgreich geschafft hast. Diese Challenge hat dir hoffentlich einen guten Einstieg in die ganze Thematik gegeben. Sie sollte dich Stück für Stück einführen und dir somit den Anfang erleichtern. Nachdem du die 30 Tage hinter dich gebracht hast, kannst du nun weiter daran arbeiten und langsam deine Ernährung umstellen, damit du das Ganze auch langfristig beibehalten kannst. Hoffentlich hat es dir viel Spaß gemacht und du hast viele interessante Rezepte kennenlernen und für dich entdecken können.

# Low Carb

**FOOD REVOLUTION**

## Was ist das eigentlich?

Sicherlich hast du irgendwo schon einmal von „Low Carb" gehört. In so ziemlich jedem Frauen-, Koch- oder Fitnessmagazin findet sich irgendetwas über diese „neue" Art der Ernährung, die schon lange unter Body Buildern und Sportlern bekannt ist.

Low bedeutet auf Deutsch niedrig und Carb ist die Kurzform von Carbohydrates, also auf Deutsch Kohlenhydrate. Low Carb bedeutet also man nimmt wenig Kohlenhydrate zu sich. Dabei geht es nicht um eine kurzfristige Diät, die schon nach kurzer Zeit durch den Jo-Jo-Effekt zunichte gemacht wird, sondern um eine langfristige Umstellung der Ernährung.

Durch die gezielte Umstellung der Ernährung wirst du Fett verbrennen und abnehmen, ohne hungern und Kalorien zählen zu müssen. Der Fokus wird auf Eiweiß und Fette gelegt, die zusammen mit den Kohlenhydraten die drei Hauptbestandteile unserer Ernährung bilden.

Es gibt viele verschiedene Low Carb Konzepte, die alle einen anderen Schwerpunkt setzen, doch alle haben eine Gemeinsamkeit – es sind wenige bis keine Kohlenhydrate erlaubt. Unter anderem gibt es folgende Konzepte:

- Atkins: sehr viel Eiweiß und Fett
- Logi Methode: sehr viel Eiweiß
- Dukan Methode: keine bis kaum Kohlenhydrate
- Low Carb High Fett: sehr viel Fett
- Glyx Methode: Orientierung am glykämischen Index von Nahrungsmitteln
- New York Methode: keine stärkehaltigen Beilagen, nur Kohlenhydrate aus Obst, Gemüse und Hülsenfrüchten

In diesem Buch beschäftigen wir uns mit der klassischen Form der Low Carb Ernährung, also wenig Kohlenhydrate, dafür viel Fett und Eiweiß, ohne Kalorien zählen zu müssen und ganz ohne hungern zu müssen.

## Wo kommt Low Carb her?

Bei unseren Vorfahren lässt sich der Ursprung der Low Carb Ernährung finden. Bevor wir die Landwirtschaft und den Ackerbau für uns entdeckt haben, waren wir Sammler und Jäger. Es kamen also hauptsächlich Beeren, Früchte, Fleisch, Fisch, Nüsse, Hülsenfrüchte, Wurzeln und andere Pflanzen auf den Tisch. Die Ernährung war sehr fett- und eiweißlastig, Kohlenhydrate spielten nur eine kleine Rolle. Die Nährstoffzusammensetzung sah bei unseren Vorfahren wie folgt aus:    20–30% Eiweiß, 40-50% Fett und etwa 30% Kohlenhydrate.

Die Deutsche Gesellschaft für Ernährung (DGE) empfiehlt dagegen folgende Nährstoffzusammensetzung: 15% Eiweiß, 30% Fett und 55% Kohlenhydrate. Unsere Ernährung ist sehr kohlenhydrathaltig geworden und weicht stark von der unserer Vorfahren ab. Wenn man bedenkt, dass unsere Gene mit denen unserer Vorfahren nahezu identisch sind, wird man feststellen, dass der Großteil der Menschen sich nicht „richtig" ernährt.

# Kohlenhydrate – was du wissen musst

Schauen wir uns die „bösen" Kohlenhydrate genauer an. Was sind Kohlenhydrate eigentlich und was macht dein Körper mit ihnen?

Vereinfacht lässt sich sagen, dass Kohlenhydrate nichts anderes als Zucker sind. Dein Körper braucht Eiweiß, Fette und Kohlenhydrate, um funktionieren zu können. Dabei wirken Kohlenhydrate wie Treibstoff für deine Muskeln und dein Gehirn. Aus Kindheitstagen weißt du sicherlich, dass Traubenzucker gut für das Gehirn ist und die Leistung verbessert. Traubenzucker gehört zu den Kohlenhydraten und ist aus Einfachzucker – wird also sehr schnell verwertet und gibt kurzfristig einen Energieschub. Danach fällt die Leistung rapide ab und dein Körper lechzt nach mehr Traubenzucker, aber dazu gleich mehr.

Insgesamt gibt es vier Zuckerarten mit unterschiedlicher Zusammensetzung und unterschiedlicher Länge der Zuckerketten. Diese Zuckerketten werden auch Saccharide genannt.

-   **Einfachzucker (auch Monosaccharide)** besteht aus einzelnen Zuckermolekülen. Glukose bzw. Traubenzucker und Fruktose bzw. Fruchtzucker fallen unter den Einfachzucker. Einfachzucker ist sehr süß (Dextro Energy zum Beispiel) und kann sehr schnell verwertet werden – der Blutzuckerspiegel steigt.

-   **Zweifachzucker (auch Disaccharide)** besteht aus zwei Zuckermolekülen und ist damit sehr kurzkettig. Ein Beispiel dafür ist der Haushaltszucker, welcher jeweils zur Hälfte aus Glukose und Fruktose besteht. Laktose (Milchzucker) und Maltose (Malzzucker) fallen ebenfalls unter den Zweifachzucker.

-   **Mehrfachzucker (auch Oligosaccharide)** ist langkettig und kommt in Hülsenfrüchten vor. Mehrfachzucker ist geschmacksneutral und wird vom Körper langsamer verwendet.

-   **Vielfachzucker (auch Polysaccharide)** ist langkettig und wird nur langsam vom Körper verwendet. Vielfachzucker findet sich in Stärke, also in Brot, Kartoffeln, Reis, Nudeln und anderen Vollkornprodukten. Vielfachzucker ist ebenfalls geschmacksneutral.

Dein Körper kann nur Glukose direkt in die Blutbahnen aufnehmen und in Energie umwandeln. Je mehr Glukose du zu dir nimmst, desto höher dein Blutzuckerspiegel. Insulin wird ausgeschüttet und übernimmt die Aufgabe des Transporteurs – Glukose wird aus den Blutbahnen in die Körperzellen eingeschleust und liefert damit neue Energie.
Die Insulinausschüttung senkt den Blutzuckerwert wieder, jedoch nicht auf den Normalwert, sondern weit darunter – dein Körper ist unterzuckert und fordert mehr Zucker, um den Blutzuckerspiegel wieder zu normalisieren. Du verspürst

Hunger und greifst wieder zu glukosehaltigen Lebensmitteln. Ein Teufelskreis, den viele auch als Heißhunger auf allerlei Süßes, wie Kuchen und Schokolade, kennen.

Mehrfach- und Vielfachzucker müssen zunächst aufgespalten und anschließend in Glukose umgewandelt werden, damit dein Körper diesen auch verwenden und verstoffwechseln kann. Dieser Prozess dauert länger und der Mehrfach-/Vielfachzucker wird nur nach und nach verwertet. Dadurch steigt der Blutzuckerspiegel nur langsam an und dein Körper wird länger mit Energie versorgt. Ein rapider Abfall des Blutzuckers wird dadurch verhindert und du wirst weder müde noch verspürst du einen Heißhunger auf Zucker.

Jetzt fragst du dich bestimmt wie es mit Fruktose aussieht, schließlich ist es auch ein Einfachzucker. Fruktose ist unabhängig von Insulin und wird über den Darm und die Leber verstoffwechselt. Dadurch steigt der Blutzucker nicht so schnell wie bei Glukose. Allerdings ist dies nur bei natürlicher Fruktose der Fall – also bei Früchten/Obst. In Süßigkeiten und anderen Lebensmitteln wird isolierte Fruktose verwendet und diese lässt den Blutzuckerspiegel genauso wie Glukose rasant ansteigen.

Beim Vielfachzucker gibt es ebenfalls eine wichtige Unterscheidung zwischen verzweigter Stärke und unverzweigter Stärke. Verzweigte Stärke kommt beispielsweise in Weizenprodukten vor und lässt den Blutzuckerspiegel und damit den Insulinspiegel ebenfalls schnell ansteigen. Unverzweigte Stärke kommt in Vollkornprodukten vor und lässt den Blutzuckerspiegel nur langsam ansteigen. Deshalb empfiehlt es sich, zu Vollkornprodukten zu greifen.

Überschüssiger Zucker wird nicht in Energie umgewandelt, sondern dein Körper speichert ihn für harte Zeiten in Form von Fettdepots. So kann dein Körper im Fall der Fälle an die Fettreserven gehen und daraus Energie gewinnen. Die meisten Menschen in Deutschland nehmen viel zu viele Kohlenhydrate auf und stopfen sich mit glukosehaltigen Lebensmitteln voll. Wachsende Fettröllchen sind die Folge. Denn dein Körper weiß nicht, dass er in der heutigen Zeit keine Fettreserven braucht, weil genug Lebensmittel zur Verfügung stehen. Dazu kommt noch, dass viele Menschen bewegungsarm leben und dadurch auch so schon wenig Energie verbrauchen. Überschüssige Pfunde sind vorprogrammiert.

## Low Carb – die Idee

Die Idee von Low Carb ist ziemlich simpel, aber zugleich genial, wenn man erst einmal verstanden hat, welche Rolle Kohlenhydrate für den Körper spielen. Anstatt Kalorien zu zählen und ein Kaloriendefizit zu verursachen um abzunehmen, wird einfach der Kohlenhydratanteil reduziert und auf Fette und Eiweiße umgeschichtet. Denn prinzipiell kannst du auch abnehmen, wenn du den ganzen Tag nur Schokolade isst – Hauptsache du nimmst weniger Kalorien zu dir als dein Körper benötigt.

Dein Körper stellt den Stoffwechsel um sobald er merkt, dass er keinen Zucker mehr bekommt, um daraus Energie zu gewinnen. Es bleiben nur noch die Fettreserven als Energiequellen. Diese zapft dein Körper an und wandelt dein Körperfett nach und nach in Energie um. Allein die Tatsache, dass dein Körper seine Energie anders gewinnen muss sorgt bereits dafür, dass du abnimmst und Gewicht verlierst.

Da bei Low Carb Glukose kaum bis gar nicht auf dem Speiseplan steht, kommt es nicht mehr zu Heißhungerattacken durch einen stark abfallenden Blutzuckerspiegel – du bleibst länger gesättigt, isst weniger und es folgt automatisch ein Kaloriendefizit. Bei einem Kaloriendefizit baut dein Körper eigentlich zuerst Muskelmasse zur Energiegewinnung ab. Durch einen hohen Anteil an Eiweiß in der Ernährung werden deine Muskeln vor dem Abbau geschützt und der hohe Fettanteil sorgt dafür, dass deinem Körper ausreichend Energie zur Verfügung steht.

Weiterhin kann dein Körper Proteine nicht speichern und muss diese sofort verwerten. Steht kein Eiweiß zur Verfügung, muss dein Körper sich zwangsläufig an deine Fettreserven machen, wenn er zusätzliche Energie braucht.

Mit einer simplen Umstellung deiner Ernährung kannst du sehr viel erreichen und deinen Körper zur besten Form überhaupt bringen. In Kombination mit Sport ist Low Carb die Geheimwaffe für deinen Traumkörper!

# Wie gesund ist Low Carb?

Low Carb steht oft in der Kritik ungesund zu sein. Dabei wird häufig argumentiert, dass zu viel Eiweiß ungesund ist und die Nieren schädigt und dass zu viel Fett schlecht für die Blutfettwerte ist und damit das Risiko eines Herzinfarkts steigt. Aber stimmt das überhaupt?

Eine erhöhte Eiweißzufuhr ist für eine gesunde Niere nicht schädlich. So kann eine gesunde Niere problemlos eine tägliche Eiweißzufuhr von 2g pro Kilogramm Körpergewicht verarbeiten. Laut einer Studie [1] sollte die tägliche Eiweißzufuhr bei Menschen mit einer geschädigten/kranken Niere auf 0,8g Eiweiß pro Kilogramm Körpergewicht beschränkt werden.

Eine erhöhte Eiweißzufuhr führt auch nicht zu Osteoporose wie oft behauptet wird. Viele Kritiker behaupten, dass eine sehr eiweißreiche Ernährung zu einem Calciumverlust führt und somit die Knochen entmineralisiert werden sollen – Osteoporose ist die Folge. Studien haben gezeigt, dass nicht die hohe Eiweißmenge schuld ist, sondern mangelnde Bewegung [2].

Auch Gicht wird als häufige Ursache einer zu hohen Aufnahme von Proteinen genannt. Bei Gicht kommt es zu schmerzhaften Entzündungen in den Gelenken. Wenn der Harnstoffwechsel gestört wird und Purine nicht vollständig abgebaut werden – im Blut steigt der Harnsäurespiegel und es kann zu Gicht kommen. Purine kommen in Eiern, Milch, Milchprodukten und Getreideprodukten kaum vor. In Fleisch, Geflügel, Wurst, Fisch und Sojaprodukten lässt sich dagegen viel Purin finden. Die Menge macht den Unterschied und gesunde Menschen erkranken nur selten an Gicht.

Genauso führt eine fettreiche Ernährung nicht automatisch zu schlechten Blutfettwerten und einer Gewichtszunahme. Dein Körper braucht gesunde Fette, sogenannte ungesättigte Fettsäuren. Diese lassen sich reich in Fischen, Nüssen, Olivenöl oder Avocados finden und haben einen positiven Einfluss auf deine Blutfettwerte und deinen Cholesterinspiegel [3]. Gesunde Fette sind erlaubt und erwünscht – viele Vitamine wie Vitamin A, D, E oder K sind fettlöslich und können ohne nicht verwertet werden.

Gesättigte Fettsäuren sind dagegen die „bösen" Fette und sollten gemieden werden. Diese wirken sich negativ auf deinen Körper aus und sind in vielen ungesunden Produkten wie Fastfood, Chips, Kuchen & Keksen und fettigen Fleischwaren enthalten.

Viele Studien weisen darauf hin, dass Low Carb für gesunde Menschen zahlreiche Vorteile birgt und zahlreiche positive Erfahrungsberichte von Menschen, die sich Low Carb ernähren untermauern diese Studien. Letztlich muss jeder für sich selbst herausfinden, ob die Low Carb Ernährung funktioniert oder nicht. Es handelt sich dabei um eine langfristige Ernährungsumstellung, die sich an der Ernährung unserer Vorfahren orientiert und zahlreichen Menschen geholfen hat fitter und gesünder zu leben. So konnten sie endlich Gewicht verlieren und ihren persönlichen Traumkörper erreichen.

[1] Poortmanns JR, Dellalieux O. Do Regular High Protein Diets Have Potetial Health Risk on Kidney Function in Athletes. Int J Sport Nutr Exerc Metab 2000; 10:28-38
[2] Promislow JH, Goodman-Gruen D, Slymen DJ, Barrett-Connor E: Protein consumption and bone mineral density in the elderly: the Rancho Bernardo Study. Am J Epidemiol 155 (2002) 636-644
[3] Garg A. High-monounsaturated-fat diets for patients with diabetes mellitus: a metaanalysis. Am J Clin Nutr 1998; 577S-82S

# Was darf ich essen?

Es ist besonders wichtig darauf zu achten, was gegessen werden „darf" und was nicht. Mit den richtigen Lebensmitteln schmelzen die Kilos nur so dahin. Da du dich Low Carb ernähren möchtest, dürfen ruhig kleine Mengen Kohlenhydrate in den einzelnen Lebensmitteln vorhanden sein. Es ist wichtig darauf zu achten, wie viele Kohlenhydrate, Eiweiß und gesunde Fette auf 100g zusammen kommen. Um dir das Aussuchen von geeigneten Lebensmitteln zu vereinfachen, findest du hier eine Liste mit den besten Lebensmitteln.

Aber fangen wir mit einer generellen Auflistung an. Hiervon darfst du essen so viel du möchtest:

- Fleisch
- Fisch und Meeresfrüchte
- Eier und Käse
- Unverarbeitete Milchprodukte wie Naturjoghurt oder Quark
- Nüsse, Samen, Kerne
- Beeren und zuckerarme Früchte
- Gemüse mit wenigen Kohlenhydraten
- Gesunde Fette und Öle
- Wasser und ungezuckerten Tee
- Vollkornprodukte (anstatt Getreide und Weizenmehl, jedoch in geringen Mengen)

Schauen wir uns jetzt einige Lebensmittel genauer an. Anmerkung zur Angabe der Kohlenhydrate pro 100g: je nach Hersteller/Herkunftsort können die Angaben variieren und abweichen. Schau dir deshalb immer die Nährwertangaben des jeweiligen Produktes genau an.


## Fleisch

Fleisch kann täglich auf den Teller kommen, da es sehr viel Eiweiß und fast keine Kohlenhydrate enthält. Alle Arten von Fleisch eignen sich für eine Low Carb Ernährung, jedoch solltest du auf eine Panade verzichten. Wir empfehlen dir BIO Fleisch zu kaufen und so oft wie möglich frisches Fleisch zu verwenden.

Als Snack für zwischendurch bietet sich Trockenfleisch an. Trockenfleisch aus dem Supermarkt enthält, je nach Sorte, zu viele Kalorien und ungesunde Zusatz- und Konservierungsstoffe. Selbst getrocknetes Fleisch ist die gesündere Alternative und lässt sich ganz einfach zu Hause herstellen.

Für Abwechslung auf dem Speiseplan kannst du verschiedene Fleischsorten durchprobieren, es muss nicht immer Hähnchenbrust mit Brokkoli (und Reis, wie bei vielen Sportlern) sein. Auch Wurst ist erlaubt. Besonders Schinken, Salami und Hähnchenwurst eignen sich, je nach Sorte, sehr gut für die Low Carb Ernährung. Folgende Fleischsorten eignen sich sehr gut für Low Carb:

- Hühnchen
- Rind
- Schwein
- Kalb
- Lamm
- Truthahn
- Hirsch
- Reh

## Fisch und Meeresfrüchte

Fisch enthält, je nach Art, sehr viel Eiweiß und sehr viele gesunde Fettsäuren, sogenannte Omega-3 Fettsäuren. Es darf also gerne fettiger Fisch, ein bis zwei Mal die Woche (oder öfter), auf dem Tisch landen, da Fisch zudem kaum Kohlenhydrate enthält.

Lachs, Forellen und Sardinen gehören zu den besten Fischsorten und bieten ein gutes Preis-Leistungs-Verhältnis. Krabben, Garnelen, Shrimps und andere Meeresfrüchte können und sollten ebenfalls gegessen werden, denn auch sie enthalten viele gesunde Fettsäuren, viel Eiweiß und zahlreiche Nährstoffe. Dabei beschränken sich die Kohlenhydrate in der Regel auf ca. 5g pro 100g.

## Gemüse

Gemüse ist von Natur aus (meistens) kohlenhydratarm und reich an Nährstoffen. Die wenigen vorhandenen Kohlenhydrate bestehen meistens aus Ballaststoffen. Auf stärkehaltiges Gemüse wie Kartoffeln oder Süßkartoffeln sollte verzichtet werden. Bei dem Gemüse solltest du nicht allzu genau auf die Kohlenhydrate achten. Es handelt sich überwiegend um Ballaststoffe. Gemüse enthält zahlreiche Vitamine und Mineralstoffe, die sehr gesund sind – dein Körper wird dir danken!

| | |
|---|---|
| Knoblauch | **Kohlenhydrate**: 28,4g pro 100g |
| Zwiebeln | **Kohlenhydrate**: 9g pro 100g |
| Auberginen | **Kohlenhydrate**: 8g pro 100g |
| Brokkoli | **Kohlenhydrate**: 7g pro 100g |
| Radieschen | **Kohlenhydrate**: 4g pro 100g |
| Tomaten | **Kohlenhydrate**: 3g pro 100g |
| Grüne Bohnen | **Kohlenhydrate**: 3g pro 100g |
| Pilze | **Kohlenhydrate**: 3g pro 100g |
| Paprika | **Kohlenhydrate**: 3g pro 100g |
| Spargel | **Kohlenhydrate**: 2g pro 100g |
| Zucchini | **Kohlenhydrate**: 2g pro 100g |

| | |
|---|---|
| Blumenkohl | **Kohlenhydrate**: 2g pro 100g |
| Grünkohl | **Kohlenhydrate**: 2g pro 100g |
| Gurke | **Kohlenhydrate**: 2g pro 100g |
| Sellerie | **Kohlenhydrate**: 2g pro 100g |
| Spinat | **Kohlenhydrate**: 1g pro 100g |

## Früchte und Beeren

Viele Früchte enthalten viel Fruchtzucker und damit viele Kohlenhydrate. Du kannst bedenkenlos täglich ein bis zwei Portionen Früchte essen. Bei Beeren und fettreichen Früchten, wie der Avocado, kann es auch ruhig etwas mehr sein. Avocados enthalten extrem viele Nährstoffe, Mineralstoffe und gesunde Fettsäuren, wie Omega-3. Beeren, besonders dunkle Beeren, enthalten viele Antioxidantien und Vitamine.

**Früchte**

| | |
|---|---|
| Kaki | **Kohlenhydrate**: 19g pro 100g |
| Feigen | **Kohlenhydrate**: 19g pro 100g |
| Granatäpfel | **Kohlenhydrate**: 19g pro 100g |
| Birnen | **Kohlenhydrate**: 15g pro 100g |
| Kiwi | **Kohlenhydrate**: 15g pro 100g |
| Mandarinen | **Kohlenhydrate**: 13g pro 100g |
| Ananas | **Kohlenhydrate**: 13g pro 100g |
| Mangos | **Kohlenhydrate**: 13g pro 100g |
| Kirschen | **Kohlenhydrate**: 12g pro 100g |
| Äpfel | **Kohlenhydrate**: 11,4g pro 100g |
| Grapefruits | **Kohlenhydrate**: 11g pro 100g |
| Nektarinen | **Kohlenhydrate**: 11g pro 100g |
| Pflaumen | **Kohlenhydrate**: 11g pro 100g |
| Papaya | **Kohlenhydrate**: 11g pro 100g |
| Wassermelone | **Kohlenhydrate**: 7,5g pro 100g |

**Beeren**

| | |
|---|---|
| Johannisbeeren | **Kohlenhydrate**: 14g pro 100g |
| Himbeeren | **Kohlenhydrate**: 12g pro 100g |
| Brombeeren | **Kohlenhydrate**: 10g pro 100g |
| Stachelbeeren | **Kohlenhydrate**: 9g pro 100g |
| Erdbeeren | **Kohlenhydrate**: 8g pro 100g |
| Heidelbeeren | **Kohlenhydrate**: 6g pro 100g |

## Nüsse, Samen und Kerne

Nüsse, Samen und Kerne sind reich an Fetten, Proteinen, Ballaststoffen, Vitaminen und Mineralstoffen. Daher gehören sie zur Low Carb Ernährung dazu und sorgen, beispielsweise als Snack, für ausreichend Energie.

### Nüsse
Nüsse haben nur wenige Kohlenhydrate, mit einigen Ausnahmen wie der Cashewnuss. Vielen ist dies nicht bewusst, deshalb eine kleine Warnung an dich.

| | |
|---|---|
| Cashewnüsse | **Kohlenhydrate**: 30g pro 100g |
| Walnüsse | **Kohlenhydrate**: 14g pro 100g |
| Haselnüsse | **Kohlenhydrate**: 10g pro 100g |
| Erdnüsse | **Kohlenhydrate**: 8g pro 100g |
| Mandeln | **Kohlenhydrate**: 5g pro 100g |
| Macadamianüsse | **Kohlenhydrate**: 4g pro 100g |
| Paranüsse | **Kohlenhydrate**: 4g pro 100g |

### Samen und Kerne

| | |
|---|---|
| Chia Samen | **Kohlenhydrate**: 38g pro 100g |
| Pinienkerne | **Kohlenhydrate**: 13g pro 100g |
| Sonnenblumenkerne | **Kohlenhydrate**: 12g pro 100g |
| Sesam | **Kohlenhydrate**: 9g pro 100g |
| Hanfsamen | **Kohlenhydrate**: 8g pro 100g |
| Leinsamen | **Kohlenhydrate**: 7g pro 100g |
| Kürbiskerne | **Kohlenhydrate**: 3g pro 100g |

Aus eigener Erfahrung können wir dir sagen, dass Gemüse, Obst, Fisch, Fleisch, Nüsse und Samen eine wichtige Rolle in deinem Ernährungsplan einnehmen werden. Besonders Anfänger tun sich schwer damit die richtigen Lebensmittel auszuwählen – besonders schwer tun sie sich bei Obst und Gemüse. Daher sollten dir diese Listen einen guten Überblick geben.

## Wovon lieber die Finger lassen?

Von vielen Nahrungsmitteln kannst du so viel essen, wie du möchtest. Von einigen solltest du lieber die Finger lassen, da sie zu viele Kohlenhydrate enthalten! Um dir eine gute Übersicht zu geben, findest du die „verbotenen" Lebensmittel aufgelistet.

**Fleisch**
- paniertes Fleisch
- Fertigfrikadellen
- Mariniertes Fleisch (je nach Marinade)
- Wurst mit Zuckerzusätzen

**Fisch**
- Panierter Fisch wie Backfisch, Fischstäbchen oder Schlemmerfilet

**Gemüse**
- Kartoffeln
- Süßkartoffeln
- Mais
- Kochbananen
- Erbsen
- Buchweizen
- Pastinaken

**Obst**
- Bananen
- Datteln
- Weintrauben
- Rosinen
- Cranberries (getrocknet)
- Generell getrocknetes Obst

**Getränke**
- Alkohol
- Limonaden
- Säfte
- Malzgetränke
- Gezuckerter Tee/Kaffee (ohne Zucker empfehlenswert!)

**Beilagen**
- Reis
- Kartoffeln
- Nudeln
- Pommes

**Außerdem**

- Backwaren und Brot
- Süßigkeiten und Süßwaren
- Weizenmehl (Mehl aus Nüssen ist empfehlenswert)
- Soßen (Guacamole als Alternative)
- Marmelade und Nutella
- Industriell hergestellter Zucker
- Fertiggerichte

Es reicht bereits auf die eben genannten Lebensmittel zu verzichten und sie durch Low Carb Alternativen zu ersetzen. Wenn es morgens Brot geben soll, dann kannst du zu Low Carb Brot greifen. Backen kannst du problemlos mit Walnussmehl oder anderem Mehl aus Nüssen. Anstatt Ketchup kann es auch die hausgemachte Guacamole sein. Als Snack können Trockenfleisch und Beeren verwendet werden und als Getränk bietet sich Tee als perfekte Alternative an. Besonders grüner Tee bietet zahlreiche gesundheitliche Vorteile für den Körper und kurbelt die Fettverbrennung an, wenn du ein bis zwei Liter täglich trinkst.

# Wie viele Kohlenhydrate am Tag?

Ist vielleicht die wichtigste Frage. Du brauchst Richtwerte für die tägliche Aufnahme von Kohlenhydraten, Proteinen und Fetten. Wenn du schnell abnehmen willst ohne hungern zu müssen, dann sind 50g Kohlenhydrate am Tag ein guter Richtwert.

**Du kannst dich an folgenden Werten orientieren:**
- 1,5g Eiweiß pro Kilogramm Körpergewicht (2g wenn du Sport treibst)
- 1,5g bis 2g Fett pro Kilogramm Körpergewicht
- ca. 50g Kohlenhydrate am Tag

Mithilfe diverser Kalorienrechner berechnet, wäre der tägliche Bedarf einer 30 jährigen Frau mit 60 kg Körpergewicht, die im Büro arbeitet und etwas Sport treibt – bei etwa 2100 kcal täglich.

**Mit den obigen Richtwerten kommt man auf eine tägliche Kalorienzufuhr von:**
- 2g Eiweiß * 60Kg = 120g Eiweiß
- 2g Fett * 60Kg = 120g Fett
- 50g Kohlenhydrate

**Brennwerte**
- 1g Eiweiß entspricht 4,1kcal
- 1g Fett entspricht 9,3kcal
- 1g Kohlenhydrat entspricht 4,1gkcal

**(120g * 4,1kcal) + (120g * 9,3kcal) + (50g * 4,1kcal)= 1813kcal**

Mit einer Low Carb Ernährung würde man somit etwa 300 Kalorien weniger zu sich nehmen als man eigentlich am Tag braucht. Ohne Hungern zu müssen erreicht man ein gesundes Kaloriendefizit und nimmt langsam aber sicher ab. Durch eine simple Umstellung der Ernährung lässt sich langfristig Gewicht und vor allem Fett reduzieren – ganz ohne Kalorienzählen, hungern und eintöniges Essen.

Natürlich sind das alles nur grobe Richtwerte, exakt berechnen kannst du es nicht und musst es auch nicht!

# Wie am cleversten mit Low Carb anfangen?

In der Theorie ist es ganz einfach mit Low Carb zu starten und endlich überschüssige Kilos zu verlieren. Die Umsetzung gestaltet sich oft als schwieriger und es kommen immer wieder Hindernisse auf, die einen langfristigen Erfolg zunichte machen. Deshalb einige Tipps von uns wie du, ohne Startschwierigkeiten, direkt anfangen kannst.

- **Setze dir ein Ziel.**
  Nur wenn du dein Ziel kennst, kannst du den Weg dahin beschreiten. Setze dir ein SMARTes Ziel. Es sollte **S**pezifisch, **M**essbar, **A**mbitioniert, **R**ealisierbar und **T**erminiert sein. Als wir mit Low Carb angefangen haben, sah Alex´ Ziel so aus: „Ich habe mich 60 Tage lang Low Carb ernährt und dabei 5 Kilo abgenommen!". Nach den 60 Tagen hat er sich ein neues Ziel gesetzt, dann das vorherige Ziel war erreicht.

- **Starte langsam.**
  Es bringt nichts von heute auf morgen deine Ernährung komplett umzustellen. Wir Menschen sind Gewohnheitstiere und auch unsere Ernährung ist zum Großteil Gewohnheit. Reduziere nach und nach die tägliche Kohlenhydratmenge, bis du bei 50g (oder sogar weniger, je nach Low Carb Form) angekommen bist. Wenn du langfristig Erfolg haben willst, solltest du deine Essgewohnheiten langfristig ändern.

- **Entrümple deine Küche.**
  Bevor du mit Low Carb anfängst, solltest du deine Küche einmal entrümpeln und dich von kohlenhydrathaltigen Lebensmitteln trennen. Wenn du zu Hause Kartoffeln, Reis, Brot, Softdrinks, Süßes und Backwaren stehen hast, steigt die Wahrscheinlichkeit, dass du kurz schwach wirst und dir doch noch eine Scheibe Brot gönnst oder doch erst morgen mir Low Carb anfängst und heute noch mal so richtig reinhaust. Spende, verschenke oder iss alles auf, bevor du deine Ernährung langfristig umstellst.

- **Fang wieder mit Sport an.**
  Bist du über die Jahre zu einer Couch-Potato geworden? Du hast dich bereits dazu entschlossen deine Ernährung umzustellen und somit dein Leben zu verändern – werde wieder fit und mache regelmäßig Sport! Das hilft die Kilos wegzuschmelzen und deinen Traumkörper noch schneller zu erreichen. Sport hat uns sehr geholfen, unsere Ziele zu erreichen und endlich wieder schlank und fit zu werden. Doch sei dir bewusst: durch Sport alleine wirst du nicht abnehmen. Entscheidend ist die Ernährung!

- **Kontinuität ist entscheidend.**
  Nur wenn du Tag für Tag am Ball bleibst und deine Ernährungsumstellung knallhart durchziehst, wirst du auch Erfolg

haben. Jeden Tag ein Stückchen besser ist die Devise. Es bringt nichts eine Woche lang komplett auf Kohlenhydrate zu verzichten, nur um anschließend alles Mögliche in sich hineinzustopfen. Der Jo-Jo-Effekt kommt schneller als du denkst. Arbeite dich jeden Tag ein Stück näher an dein Ziel heran und du wirst erfolgreich abnehmen und dich Tag für Tag ein kleines bisschen besser fühlen.

- **Es muss nicht zu 100% perfekt sein.**
  Du musst nicht mit Mühe und Not und auf das Gramm genau alles einhalten. Du musst nicht dein komplettes Leben auf Low Carb umstellen und von Salatblatt zu Salatblatt leben. Kennst du die 80:20 Regel? Du erzielst 80% der Ergebnisse mit 20% des Gesamtaufwandes. Selbst wenn du „nur" auf Industriezucker verzichtest, nur noch Tee und Wasser trinkst und Fertigprodukte, Süßwaren, Weizenprodukte und Backwaren in deiner Ernährung weglässt, wirst du bereits große Erfolge erzielen.

- **Mach dir einen Plan.**
  Ein Ernährungs- und Einkaufsplan für die ganze Woche hilft dir enorm, besonders am Anfang. So vermeidest du, dass du hungrig in der Küche stehst und nicht weißt was du essen oder kochen sollst – und dir dann frustriert eine Pizza bestellst (ist auch uns passiert...). Am Anfang der Woche Rezepte aussuchen, eine Einkaufsliste schreiben und dann direkt einen Großeinkauf tätigen, anstatt jeden Tag in den Supermarkt zu rennen. Das erleichtert das Kochen daheim enorm und hilft beim Abspecken.

Wenn du diese sieben Tipps beherzigst, gelingt dir der Start in dein Low Carb Abenteuer garantiert! Und damit du noch mehr Erfolg hast, findest du im nächsten Abschnitt eine Vielzahl an leckeren Low Carb Rezepten! Anzufangen ist das eine, am Ball zu bleiben das andere.

# Hinweise zu den Rezepten

Bevor wir zu den 333 Rezepten der Themen Low Carb für Berufstätige, Smoothies zum Abnehmen und 5:2 Diät kommen, noch einige Hinweise, die für alle Themen gelten:

## Keine Fotos zu den einzelnen Rezepten?

Bevor es Kritik hagelt, weil es keine Bilder zu den einzelnen Rezepten gibt, eine kurze Erklärung weshalb dies so ist. Kochbücher kennt man eigentlich nur mit Bildern. Wunderschöne Bilder, die einen zum Kochen animieren sollen und schließlich isst das Auge auch mit. Allerdings sind diese Bücher meist schwer und unhandlich. Darüber hinaus kosten Bilder Geld, treiben die Druckkosten in die Höhe und verbrauchen viel Platz. Das treibt den Preis des Kochbuchs in die Höhe und so muss der Kunde schnell deutlich über 20€ oder mehr bezahlen. Für diesen hohen Preis erhält man meist aber nicht einmal annähernd so eine große Rezeptvielfalt. Außerdem sehen die wenigsten Gerichte nach dem Kochen genauso ansprechend und lecker aus wie auf den Bildern - diese wurden schließlich aufwendig präpariert und bearbeitet. Letztendlich aber auch irrelevant, da es ja hauptsächlich schmecken soll und ohnehin meist nach einigen Minuten verspeist ist.

Zudem werden teure Kochbücher erfahrungsgemäß eher selten verwendet, da sie uns zu schade sind und im täglichen Gebrauch in der Küche schnell mal schmutzig werden. Sie könnten dreckig oder anderweitig verunstaltet werden. Mit ausgedruckten Rezepten kochen wir dagegen gerne, da ist es uns fast egal, ob sie dreckig werden, einreißen oder zerknicken. Diese nehmen zudem wenig Platz in der Küche weg und sind sehr handlich.

Dieses umfassende Kochbuch zu 3 verschiedenen, interessanten Themen kommt ganz ohne Bilder aus, dies ermöglicht ein praktisches Taschenbuchformat – das spart enorm viel Platz, Papier, Druckkosten und somit sparst auch du viel Geld. Dieses Buch ist sehr handlich und findet dadurch überall Platz in der Küche. Es ist nicht schlimm, wenn Fett- oder Wasserspritzer auf dem Buch landen - es ist einem nicht zu schade, um benutzt zu werden und es kostet keine 20€ (inklusive Versand!). Jedes Rezept ist detailliert beschrieben, somit ist das Nachkochen super einfach. Zudem sind die Rezepte klar und verständlich strukturiert und befinden sich jeweils auf einer Seite, das macht das hin und her blättern überflüssig.

## Nährwertangaben können variieren

Die Nährwertangaben der einzelnen Rezepte können variieren, da verschiedene Produkte von verschiedenen Herstellern unterschiedliche Nährwertangaben aufweisen. So können sich die Eiweiß-, Fett- und Kohlenhydratanteile geringfügig unterscheiden. Dies ist jedoch nicht weiter schlimm, da die Nährwertangaben nur als Richtwert dienen und nicht bis auf das Gramm genau eingehalten werden müssen (und sollten).

## Weitere Hinweise

- Die angegeben Nährwerte und die kcal Anzahl beziehen sich auf **EINE** Portion, nicht auf die gesamte Zutatenliste.

- Die Rezepte sind nach den Kalorienanzahlen aufsteigend sortiert.

- Die Portionen sind von der Anzahl her unterschiedlich, da sonst einige Zutaten in einer „ungewöhnlichen" Grammanzahl auf der Zutatenliste stehen würden.

- Alle Früchte und Gemüse, was verwendet werden soll, sollte möglichst Bio-Qualität sein. Vor allem dann, wenn die Schale eines Produktes genutzt werden soll.

- Alle Produkte (vor allem Obst und Gemüse) sollten vor der Zubereitung gründlich, unter heißem Wasser, abgewaschen werden.

- Das heiße Abwaschen gilt für alle Zutaten außer Beeren, da diese sonst zu schnell matschig werden.

- Falls dir ein Smoothie von der Konsistenz her zu dickflüssig ist, einfach etwas Wasser hinzugeben und somit das Ganze verdünnen.

- Je nach der Leistung des Mixers müssen die verwendeten Zutaten kleiner geschnitten oder können größer gelassen werden.

# Low Carb
# REZEPTE

*Food Revolution*

# *Low Carb*
# FRÜHSTÜCK

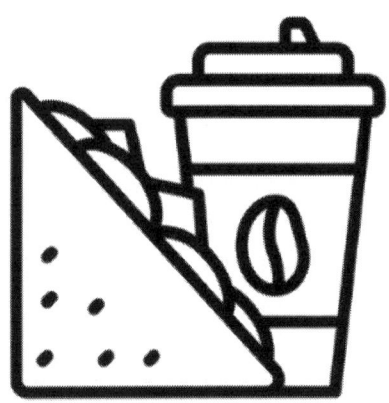

## Food Revolution

# Morgendlicher Frischekick

**| KH 12g | EW 3g | F 7g | kcal 126 |**

---

*Zubereitungszeit:*      *5 min*
*Portionen:*      *1*
*Schwierigkeit:*      *leicht*

## Zutaten
- 250g Mandelmilch
- 50g Ananas
- 1EL Chia Samen
- 1TL Weizengraspulver

## Zubereitung

1) Zuerst die Ananas aufschneiden und die geschälten Ananasstücke in einen Mixer geben. Falls die Ananas nicht frisch, sondern aus der Dose kommt, einfach den Saft mit benutzen und anschließend die gewünschte Grammzahl abwiegen.

2) Zu der Ananas Stück für Stück die Mandelmilch, die Chia Samen und das Weizengraspulver zugeben. Alles ordentlich durchmixen bis keine Stückchen der Ananas mehr vorhanden sind.

3) Danach kann der fertige Mix in ein Gefäß gefüllt, eventuell noch garniert und anschließend genossen werden.

# Protein Pancakes

**| KH 5g | EW 20g | F 15g | kcal 235 |**

| | |
|---|---|
| *Zubereitungszeit:* | *15 min* |
| *Portionen:* | *2* |
| *Schwierigkeit:* | *leicht* |

## Zutaten

- 90ml Kokosmilch
- 50g Frischkäse
- 30g Proteinpulver (am besten: Schoko)
- 10ml Kokosöl
- 5g Kokosraspel
- 1 Ei
- 1 TL Vanilleextrakt
- 1 TL Kakaopulver (roh)
- 1 TL Backpulver

## Zubereitung

1.) Die Koksmilch mit dem Frischkäse, dem Ei, dem Vanilleextrakt, Protein- und Backpulver in einer großen Schüssel vermengen. Das Ganze muss so lange verrührt werden, bis eine dickflüssige Schokoladenmasse entsteht. Nachdem der Teig die geeignete Konsistenz hat, eine Pfanne erhitzen und das Kokosöl hineingeben, mit einem Küchentuch verteilen und schmelzen lassen. Anschließend auf die mittlere Stufe runterstellen, da ansonsten die Pancakes zu schnell verbrennen.

2.) Den Teig gleichmäßig aufteilen und je eine kleine Kelle mit Teig in die Pfanne geben. Nun den Pancake so lange braten, bis er eine leicht goldbraune Färbung hat. Danach wenden und das Gleiche auch mit der anderen Seite machen. Die fertigen Pancakes aus der Pfanne nehmen und auf einem Küchentuch abtropfen lassen.

3.) Sobald 5 Pancakes übereinander gestapelt sind, kann dieser Stapel nach Belieben garniert werden. Dafür eignen sich besonders diverse Früchte oder eine zuckerfreie Schokoglasur. Zum Schluss mit Kokosraspeln bestreuen.

# Protein-Sandwich

## | KH 8g | EW 27g | F 15g | kcal 286 |

| | |
|---|---|
| *Zubereitungszeit:* | *5 min* |
| *Portionen:* | *1* |
| *Schwierigkeit:* | *leicht* |

## Zutaten

- 50g Eiweißbrot
- 30g Frischkäse (körnig)
- 15g Radieschen
- 15g Rucola
- 10g Eisbergsalat
- 1 Ei
- Salz und Pfeffer

## Zubereitung

1.) Zunächst das Ei in der Pfanne braten. Während des Bratens ein wenig mit Salz und Pfeffer würzen. Im Idealfall das Ei so formen, dass es optimal auf das ganze Brötchen passt.

2.) Daran anschließend das Salatblatt entfernen und gemeinsam mit den Radieschen und dem Rucola gründlich abwaschen. Anschließend alles in mundgerechte Stücke schneiden.

3.) Als letzten Schritt das Brot großzügig mit dem körnigen Frischkäse bestreichen. Nun belegen: zunächst den Salat und den Rucola, dann das Ei platzieren. Mit den Radieschen und bei denen, die es würzig mögen, mit Salz, Pfeffer oder anderen Gewürzen garnieren.

Tipp: Wer nicht so gerne Spiegelei isst, kann alternativ auch Rührei zubereiten und dieses auf seinem Eiweißbrot platzieren. Ist zwar schwieriger zu essen, aber genauso lecker!

# Pilzomelett

**| KH 3g | EW 20g | F 21g | kcal 290 |**

| | |
|---|---|
| *Zubereitungszeit:* | *20 min* |
| *Portionen:* | *4* |
| *Schwierigkeit:* | *leicht* |

## Zutaten

- 70g Champignons
- 50ml Sahne
- 40g Zwiebel
- 40g Lauchzwiebel
- 8 Eier
- 5g Petersilie
- 1 EL Olivenöl
- Meersalz und Pfeffer

## Zubereitung

1) Zunächst die Eier in eine Schüssel geben. Anschließend zusammen mit der Sahne verquirlen.

2) Die Zwiebel schälen und in Ringe schneiden. Gleichzeitig die Champignons und die Lauchzwiebel gründlich putzen und in Scheiben schneiden. Die Petersilie waschen, trocken schütteln und klein hacken.

3) Eine Pfanne erhitzen und danach Öl hineingeben. Darin die Zwiebel mit den Champignons anbraten. Nachdem beides goldbraun ist, entfernen und beiseite stellen. Nun die Eier würzen und die Hälfte in die Pfanne geben und gebraten werden. Dabei sollte die Hitze auf der mittleren Stufe sein, da ansonsten die Unterseite zu leicht anbrennt.

4) Nun die Lauchzwiebel, die Petersilie und die angebratenen Zwiebeln mit den Pilzen auf die Eiermasse geben und mit dem restlichen Ei bedecken. Dann muss das Omelett erst einmal stocken. Sobald das Omelett genug gestockt ist, das Omelett aus der Pfanne nehmen und verzehren.

# Morgendlicher Powerjoghurt

**| KH 20g | EW 17g | F 16g | kcal 297 |**

| | |
|---|---|
| *Zubereitungszeit:* | *10 min* |
| *Portionen:* | *2* |
| *Schwierigkeit:* | *leicht* |

## Zutaten
- 200g Naturjoghurt (3,5% Fett)
- 100g Quark (20% Fett)
- 50g Brombeeren
- 50g Himbeeren
- 20g Chia Samen
- 20g Sonnenblumenkerne
- 10g Leinsamen
- 10g Goji Beeren
- 1 Limette

## Zubereitung

1) Zuerst alle Beeren und die Limette gründlich unter fließendem Wasser waschen und abtrocknen. Dann etwas Schale der Limette abreiben und halbieren.

2) In einer großen Schüssel den Joghurt und Quark zusammen mit jeweils der Hälfte der Brombeeren und Himbeeren verrühren. Den Saft der Limette und die abgeriebene Schale dazugeben. Die Mischung anschließend mit einem Stabmixer pürieren.

3) Den Powerjoghurt auf zwei Schüsseln verteilen und die restlichen Beeren zu gleichen Teilen unterrühren. Zum Schluss die Chia Samen, Leinsamen, Sonnenblumenkerne und die Goji Beeren einrühren.

# Gefüllte Paprika mit Hüttenkäse und Tomaten

**| KH18g | EW 29g | F 13g | kcal 306 |**

| | |
|---|---|
| *Zubereitungszeit:* | *10 min* |
| *Portionen:* | *1* |
| *Schwierigkeit:* | *leicht* |

## Zutaten
- 200g Frischkäse (körnig)
- 100g Tomaten
- 70g Paprika (rot)
- 15g Dill
- 10g Chia Samen
- etwas Olivenöl
- Meersalz und Pfeffer

## Zubereitung

1) Die Paprika halbieren und entkernen. Anschließend gründlich waschen und abtrocknen.

2) Danach den Dill waschen, trocken schütteln und klein hacken.

3) Nun die Tomaten waschen und in kleine Würfel schneiden.

4) In einer Schüssel Hüttenkäse, Dill, etwas Olivenöl, Tomatenwürfel und Chia Samen miteinander vermischen. Mit Meersalz und Pfeffer abschmecken.

5) Die Hüttenkäsemischung auf die beiden Paprikahälften aufteilen und auf einem Teller servieren.

# Tomaten-Eier-Salat mit frischem Dressing

**| KH 11g | EW 22g | F 19g | kcal 330 |**

| | |
|---|---|
| *Zubereitungszeit:* | *20 min* |
| *Portionen:* | *1* |
| *Schwierigkeit:* | *leicht* |

## Zutaten
- 100g Tomaten
- 15g Dill
- 2 Eier

### Für das Dressing
- 50g Naturjoghurt (3,5% Fett)
- 1 Limette
- 1 EL Balsamico
- Meersalz und Pfeffer

## Zubereitung

1) Zunächst die Tomaten waschen, abtrocknen und in feine Scheiben schneiden. Dann den Dill waschen, trocken schütteln und klein hacken.

2) In einem Topf Wasser zum Kochen bringen. Sobald das Wasser kocht, die Eier hineingeben und für 10 Minuten hart kochen. Danach mit kaltem Wasser abschrecken und die Schale entfernen.

3) Anschließend die Eier in Scheiben schneiden und zusammen mit den Tomaten in eine Schüssel geben.

4) Die Limette waschen, etwas Schale abreiben und halbieren. In einer kleinen Schüssel den Joghurt mit dem Saft einer halben Limette, der abgeriebenen Schale, Balsamico, Meersalz und Pfeffer mischen und ordentlich verrühren.

5) Das Dressing über die Eier und Tomaten geben und genießen.

# Käse-Omelett

**| KH 2g | EW 25g | F 25g | kcal 340 |**

| | |
|---|---|
| *Zubereitungszeit:* | *20 min* |
| *Portionen:* | *4* |
| *Schwierigkeit:* | *leicht* |

## Zutaten

- 250g Blattspinat (jung)
- 60g Parmesan
- 30g Zwiebel
- 8 Eier
- 3 EL Olivenöl
- 1 Knoblauchzehe
- Muskatnuss (gerieben)
- Salz und Pfeffer

## Zubereitung

1) Den Spinat waschen und gut abtrocknen. In einem Topf 1 EL Öl erhitzen und anschließend die Zwiebeln und den Knoblauch hineingeben, für 2 Minuten andünsten lassen. Den Spinat hinzugeben, in dem Topf zusammenfallen lassen und nach Belieben würzen. Nach dem Würzen den Spinat in ein Sieb geben und abtropfen lassen.

2) Den Parmesan reiben. Die Eier trennen, das Eiweiß steif schlagen. Die Eigelbe mit 50g Parmesan unter die Eiweißmasse heben und anschließend den Spinat hinzugeben. Die Masse ordentlich würzen. Eine ofenfeste Pfanne erhitzen und danach Öl hineingeben. Gleichzeitig den Ofen auf 180°C Umluft vorheizen.

3) Die Eiweißmasse in die Pfanne füllen und auf mittlerer Hitze etwa 3 Minuten stocken lassen. Den restlichen Käse großzügig auf dem Omelett verteilen und alles in den vorgeheizten Ofen geben. Dort ca. 10 Minuten weiter stocken lassen.

4) Den Quark abschmecken und nach dem Fertigstellen des Omeletts gemeinsam servieren.

# Quinoa mit Ei und Avocado

**| KH 24g | EW 14g | F 20g | kcal 341 |**

---

| | |
|---|---|
| *Zubereitungszeit:* | *25min* |
| *Portionen:* | *2* |
| *Schwierigkeit:* | *leicht* |

## Zutaten

- 120g Avocado
- 50g Quinoa
- 10g Chia Samen
- 2 Eier
- 1 Limette
- Meersalz und Pfeffer

## Zubereitung

1) Die Avocado abspülen, in der Hälfte durchschneiden und von der Schale lösen. Das Fruchtfleisch in ca. 1cm dicke Streifen schneiden.

2) Nun Wasser in einem Topf zum Kochen bringen und die Eier für 10 Minuten hart kochen. Anschließend abschrecken und von der Schale befreien. Die Eier in ca. 1cm dicke Scheiben schneiden.

3) Danach in einem Sieb den Quinoa gründlich unter fließendem Wasser abspülen, in einen Topf geben und mit Wasser bedecken. 10 Minuten lang bissfest kochen und dann durch ein Sieb abgießen.

4) Die Limette heiß abwaschen, etwas Schale abreiben und dann den Quinoa mit dem Saft beträufeln. Mit Meersalz und Pfeffer abschmecken.

5) Die Avocado und die Eier auf den Quinoa legen und mit den Chia Samen bestreuen. Mit der abgeriebenen Limettenschale, einigen Spritzern Limettensaft, Meersalz und Pfeffer abschmecken.

# Protein Waffeln

**| KH 12g | EW 37g | F 17g | kcal 354 |**

| | |
|---|---|
| *Zubereitungszeit:* | *20 min* |
| *Portionen:* | *1* |
| *Schwierigkeit:* | *leicht* |

## Zutaten
- 50ml Milch (1,5% Fett)
- 20g Proteinpulver (Vanille)
- 10g Quark
- 5g Honig
- 5g Ahornsirup
- 2 Eier
- etwas Wasser

## Zubereitung

1) Das Waffeleisen erwärmen und mit ein wenig Kokosöl bestreichen.

2) Anschließend den Quark, die Milch, das Proteinpulver, die Eier, den Honig und das Wasser in eine Schüssel geben und gut miteinander vermengen bis ein glatter Teig entsteht.

3) Dann den Teig portionsweise in das Waffeleisen füllen (etwa 1 Kelle und gründlich verteilen). Die Waffel so lange backen bis sie goldbraun ist.

4) Danach den ganzen Teig gleichmäßig aufteilen und die Waffeln backen, abkühlen lassen, zu einem Stapel formen und mit Ahornsirup garnieren.

# Crêpe-Sandwich

**| KH 5g | EW 40g | F 20g | kcal 364 |**

Zubereitungszeit:     15 min
Portionen:            2
Schwierigkeit:        leicht

## Zutaten

- 50g Tomate
- 50g Proteinpulver
- 15g Schinken
- 10g Eisbergsalat
- 5g Kokosöl
- 4 Eier
- 1 EL Honig
- etwas Wasser
- Salz und Pfeffer

## Zubereitung

1) Zunächst das Eiweißpulver, die Eier und den Honig miteinander zu einem Teig vermengen. Damit ein schöner glatter Teig entsteht ein wenig Wasser hinzugeben. Danach den Teig gut mit Salz und Pfeffer würzen.

2) Nun eine Pfanne erhitzen und anschließend das Kokosöl hinzugeben. Am besten das Kokosöl mit einem Küchentuch verteilen.

3) Die Hitzestufe nun auf mittlere Hitze einstellen und danach ein wenig Teig dünn in die Pfanne geben. Dem Teig genug Zeit geben, um gut gebacken werden zu können. Nach 2 Minuten wenden und die andere Seite backen. Nach weiteren 2 Minuten der Pfanne entnehmen und auf einem Teller, mit einem Küchentuch, darauf abkühlen lassen.

4) Die Tomaten und den Salat heiß abwaschen und in Stücke schneiden. Den Schinken ebenfalls klein schneiden. Nun kann der Crêpe belegt und anschließend verzehrt werden. Wer es lieber warm mag, kann die fertigen Sandwiches zuvor in einer Pfanne erwärmen.

# Champignon-Schinken-Omelett

**| KH 2g | EW 30g | F 26g | kcal 373 |**

| | |
|---|---|
| *Zubereitungszeit:* | *15 min* |
| *Portionen:* | *2* |
| *Schwierigkeit:* | *leicht* |

## Zutaten
- 100g Kochschinken
- 70g Champignons
- 15g Petersilie
- 10ml Sahne
- 10ml Mineralwasser
- 4 Eier
- etwas Olivenöl
- Meersalz und Pfeffer

## Zubereitung

1) Die Petersilie waschen, trocken schütteln und fein hacken. Anschließend die Champignons gründlich waschen und in dünne Scheiben schneiden.

2) Den Kochschinken in Würfel schneiden. Dann die vier Eier in einer Schüssel zusammen mit der Sahne und dem Mineralwasser verquirlen.

3) Die Petersilie unter die Eier rühren, mit Pfeffer und Meersalz würzen.

4) Das Öl in der Pfanne erhitzen und die Champignons scharf anbraten. Danach die Champignons aus der Pfanne nehmen und auf ein Küchentuch geben.

5) Die Eimischung direkt danach in die Pfanne geben und bei mittlerer Hitze garen, bis die Unterseite des Omeletts gestockt ist. Das Omelett vorsichtig wenden und zu Ende garen.

6) Zum Schluss das Omelett auf einen Teller geben, die Champignons und die Schinkenwürfel darauf legen  und das Omelett zuklappen.

# Mit Lachs gefüllte Avocadohälften

**| KH 14g | EW 20g | F 31g | kcal 410 |**

| | |
|---|---|
| *Zubereitungszeit:* | *15 min* |
| *Portionen:* | *2* |
| *Schwierigkeit:* | *leicht* |

## Zutaten

- 250g Avocado
- 100g Lachs
- 100g Gurke
- 50g Frischkäse
- 15g Petersilie
- 1 Limette
- Meersalz und Pfeffer

## Zubereitung

1) Zuerst die Avocado waschen, trocknen und halbieren. Den Kern entfernen und jeweils eine Hälfte auf einen Teller legen. Die Limette heiß abwaschen, etwas Schale abreiben und dann auspressen. Die Hälfte des Saftes über die Avocadohälften träufeln.

2) Dann die Gurke waschen, schälen und in kleine Würfel schneiden.

3) Den Lachs ebenfalls in kleine Würfel schneiden. Die Petersilie waschen, trocken schütteln und fein hacken.

4) Anschließend den Frischkäse mit der abgeriebenen Limettenschale und der anderen Hälfte des Saftes mischen. Mit Meersalz und Pfeffer abschmecken.

5) Die Gurke und Lachswürfel in den Frischkäse einrühren und die Petersilie dazugeben.

6) Die beiden Avocadohälften mit der Frischkäsemischung befüllen und genießen.

# Avocado-Hähnchen-Omelett

**| KH 9 | EW 27g | F 30g | kcal 416 |**

| | |
|---|---|
| *Zubereitungszeit:* | *20min* |
| *Portionen:* | *2* |
| *Schwierigkeit:* | *leicht* |

## Zutaten

- 130g Avocado
- 100g Hähnchenbrust (gebraten)
- 70g Paprika (grün)
- 70g Paprika (rot)
- 15g Petersilie
- 3 Eier
- 1 EL Sahne
- etwas Olivenöl
- Meersalz und Pfeffer

## Zubereitung

1) Zunächst die Hähnchenbrust in grobe Stück schneiden und dann in eine Pfanne mit etwas Olivenöl geben und darin kross anbraten. Mit Salz und Pfeffer abschmecken.

2) Zuerst die beiden Paprikas waschen, halbieren und in Würfel schneiden. Die Avocado waschen, in der Mitte durchschneiden und eine Hälfte von der Schale befreien. Anschließend in ca. 1cm dicke Streifen schneiden.

3) Dann die Petersilie waschen, trocken schütteln und fein hacken. Das Hähnchenbrustfilet in Streifen schneiden.

4) Die Eier zusammen mit der Sahne in einer Schüssel verquirlen und mit Meersalz und Pfeffer würzen. Öl in einer Pfanne erhitzen und die Eimasse hineingeben. Sobald die Masse gestockt ist vorsichtig wenden.

5) Das fertige Omelett auf einen Teller legen und die Hähnchenbruststreifen zusammen mit den Avocadostreifen in der Mitte platzieren. Das Omelett zuklappen und die Paprikawürfel dazugeben. Mit etwas Olivenöl beträufeln. Mit Salz, Pfeffer und der Petersilie garnieren.

# Spiegelei mit Schinken und Brokkoli

**| KH 4g | EW 30g | F 33g | kcal 438 |**

| | |
|---|---|
| *Zubereitungszeit:* | *15 min* |
| *Portionen:* | *1* |
| *Schwierigkeit:* | *leicht* |

## Zutaten

- 50g Kochschinken
- 50g Brokkoli
- 15g Dill
- 2 Eier
- etwas Olivenöl
- Meersalz und Pfeffer

## Zubereitung

1) Zuerst den Kochschinken in Würfel schneiden und danach den Brokkoli waschen. Je nach Größe und Geschmack die einzelnen Brokkoliröschen zerkleinern.

2) Dann den Dill waschen, trocken schütteln und fein hacken.

3) Das Olivenöl in einer Pfanne erhitzen und den Brokkoli darin andünsten.

4) Anschließend die Eier in die Pfanne schlagen und den Dill großzügig drüber streuen.

5) Die Schinkenwürfel dazugeben und bei mittlerer Hitze die Eier fertig braten.

6) Die fertigen Spiegeleier mit Pfeffer und Meersalz würzen und mit etwas Olivenöl beträufeln.

# Low Carb Brot mit Aal und Rührei

## | KH 6g | EW 27g | F 33g | kcal 438 |

| | |
|---|---|
| *Zubereitungszeit:* | *15 min* |
| *Portionen:* | *2* |
| *Schwierigkeit:* | *leicht* |

## Zutaten

- 100g Aal (geräuchert)
- 75g Eiweißbrot
- 15g Dill
- 2 Eier
- etwas Olivenöl
- Meersalz und Pfeffer

## Zubereitung

1) Zuerst den Dill waschen, trocken schütteln und klein hacken. Anschließend den geräucherten Aal von seiner Haut befreien.

2) Dann die Eier in einer Schüssel miteinander verquirlen und mit Pfeffer und Meersalz würzen.

3) Nun etwas Öl in einer Pfanne erhitzen und die Eimischung hineingeben. Unter regelmäßigen Wenden das Rührei fertig garen.

4) Zum Schluss das Rührei auf die beiden Brotscheiben aufteilen und den Aal auf das Rührei geben.

5) Mit Dill bestreuen und genießen.

# Av-Qui Buddha Bowl

**| KH 19g | EW 22g | F 30g | kcal 453 |**

| | |
|---|---|
| *Zubereitungszeit:* | *15 min* |
| *Portionen:* | *1* |
| *Schwierigkeit:* | *leicht* |

## Zutaten

- 50g Avocado
- 40g Gouda (jung)
- 30g Karotten
- 30g Gurke
- 30g Feldsalat
- 30g Paprika
- 15g Quinoa (bunt)
- 1 Limette
- 1 Ei
- Meersalz und Pfeffer

## Zubereitung

1) Zuerst einen Topf mit Wasser darin zum Kochen bringen und anschließend das Ei für etwa 8-10 Minuten hart kochen. Den Quinoa in einem sehr feinen Sieb, unter fließendem Wasser, gründlich abwaschen. Nachdem er komplett sauber ist, in einen Topf mit Wasser bedeckt geben und 5-10 Minuten köcheln lassen. Anschließend mit Salz und Pfeffer würzen.

2) Das Gemüse und den Salat gründlich abwaschen und abtropfen lassen. Alternativ leicht mit einem Küchenpapier abtupfen. Alles in kleine Stücke schneiden, die Karotte gut schälen und mit einer Reibe reiben.

3) Die Avocado halbieren, von ihrem Kern befreien und das Fruchtfleisch in Würfel schneiden. Danach mit dem Saft der Limette beträufeln, damit keine braune Verfärbung zustande kommt.

4) Zuletzt den Gouda in Würfel schneiden. Den Salat in eine Schüssel geben und darauf dann das Gemüse und den Käse portionsweise drauf geben. Den Quinoa mit einem Schuss Limettensaft mittig anrichten. Nun noch das Ei abpellen und an eine freie Stelle in der Bowl geben. Am Ende alles nach Belieben gut würzen und das Meisterwerk servieren.

# Avocadostücke im Speckmantel

| KH 12g | EW 25g | F 41g | kcal 456 |

| | |
|---|---|
| *Zubereitungszeit:* | *20 min* |
| *Portionen:* | *2* |
| *Schwierigkeit:* | *leicht* |

## Zutaten

- 250g Avocado
- 150g Speck
- 1 Limette
- etwas Olivenöl
- Meersalz und Pfeffer

## Zubereitung

1) Zuerst die Limette waschen, etwas Schale abreiben und halbieren. Die einzelnen Speckstücke auf einem Teller verteilen.

2) Dann die Avocado waschen und halbieren. Den Kern entfernen und die Avocadohälften jeweils in der Mitte durchschneiden.

3) Die Avocadostücke von ihrer Schale befreien und mit dem Limettensaft beträufeln. Dadurch verfärben sich die einzelnen Stücke nicht braun.

4) Die Avocadostücke nacheinander in Speck einrollen und anschließend etwas Öl in einer Pfanne erhitzen.

5) Die Avocadostücke von allen Seiten goldbraun braten und auf ein Papiertuch legen, sobald sie fertig sind.

6) Zu guter Letzt auf einem Teller servieren. Mit Pfeffer, Meersalz, der abgeriebenen Limettenschale und etwas Limettensaft abschmecken.

# Rührei mit Bacon und Mangold

**| KH 4g | EW 38g | F 32g | kcal 467 |**

| | |
|---|---|
| *Zubereitungszeit:* | *25min* |
| *Portionen:* | *1* |
| *Schwierigkeit:* | *leicht* |

## Zutaten

- 50g Bacon
- 20g Mangold
- 20g Cherrytomaten
- 3 Eier
- 1 EL Sahne
- etwas Walnussöl
- Meersalz und Pfeffer

## Zubereitung

1) Den Mangold und die Cherrytomaten waschen und gut abtrocknen. Die Cherrytomaten halbieren.

2) Anschließend die drei Eier zusammen mit der Sahne in einer Schüssel verquirlen. Je nach Geschmack mit Meersalz und Pfeffer abschmecken.

3) Das Öl in einer Pfanne erhitzen, den Bacon darin kross anbraten und anschließend auf ein Küchentuch geben.

4) Die Ei-Sahne-Mischung in die eben verwendete Pfanne gießen und unter gelegentlichem Wenden so lange anbraten, bis die Eier gar sind.

5) Das Rührei zusammen mit den halbierten Tomaten, dem Mangold und dem Bacon auf einem Teller anrichten. Einige Spritzer Öl über die Cherrytomaten und den Mangold geben, anschließend mit Meersalz und Pfeffer nach Geschmack würzen.

# Mit Ei und Bacon überbackene Avocado

| KH 12g | EW 24g | F 40g | kcal 485 |

| | |
|---|---|
| *Zubereitungszeit:* | *20 min* |
| *Portionen:* | *2* |
| *Schwierigkeit:* | *leicht* |

## Zutaten
- 250g Avocado
- 100g Bacon
- 25g Gouda (gerieben)
- 2 Eier
- etwas Olivenöl
- Meersalz und Pfeffer

## Zubereitung

1) Die Avocado waschen, halbieren und dann den Kern entfernen. Es kommt jeweils ein Ei in die Aussparung vom Kern. Je nach Größe der Avocado muss diese also etwas vergrößert werden. Überschüssiges Fruchtfleisch kann am Ende zusammen mit den Cherrytomaten serviert werden.

2) Die beiden Avocadohälften auf ein mit Backpapier belegtes Backblech legen. Den Backofen auf 180°C vorheizen.

3) Den Bacon in kleine Würfel schneiden und in einer erhitzten Pfanne anbraten. Anschließend gleichmäßig über die Eier verteilen. Mit geriebenem Käse bestreuen.

4) Die beiden Avocadohälften mit Pfeffer und Meersalz würzen und anschließend auf mittlerer Schiene für etwa 15 Minuten backen.

5) Die Avocadohälften aus dem Ofen nehmen und je nach Belieben mit etwas Walnussöl, Olivenöl oder einem anderen Öl beträufeln.

# Rucola-Tomaten-Salat mit Mozzarella

**| KH 13g | EW 17g | F 42g | kcal 495 |**

| | |
|---|---|
| *Zubereitungszeit:* | *15 min* |
| *Portionen:* | *1* |
| *Schwierigkeit:* | *leicht* |

## Zutaten

- 100g Cherrytomaten
- 100g Rucola
- 50g Mozzarella
- 20g Walnusskerne
- 10g Chia Samen
- etwas Olivenöl
- etwas Balsamico
- Meersalz und Pfeffer

## Zubereitung

1) Den Rucola waschen, trocken schütteln und die langen Stiele abschneiden.

2) Die Cherrytomaten waschen und halbieren. Anschließend den Mozzarella in dünne Scheiben schneiden.

3) Nun den Rucola, halbierte Cherrytomaten, Mozzarella und Walnusskerne in einer Schüssel vermischen.

4) Den Salat mit Chia Samen bestreuen und mit Meersalz und Pfeffer würzen.

5) Zu guter Letzt etwas Balsamico und Olivenöl darüber geben.

# Frühstücksröllchen mit Schinken

| KH 5g | EW 44g | F 34g | kcal 507 |

| | |
|---|---|
| *Zubereitungszeit:* | *20 min* |
| *Portionen:* | *1* |
| *Schwierigkeit:* | *leicht* |

## Zutaten

- 50g Schinken
- 50ml Milch (1,5% Fett)
- 50g Emmentaler (gerieben)
- 15g Petersilie
- 2 Eier
- Meersalz und Pfeffer

## Zubereitung

1) Zuerst die Petersilie waschen, trocken schütteln und klein hacken.

2) Dann die beiden Eier mit der Milch in einer Schüssel verquirlen. Petersilie, Salz und Pfeffer in die Eiermasse einrühren.

3) Nun das Öl in einer Pfanne erhitzen und die Eiermasse hineingeben. Bei mittlerer Hitze die Eiermasse stocken lassen. Dann den geriebenen Käse drüberstreuen und das gestockte Ei mit Schinken belegen.

4) Nachdem der Käse geschmolzen ist, auf einen Teller legen und einrollen. Fertig sind die Frühstücksröllchen.

# Geräucherter Lachs auf Low Carb Brot

**| KH 11g | EW 48g | F 28g | kcal 513 |**

| | |
|---|---|
| *Zubereitungszeit:* | *10 min* |
| *Portionen:* | *1* |
| *Schwierigkeit:* | *leicht* |

## Zutaten

- 100g Lachs (geräuchert)
- 75g Low Carb Brot
- 15g Petersilie
- 1 Limette
- etwas Butter

## Zubereitung

1) Zunächst die Limette gründlich heiß waschen, abtrocknen, etwas Schale abreiben und dann halbieren.

2) Dann die Petersilie waschen, trocken schütteln und klein hacken.

3) Zwei Scheiben Low Carb Brot mit Butter bestreichen und großzügig mit Lachs belegen.

4) Den Limettensaft über den Lachs träufeln. Mit der abgeriebenen Limettenschale und der gehackten Petersilie bestreuen.

# Omelett Pizza

| KH 2g | EW 36g | F 40g | kcal 514 |

| | |
|---|---|
| *Zubereitungszeit:* | *20 min* |
| *Portionen:* | *2* |
| *Schwierigkeit:* | *leicht* |

## Zutaten

- 50g Mozzarella (gerieben)
- 50g Schinken
- 25g Gouda (gerieben)
- 25g Emmentaler (gerieben)
- 20ml Sahne
- 10g Basilikum (getrocknet)
- 4 Eier
- etwas Olivenöl
- Meersalz und Pfeffer

## Zubereitung

2) Zuerst die Eier zusammen mit der Sahne in einer Schüssel verquirlen. Den geriebenen Gouda und Emmentaler, etwas Basilikum, Meersalz und Pfeffer in die Eiermasse einrühren.

3) Nun den Ofen auf 180°C vorheizen und etwas Olivenöl in einer Pfanne erhitzen.

4) Die Eimischung bei mittlerer Hitze in die Pfanne geben und so lange garen, bis das Omelett gestockt ist. Danach das Omelett vorsichtig wenden und fertig braten.

5) Anschließend das Omelett auf ein mit Backpapier ausgelegtes Backblech legen, mit Schinken und Mozzarella belegen und für etwa 10 Minuten backen.

6) Die Omelett Pizza aus dem Ofen nehmen, sobald der Mozzarella geschmolzen ist.

7) Zu guter Letzt die Omelett Pizza mit dem restlichen Basilikum bestreuen.

# Heidelbeeren-Nuss-Müsli

**| KH 19g | EW 17g | F 41g | kcal 523 |**

| | |
|---|---|
| *Zubereitungszeit:* | *10 min* |
| *Portionen:* | *1* |
| *Schwierigkeit:* | *leicht* |

## Zutaten

- 100g Naturjoghurt (3,5% Fett)
- 50g Heidelbeeren
- 15g Haselnüsse
- 15g Walnusskerne
- 15g Mandeln
- 10g Chia Samen
- 10g Sonnenblumenkerne
- 1 Limette

## Zubereitung

1) Zunächst die Nüsse in einen Frischhaltebeutel geben, verschließen und die Nüsse mit einem Topf oder der Hand grob zerkleinern. Alternativ mit einem Messer klein hacken.

2) Die Limette waschen, etwas Schale abreiben und halbieren. Den Joghurt in eine Schüssel geben. Mit dem Saft der halben Limette und der abgeriebenen Schale vermengen.

3) Die zerkleinerten Nüsse in den Joghurt geben und gut unterrühren.

4) Dann die Chia Samen und Sonnenblumenkerne dazugeben und ebenfalls einrühren.

5) Zum Schluss die Heidelbeeren über die Joghurtmischung geben.

# Sandwich mit pochiertem Ei und Guacamole

| KH 23g | EW 31g | F 41g | kcal 590 |

| | |
|---|---|
| *Zubereitungszeit:* | *20 min* |
| *Portionen:* | *2* |
| *Schwierigkeit:* | *mittel* |

## Zutaten

- 250g Avocado
- 150g Eiweißbrot
- 50g Tomate
- 2 Eier
- 2 EL Essig
- 1 Limette
- etwas Olivenöl
- Meersalz

## Zubereitung

1) Zuerst Avocado waschen und halbieren. Dann das Fruchtfleisch von der Schale und dem Kern lösen und in eine Schüssel geben. Mit einer Gabel oder einem Kartoffelstampfer das Fruchtfleisch cremig zerstampfen. Die Limette waschen, halbieren und den Saft zum Avocadofruchtfleisch geben. Die Tomate waschen, halbieren und eine Hälfte in kleine Würfel schneiden. Ebenfalls in die Schüssel geben.

2) Einen Esslöffel Olivenöl, etwas Meersalz und Pfeffer in die Schüssel geben und alles gut verrühren. Nun die beiden Eier in jeweils eine Tasse aufschlagen.

3) Dann in einem Topf einen Liter Wasser mit zwei Esslöffeln Essig zum Sieden bringen. Falls das Wasser zu sprudeln beginnt den Topf kurz vom Herd nehmen und etwas abkühlen lassen. Die beiden Eier nacheinander ins heiße Wasser gleiten lassen.

4) Mit zwei Esslöffeln das Eiweiß, um das Eigelb der Eier drücken, sodass das Eigelb umschlossen wird. Die Eier für etwa 3 Minuten fertig garen lassen, bis das Eiweiß gestockt ist und dann vorsichtig aus dem Wasser holen. Zum Schluss das Low Eiweiß Brot toasten, beide Seiten mit Guacamole bestreichen und je ein pochiertes Ei zwischen die Brotscheiben geben.

# *Low Carb*
# MITTAG

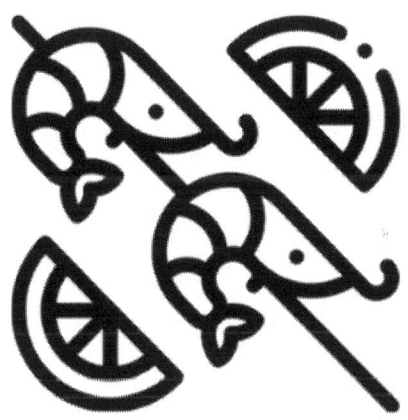

*Food Revolution*

# Gemüsepfanne

| KH 16g | EW 5g | F 5g | kcal 136 |

| | |
|---|---|
| *Zubereitungszeit:* | *20 min* |
| *Portionen:* | *2* |
| *Schwierigkeit:* | *leicht* |

## Zutaten
- 200g Paprika (rot)
- 150g Cherrytomaten
- 150g Bohnen
- 150g Karotten
- 50g Zwiebel
- 50g Lauchzwiebel
- etwas Butter
- Meersalz und Pfeffer

## Zubereitung

1) Zuerst die Paprika waschen, halbieren und entkernen. Dann in dünne Streifen schneiden. Danach die Cherrytomaten waschen und halbieren. Lauchzwiebel ebenfalls waschen und klein hacken. Die Karotten schälen und in etwa 1cm dicke Scheiben schneiden.

2) Jetzt die Bohnen waschen und die Enden abschneiden. Wasser zum Kochen bringen und die Bohnen etwa 6 Minuten kochen lassen. Das Wasser abgießen und die Bohnen abtropfen lassen.

3) Anschließend die Zwiebel von der Schale befreien und klein hacken. Die Butter in einer Pfanne erhitzen und darin die Zwiebel für etwa 3 Minuten andünsten.

4) Zu guter Letzt die Karotten und Paprika in die Pfanne geben und 5 Minuten unter stetigem Wenden braten. Dann die Bohnen, Lauchzwiebeln und Cherrytomaten dazugeben und für weitere 3 Minuten braten. Mit Meersalz und Pfeffer abschmecken und servieren

# Scharfe Garnelenpfanne mit Gemüse

**| KH 8g | EW 21g | F 2g | kcal 150 |**

| | |
|---|---|
| *Zubereitungszeit:* | *20 min* |
| *Portionen:* | *2* |
| *Schwierigkeit:* | *leicht* |

## Zutaten

- 200g Garnelen (tiefgefroren, essfertig)
- 150g Cherrytomaten
- 150g Zucchini
- 40g Frühlingszwiebel
- 15g Petersilie
- 1 Chilischote
- 1 Limette
- Meersalz und Pfeffer

## Zubereitung

1) Die Garnelen unter fließendem Wasser waschen. Die Garnelen auf einem Teller zur Seite stellen, damit sie auftauen können. Die Zucchini waschen, halbieren und in etwa 1cm dicke Stücke schneiden. Die Frühlingszwiebeln ebenfalls waschen, abtrocknen und in ca. 1cm dicke Ringe schneiden. Die Cherrytomaten waschen, trocknen und halbieren.

2) Nun die Petersilie waschen, trocken schütteln und klein hacken. Dann die Chilischote waschen, der Länge nach halbieren und entkernen. Die Chilischote in sehr dünne Streifen schneiden. Die Limette waschen und halbieren. Butter in einer Pfanne erhitzen und die Garnelen mit einigen Spritzern Limettensaft für etwa 3 Minuten scharf anbraten. Anschließend herausnehmen und auf ein Küchentuch geben.

3) Danach die Zucchini, Tomaten, Frühlingszwiebeln und die Chilischote in die Pfanne geben und unter stetigem Wenden anbraten. Nach 3 Minuten die Garnelen wieder dazugeben. Einige Spritzer Limettensaft darüber geben. Mit Salz und Pfeffer würzen und für einige Minuten bei mittlerer Hitze weiter braten. Die Garnelenpfanne mit Petersilie bestreuen und servieren.

75

# Garnelen auf Zucchininudeln

| KH 7g | EW 25g | F 5g | kcal 166 |

| | |
|---|---|
| *Zubereitungszeit:* | *20 min* |
| *Portionen:* | *4* |
| *Schwierigkeit:* | *leicht* |

## Zutaten
- 500g Garnelen (essfertig)
- 400g Zucchini
- 15g Petersilie
- 2 Zitronen
- 2 Knoblauchzehen
- etwas Öl
- Salz und Pfeffer

## Zubereitung

1) Die Garnelen gut abwaschen und mit einem Küchentuch trocken tupfen. Die Zucchini gründlich waschen, dann ebenfalls abtrocknen und durch einen Spiralschneider geben. Sonst in dünne Streifen schneiden. Die Zitrone mit heißem Wasser gründlich waschen bis der Geruch der Zitrone sich bemerkbar macht und die Schale mit einer Reibe abreiben. Danach halbieren und auspressen. Den Knoblauch schälen und fein würfeln. Die Petersilie ebenfalls waschen, trocken schütteln und abzupfen.

2) Eine Pfanne erwärmen und Öl hineingeben. Die Garnelen währenddessen gut mit Salz und Pfeffer würzen und in der Pfanne anbraten. Unter Wenden etwa 5 Minuten anbraten. Anschließend aus der Pfanne nehmen und stattdessen die Zucchini-Nudeln hineingeben. Diese anbraten und stetig wenden, mit Salz und Pfeffer würzen.

3) Nach dem Anbraten die Garnelen und die Zitronenschale, mit dem Saft zu den Nudeln geben. Das Ganze weiter köcheln lassen. Die restliche Zitrone mit heißem Wasser abwaschen, trocken reiben und in Spalten schneiden. Die Nudeln mit der Petersilie und den Zitronenscheiben garnieren und warm servieren.

# Grüne Curry-Kokos Suppe

| KH 16g | EW 9g | F 8g | kcal 173 |

| | |
|---|---|
| *Zubereitungszeit:* | *25 min* |
| *Portionen:* | *2* |
| *Schwierigkeit:* | *leicht* |

## Zutaten
- 500g Babyspinat
- 400ml Kokosmilch (ungesüßt)
- 200ml Wasser
- 30g Ingwer
- 2 Zwiebeln
- 2 EL Currypulver
- 1 Limette
- etwas Butter
- Meersalz und Pfeffer

## Zubereitung

1) Zuerst den Spinat waschen und abtropfen. Einige Spinatblätter als Dekoration der Suppe übrig lassen. Den restlichen Spinat klein schneiden.

2) Die beiden Zwiebeln schälen und würfeln. Den Ingwer ebenfalls schälen und klein hacken. Die Limette heiß waschen und halbieren.

3) In einem Topf etwas Butter erhitzen. Danach den Ingwer und die Zwiebeln in den Topf geben und mit einem Esslöffel Currypulver würzen. Alle Zutaten kurz andünsten und anschließend mit der Kokosmilch und dem Wasser ablöschen.

4) Die Suppe kurz aufkochen lassen und anschließend bei mittlerer Hitze zugedeckt für weitere 5 Minuten köcheln lassen. Dann den Spinat dazugeben und erneut für weitere 5 Minuten köcheln lassen.

5) Danach die Suppe mit einem Pürierstab zerkleinern. Einen weiteren Esslöffel Curry, etwas Meersalz und Pfeffer dazugeben. Den Limettensaft einer halben Limette ebenfalls in die Suppe geben und nochmals alle Zutaten pürieren.

4) Die Suppe mit einigen Spinatblättern garnieren und genießen.

# Thunfisch mit Limetten-Kräuter-Kruste

| KH 7g | EW 33g | F 2g | kcal 183 |

| | |
|---|---|
| *Zubereitungszeit:* | *25 min* |
| *Portionen:* | *2* |
| *Schwierigkeit:* | *leicht* |

## Zutaten
- 2 Thunfischsteaks
- 1 Limette
- Olivenöl

### Für die Kruste
- 15g Dill
- 15g Rosmarin
- 15g Thymian
- etwas Meersalz
- schwarzen Pfeffer

## Zubereitung

1) Zunächst den Backofen auf 120°C Umluft vorheizen. Dann den Dill, Rosmarin, Thymian waschen, trocken schütteln und klein hacken. Die Limette waschen und abtrocknen. Die Kräuter zusammen mit dem Meersalz und dem Pfeffer in einem Mörser zerstoßen.

2) Etwas geriebene Limettenschale mit in den Mörser geben und einige Spritzer Limettensaft dazugeben. Nochmals alles zerstoßen. Die Thunfischsteaks gründlich waschen und sehr gut abtrocknen. Dann Olivenöl in einer Pfanne erhitzen und die Steaks von beiden Seiten scharf anbraten.

3) Danach die beiden Thunfischsteaks in eine mit Alufolie ausgelegte Backform legen und die Oberseite großzügig mit der Kräutermischung bestreichen.

4) Nun für etwa 10 Minuten in den Ofen stellen. Solange backen lassen, bis die Steaks gar sind. Zuletzt die Steaks auf einem Teller servieren und zum Schluss mit Limettensaft beträufeln.

# Blumenkohlreis mit Hähnchen

**| KH 6g | EW 28g | F 7g | kcal 212 |**

| | |
|---|---|
| *Zubereitungszeit:* | *25 min* |
| *Portionen:* | *2* |
| *Schwierigkeit:* | *leicht* |

## Zutaten

- 400g Blumenkohl
- 200g Hähnchenfilet
- 10g Minze
- 1 Limette
- Meersalz und Pfeffer

## Zubereitung

1) Zuerst die Limette waschen, etwas Schale abreiben und halbieren. Die Minze ebenfalls waschen, trocken schütteln und klein hacken.

2) Dann den Blumenkohl waschen und gründlich abtrocknen. Anschließend den Blumenkohl mit einer Reibe in reiskorngroße Stücke reiben.

3) Nun das Hähnchenfilet waschen, mit einem Küchentuch abtupfen und in dünne Streifen schneiden. Anschließend etwas Öl in einer Pfanne erhitzen und darin das Fleisch anbraten bis es durch ist.

4) Danach Butter in einem Topf erwärmen bis sie geschmolzen ist und den Blumenkohlreis in den Topf geben. Dazu den Saft und die Schale der Limette, Salz, Pfeffer und die gehackte Minze geben. Alles gut mischen. Die Komponenten im Topf nur erwärmen, nicht kochen lassen.

5) Zu guter Letzt das Hähnchenfleisch dazu geben und ebenfalls gut durchmischen. In zwei Schüsseln servieren und genießen.

# Gurkennudeln mit Erdnusssoße und Sesam

## | KH 15g | EW 9g | F 18g | kcal 267 |

| | |
|---|---|
| *Zubereitungszeit:* | *25 min* |
| *Portionen:* | *2* |
| *Schwierigkeit:* | *leicht* |

## Zutaten

- 300g Gurke
- 150g Karotten
- 50g Frühlingszwiebeln
- 20g Erdnusskerne (ungesalzen)
- 10g Sesam
- 10g Pinienkerne
- 1 EL Erdnussbutter (ungesüßt)
- 1 EL Balsamico
- 1 Limette
- Meersalz und Pfeffer
- etwas Olivenöl

## Zubereitung

1) Zuerst die Gurke waschen und abtrocknen. Die Gurke mit einem Spiralschneider in lange Nudeln schneiden. Die Karotte waschen, schälen und mit dem Spiralschneider ebenfalls in lange Nudeln schneiden.

2) Die Frühlingszwiebeln waschen, trocknen und in etwa 1cm dicke Ringe schneiden. Die Limette waschen, trocknen, etwa Schale abreiben und halbieren.

3) In einer kleinen Schüssel die Erdnussbutter mit dem Balsamico, 2 EL Olivenöl, etwas Meersalz, Pfeffer, der abgeriebenen Limettenschale und einigen Spritzern Limettensaft vermischen. Dann Erdnusskerne, Pinienkerne und Sesam unterrühren.

4) Die Karottennudeln mit den Gurkennudeln durchmischen. Die Erdnusssoße dazugeben und alles miteinander vermischen.

5) Die Nudeln anrichten und genießen. Nach Belieben mit etwas Balsamico und Limettensaft beträufeln.

# Gefüllte Zucchini

**| KH 14g | EW 26g | F 13g | kcal 283 |**

| | |
|---|---|
| *Zubereitungszeit:* | *25 min* |
| *Portionen:* | *2* |
| *Schwierigkeit:* | *leicht* |

## Zutaten
- 300g Zucchini
- 200g Quark
- 150g Frischkäse
- 50g Paprika (rot)
- 50g Paprika (gelb)
- 15g Petersilie
- 1 TL Olivenöl
- 1 Zitrone
- Meersalz und Pfeffer

## Zubereitung

1) Die Zucchini und die beiden Paprikas gründlich abwaschen und abtropfen lassen. Die Zucchini in dünne, lange Streifen schneiden und salzen. Die Paprikas halbieren und von dem Stiel und den Kernen befreit. Danach ebenfalls in Streifen schneiden.

2) Die Petersilie waschen, trocken schütteln und fein hacken. Die Zitrone mit heißem Wasser gründlich abwaschen und anschließend halbieren.

3) Den Quark, den Frischkäse, die gehackte Petersilie und den Saft der Zitrone in eine Schussel geben und gründlich verrühren. Das Ganze noch mit Gewürzen abschmecken.

4) Eine Pfanne erhitzen und Öl hinzugeben. Die Zucchini mit einem Küchenpapier abtrocknen und in die heiße Pfanne geben. Dort beide Seiten anbraten und sobald sie fertig ist auf ein Brett geben.

5) Die einzelnen Zucchinistreifen mit der Frischkäsemischung bestreichen und am Ende ein Stück Paprika platzieren. Den Streifen gleichmäßig aufrollen und auf einem Teller zum Servieren anrichten.

# Erbsencremesuppe

## | KH 25g | EW 12g | F 14g | kcal 286 |

| | |
|---|---|
| *Zubereitungszeit:* | *15 min* |
| *Portionen:* | *3* |
| *Schwierigkeit:* | *leicht* |

## Zutaten

- 500ml Gemüsebrühe
- 400g Erbsen
- 200ml Sahne
- 100g Porree
- 40g Zwiebel
- 5g Ingwer
- 1 Knoblauchzehe
- 1 Zitrone
- etwas Olivenöl
- Meersalz und Pfeffer

## Zubereitung

1.) Die Zwiebel und den Knoblauch gründlich schälen und in Würfel schneiden. Den Ingwer ebenfalls schälen und fein reiben. Den Porree gründlich abwaschen und in Ringe schneiden. Die Zitrone heiß abwaschen. Anschließend abtrocknen und mit einer Reibe die Schale fein abreiben. Danach die Zitrone halbieren und eine der Hälften auspressen.

2.) Einen Topf mit Olivenöl aufsetzen und erhitzen. Die Zwiebel, den Knoblauch und den Porree in dem Olivenöl andünsten. Nach dem Andünsten die Erbsen hinzufügen und das Ganze mit dem Fond aufgießen. Die entstandene Suppe nach Belieben würzen und alles etwa 10 Minuten zugedeckt köcheln lassen. Ab und zu umrühren.

3.) Zu guter Letzt den Ingwer und die abgeriebene Zitronenschale mit in die Suppe geben und den Topf von der Herdplatte nehmen. Damit eine wirklich Suppe entsteht mit einem Stabmixer die Suppe pürieren. Die Sahne hinzufügen und ebenfalls mit untermixen. Nun folgt erneut das Würzen mit Zitronensaft, Meersalz und Pfeffer.

# Bratwurst-Zucchini-Pfanne

**| KH 5g | EW 16g | F 25g | kcal 321 |**

| | |
|---|---|
| *Zubereitungszeit:* | *25 min* |
| *Portionen:* | *2* |
| *Schwierigkeit:* | *leicht* |

## Zutaten

- 250g Zucchini
- 50g Zwiebel
- 15g Petersilie
- 2 Bratwürste
- 1 Limette
- etwas Olivenöl
- Meersalz und Pfeffer

## Zubereitung

1) Die Zucchini waschen, halbieren und in etwa 1cm dicke Scheiben schneiden. Anschließend die Zwiebel von der Schale befreien und würfeln.

2) Die Petersilie waschen, trocken schütteln und klein hacken. Die beiden Bratwürste in Scheiben schneiden.

3) Dann die Butter in einer Pfanne erhitzen und die Bratwürste anbraten bis sie goldbraun sind. Anschließend aus der Pfanne nehmen und auf einem Küchentuch abtropfen lassen.

4) Danach die Zwiebel in der gleichen Pfanne andünsten. Die Zucchinischeiben mit in die Pfanne geben und alle Komponenten bei mittlerer Hitze für etwa 10 Minuten braten.

5) Nun die Bratwurststücke wieder in die Pfanne geben, mit der Petersilie bestreuen und ordentlich Limettensaft dazugeben. Alles gut durchmischen und mit Salz und Pfeffer abschmecken.

# Lachs mit Tomatensalat

| KH 5g | EW 45g | F 13g | kcal 336 |

| | |
|---|---|
| *Zubereitungszeit:* | *20 min* |
| *Portionen:* | *2* |
| *Schwierigkeit:* | *leicht* |

## Zutaten

- 500g Lachs (à 2 Filets)
- 150g Eisbergsalat
- 150g Cherrytomaten
- 20g Basilikum
- 15g Dill
- 10g Sesam
- 1 Limette
- etwas Butter
- etwas Olivenöl
- Meersalz und Pfeffer

## Zubereitung

1) Zunächst den Eisbergsalat waschen, trocken schütteln. Dann in Streifen schneiden und in eine Schüssel geben.

2) Danach die Cherrytomaten waschen und halbieren. Den Basilikum und Dill ebenfalls waschen, trocken schütteln und klein hacken. Die Limette heiß abwaschen, trocknen und halbieren. Dann noch den Lachs gründlich waschen und abtrocknen.

3) Etwas Butter in einer Pfanne erhitzen und den Lachs etwa 5 Minuten pro Seite darin braten. Nach dem ersten Wenden die beiden Lachsfilets mit Meersalz und Pfeffer würzen.

4) Kurz bevor die Lachsfilets fertig gebraten sind, die halbierten Cherrytomaten, Dill, Basilikum und den Sesam in die Pfanne geben und einige Minuten anbraten. Dann den Lachs mit Limettensaft beträufeln.

5) Den Eisbergsalat auf die beiden Teller aufteilen und die Lachsfilets mit den Tomaten darauf servieren.

84

# Zucchininudel Carbonara

**| KH 8g | EW 26g | F 22g | kcal 345 |**

| | |
|---|---|
| *Zubereitungszeit:* | *25 min* |
| *Portionen:* | *2* |
| *Schwierigkeit:* | *leicht* |

## Zutaten

- 300g Zucchini
- 100g Kochschinken
- 100ml Sahne
- 50g Zwiebel
- 25g Parmesan (gerieben)
- 2 Eier
- Meersalz und Pfeffer

## Zubereitung

1) Die Zucchini waschen und trocknen. Dann mit einem Spiralschneider lange Zucchininudeln herstellen. Den Schinken in kleine Würfel schneiden.

2) Die Zwiebel von der Schale befreien und würfeln. Anschließend Olivenöl in einem kleinen Topf erhitzen und die Zwiebel darin andünsten.

3) Nun den Schinken dazugeben und anbraten. Dann die Sahne dazu geben. Die beiden Eier hinzugeben und alles kurz aufkochen lassen.

4) Nach dem Aufkochen die Zucchininudeln und den Parmesan in den Topf geben und alle Zutaten vermischen. Für einige weitere Minuten unter stetigem Rühren bei mittlerer Hitze köcheln lassen bis der Käse geschmolzen ist.

5) Die Zucchininudeln Carbonara auf zwei Teller verteilen und genießen.

# Chilikoteletts mit Bohnen

| KH 10g | EW 45g | F 16g | kcal 362 |

| | |
|---|---|
| *Zubereitungszeit:* | *25 min* |
| *Portionen:* | *2* |
| *Schwierigkeit:* | *leicht* |

## Zutaten

- 200g Bohnen (grün)
- 2 Schweinekoteletts
- 2 EL Sojasoße
- 1 EL Chilisoße
- 1 EL Olivenöl
- 1 Zitrone
- Chiliflocken
- etwas Butter
- Meersalz und Pfeffer

## Zubereitung

1) Zunächst die beiden Koteletts abspülen und gründlich abtupfen. In einer Schüssel die Sojasoße, die Chilisoße und die Chiliflocken zu einer Marinade vermischen. Das Fleisch von beiden Seiten mit der Marinade bestreichen und ziehen lassen.

2) Dann das Salzwasser zum Kochen bringen und die grünen Bohnen im kochenden Wasser etwa 8 Minuten kochen. Anschließend das Wasser abgießen, die Bohnen abschrecken und abtropfen lassen.

3) Die Zitrone gründlich waschen und mit einer Reibe etwas von der Schale abreiben.

4) Die Butter in einer Pfanne erhitzen und die beiden Koteletts pro Seite 2 Minuten scharf braten. Die restliche Marinade über die Koteletts geben. Dazu die Bohnen und die Zitronenschale in die Pfanne geben und alles für weitere 4 Minuten braten. Mit Salz und Pfeffer abschmecken und servieren.

# Brokkoli-Steak-Pfanne

**| KH 9g | EW 42g | F 20g | kcal 396 |**

| | |
|---|---|
| *Zubereitungszeit:* | *25 min* |
| *Portionen:* | *2* |
| *Schwierigkeit:* | *leicht* |

## Zutaten
- 300g Hüftsteak
- 250g Brokkoli
- 40g Zwiebel
- 20g Ingwer
- 10g Erdnusskerne
- 10g Mandeln
- 10g Walnusskerne
- 10g Sesam
- 3 EL Sojasoße
- Pfeffer

## Zubereitung

1) Als Erstes den Brokkoli waschen, abtrocknen und in kleine Röschen zerteilen. Dann Wasser zum Kochen bringen, salzen und den Brokkoli für 3 Minuten in dem kochendem Wasser garen. Wasser abgießen und den Brokkoli abschrecken.

2) Nun die Zwiebel schälen und in kleine Würfel schneiden. Den Ingwer ebenfalls schälen und klein hacken. Die Nüsse grob mit einem Messer zerhacken.

3) Danach das Fleisch unter kaltem Wasser waschen und abtrocknen. Die Steaks in etwa 2cm dicke Streifen schneiden. Etwas Butter in einer Pfanne erhitzen und die Steakstreifen darin für etwa 2 Minuten scharf anbraten.

4) Anschließend den Brokkoli, die Zwiebeln, den Ingwer und die Nüsse in die Pfanne geben und ebenfalls für etwa 2 Minuten anbraten. Bei mittlerer Hitze die Sojasoße mit in die Pfanne geben. Mit Pfeffer würzen und Sesam darüber streuen. Alles gründlich miteinander vermengen und für eine weitere Minute braten. Zu guter Letzt die Brokkoli-Steak-Pfanne auf zwei Teller verteilen und genießen.

# Erfrischende Hackfleischpfanne

| KH 11g | EW 29g | F 33g | kcal 450 |

| | |
|---|---|
| *Zubereitungszeit:* | *25 min* |
| *Portionen:* | *2* |
| *Schwierigkeit:* | *leicht* |

## Zutaten

- 250g Hackfleisch (gemischt)
- 100g Tomaten
- 100g Naturjoghurt (3,5% Fett)
- 50g Zwiebeln
- 25g Pinienkerne
- 15g Minze
- Chiliflocken
- Muskatnuss
- Paprikapulver (edelsüß)
- Meersalz und Pfeffer

## Zubereitung

1) Die Tomaten waschen und in kleine Würfel schneiden. Dann die Zwiebel schälen und ebenfalls in Würfel schneiden. Die Minze waschen, abtrocknen und klein hacken.

2) Etwas Butter in einer Pfanne erhitzen und die Zwiebeln darin andünsten. Nun das Hackfleisch dazugeben und unter stetigem Wenden braten.

3) Danach das Hackfleisch mit den Chiliflocken, Pfeffer, Paprikapulver, Muskatnuss und Salz würzen. Die Tomaten dazugeben und alles bei mittlerer Hitze etwa 10 Minuten weiter köcheln lassen.

4) Währenddessen in einer kleinen Schüssel den Joghurt mit der gehackten Minze verrühren, mit Salz und Pfeffer würzen. Die Pinienkerne in einer anderen Pfanne ohne Öl rösten bis sie goldbraun sind. Dann die Pinienkerne in den Joghurt einrühren. Dann mit einigen Spritzern Limettensaft abrunden.

5) Die Hackpfanne auf zwei Tellern servieren und einen großen Klecks Joghurt dazu geben.

# Rosenkohlsalat mit Nüssen

**| KH 16g | EW 16g | F 38g | kcal 469 |**

| | |
|---|---|
| *Zubereitungszeit:* | *20 min* |
| *Portionen:* | *2* |
| *Schwierigkeit:* | *leicht* |

## Zutaten
- 250g Avocado
- 200g Rosenkohl
- 50g Wirsing
- 30g Parmesan (gerieben)
- 20g Mandeln
- 20g Walnusskerne
- etwas Butter
- Meersalz und Pfeffer

## Zubereitung

1) Zuerst die Mandeln und Walnusskerne mit einem Messer grob hacken.

2) Dann den Rosenkohl waschen. Die welken Blätter und die Stielenden entfernen. In einem Dampfgarer oder einem Topf mit Dampfeinsatz den Rosenkohl im Ganzen mit etwas Wasser für etwa 8 Minuten garen.

3) Den Rosenkohl herausnehmen und in Scheiben schneiden. In eine Schüssel geben und mit einem Teller bedecken damit er nicht kalt wird.

4) Danach die Wirsingblätter waschen und trocknen. Ebenfalls für etwa 3 Minuten im Dampfgarer dämpfen bis die Blätter weich und warm sind. Die Blätter herausnehmen und in Streifen schneiden.

5) In einer Pfanne etwas Butter erhitzen und anschließend den Rosenkohl von allen Seiten darin anbraten. Die grob gehackten Nüsse ebenfalls dazugeben und kurz anbraten.

6) Zu guter Letzt den Rosenkohl, die Nüsse, den Wirsing und den geriebenen Parmesan in einer Schüssel gut vermischen. Mit Meersalz und Pfeffer abschmecken.

# Wurstpfanne mit Champignons

| KH 4g | EW 15g | F 44g | kcal 479 |

| | |
|---|---|
| *Zubereitungszeit:* | *25 min* |
| *Portionen:* | *2* |
| *Schwierigkeit:* | *leicht* |

## Zutaten

- 200g Fleischwurst
- 200ml Wasser
- 100g Champignons
- 100g Schlagsahne
- 50g Gewürzgurken
- 50g Zwiebeln (eingelegt)
- 15g Petersilie
- 1 EL Senf
- Meersalz und Pfeffer

## Zubereitung

1) Zuerst die Champignons waschen, abtrocknen und vierteln. Danach die Petersilie waschen, trocken schütteln und klein hacken.

2) Die Gewürzgurken abtropfen lassen und in Scheiben schneiden. Die eingelegten Zwiebeln ebenfalls abtropfen lassen und halbieren.

3) Danach die Fleischwurst in Scheiben schneiden, eine Pfanne mit etwas Butter erhitzen und die Fleischwurst darin anbraten. Anschließend aus der Pfanne nehmen und die Pilze in die Pfanne geben und braten.

4) Nun die Zwiebeln und Gewürzgurken ebenfalls in die Pfanne geben und einige Minuten mit andünsten. Danach die Wurst wieder in die Pfanne geben.

5) Bei mittlerer Hitze Sahne und Wasser in die Pfanne geben und mit etwas Meersalz und Pfeffer würzen. Alles gut umrühren und etwa 5 Minuten einkochen lassen.

6) Zu guter Letzt die Petersilie und einen Esslöffel Senf unterrühren und alles gut vermischen. In zwei Schüsseln servieren und genießen.

# Nudelpfanne mit Brokkoli

**| KH 7g | EW 20g | F 41g | kcal 487 |**

| | |
|---|---|
| *Zubereitungszeit:* | *25 min* |
| *Portionen:* | *2* |
| *Schwierigkeit:* | *leicht* |

## Zutaten
- 150g Brokkoli
- 100g Eiweißnudeln
- 100g Lyoner
- 50ml Olivenöl
- 40g Zwiebel

## Zubereitung

1.) Zunächst 2 Kochtöpfe mit Wasser aufsetzen und zum Kochen bringen. Die Zwiebel in kleine Stücke, die Lyoner in mundgerechte Stücke schneiden.

2.) Dem kochenden Wasser Salz beifügen und anschließend den geschnittenen Brokkoli hineingeben. Kurz aufkochen lassen und anschließend auf niedrigerer Temperatur köcheln lassen, bis der Brokkoli bissfest ist. Danach den Brokkoli abgießen und mit kaltem Wasser abschrecken, damit die ursprüngliche Farbe des Brokkolis nicht verloren geht.

3.) Währenddessen in dem zweiten Topf Wasser zum Kochen bringen und darin die Eiweißnudeln garen lassen bis diese bissfest sind. Danach ebenfalls abgießen und kurz mit kaltem Wasser abschrecken. Während der Brokkoli und die Eiweißnudeln kochen eine Pfanne erhitzen und anschließend das Öl hineingeben. In der Pfanne nun die Zwiebelstücke und die Würstchenstücke andünsten.

4.) Zu guter Letzt den Brokkoli und die Eiweißnudeln mit in die Pfanne geben und das Ganze zusammen einige Minuten auf mittlerer Stufe braten.

# Salat mit gebackenem Ziegenkäse

| KH 17g | EW 19g | F 39g | kcal 489 |

| | |
|---|---|
| *Zubereitungszeit:* | *25 min* |
| *Portionen:* | *2* |
| *Schwierigkeit:* | *leicht* |

## Zutaten

- 300g (2 Stück, rund, mit Edelschimmel)
- 250g Avocado
- 100g Eisbergsalatmix
- 100g Himbeeren
- 5g Honig
- 1 TL Senf
- Balsamico
- etwas Olivenöl
- Meersalz und Pfeffer

## Zubereitung

1) Zunächst die Himbeeren in einem Sieb unter fließendem kalten Wasser waschen und abtrocknen. Die Avocado waschen, trocknen und halbieren. Dann entkernen und das Fruchtfleisch von der Schale befreien. Die Avocado in Scheiben schneiden.

2) Für die Soße in einer kleinen Schüssel Balsamico, Senf, etwas Honig, Salz, Pfeffer und Olivenöl vermischen. Etwa ¼ der Himbeeren mit einem Löffel zerdrücken und in die Soße einrühren.

3) Den Backofen auf 120°C vorheizen (Ober-/Unterhitze oder Grillfunktion). Dann den restlichen Honig mit den Pinienkernen vermischen.

4) Die beiden Ziegenkäse auf ein Backblech legen und die Pinienkern-Honig-Mischung gleichmäßig über dem Ziegenkäse verteilen. Den Käse einige Minuten im Ofen backen lassen und anschließend rausnehmen.

5) Den Eisbergsalatmix abwaschen und gleichmäßig auf zwei Tellern verteilen, dazu die Avocadoscheiben und die Himbeeren geben. Den Käse jeweils in der Mitte platzieren und mit der Soße beträufeln.

# Spaghetti mit Pesto

**| KH 10g | EW 39g | F 32g | kcal 503 |**

---

| | |
|---|---|
| *Zubereitungszeit:* | *25 min* |
| *Portionen:* | *4* |
| *Schwierigkeit:* | *leicht* |

## Zutaten
- 500g Eiweißnudeln
- 100g Blattspinat
- 100g Champignons
- 80g Schafskäse
- 50g Sesam
- 50g Oliven (grün, kernlos)
- 50ml Olivenöl
- 15g Pinienkerne
- 10g Parmesan
- 2 Knoblauchzehen
- Meersalz und Pfeffer

## Zubereitung

1) Zuerst den Blattspinat und die Petersilie gründlich waschen und anschließend trocken schütteln. Den Knoblauch schälen, zerkleinern und gemeinsam mit den Pinienkerne in einer Pfanne OHNE Öl anrösten, bis alles einen Goldton hat.

2) Den Blattspinat mit den Oliven und dem Schafskäse in einen Mixer geben. Den gerösteten Inhalt der Pfanne ebenfalls in den Mixer geben und alles fein pürieren.

3) Nachdem alle Zutaten zu einer Masse zusammengefügt wurden das Olivenöl gründlich unterrühren und abschmecken. Währenddessen einen Topf mit Wasser aufsetzen und zum Kochen bringen. Sobald das Wasser kocht, eine Prise Salz und die Spaghetti hinzufügen.

4) Die Champignons gründlich abwaschen, putzen, in Scheiben schneiden und in einer heißen Pfanne mit Öl leicht anbraten. Sobald die Nudeln fertig sind abgießen und abschrecken. Anschließend mit dem Pesto umgehend vermischen und vor dem Servieren mit den Champignons und dem geriebenen Parmesan garnieren.

# Caesar Salat mit Hähnchenbrustfilet

| KH 14g | EW 40g | F 35g | kcal 511 |

| | |
|---|---|
| *Zubereitungszeit:* | *25 min* |
| *Portionen:* | *3* |
| *Schwierigkeit:* | *leicht* |

## Zutaten

- 300g Hähnchenbrustfilet
- 300g Romanasalat
- 250g Avocado
- 50g Bacon
- 50g Parmesan (gerieben)
- 2 Eier
- 2 EL Mayonnaise
- 2 EL Worcester Sauce
- 2 TL Senf
- 2 EL Olivenöl
- 1 Zitrone
- Meersalz und Pfeffer

## Zubereitung

1) Den Salat waschen und abtropfen lassen. Die einzelnen Salatblätter klein schneiden. Die beiden Eier in kochendem Wasser 10 Minuten lang hart kochen, abschrecken, von der Schale befreien und vierteln. Die Avocado waschen, halbieren und entkernen. Das Fruchtfleisch von der Schale befreien und in dünne Streifen schneiden.

2) Das Hähnchenbrustfilet waschen und abtupfen. Das Öl in einer Pfanne erhitzen und das Fleisch von beiden Seiten etwa 8 Minuten anbraten. Dann das Fleisch abkühlen lassen und in Streifen schneiden. In der zuvor verwendeten Pfanne den Bacon kross anbraten und auf einem Küchentuch abtropfen lassen. Für das Dressing  Mayonnaise, Senf, Olivenöl, Worcester Sauce und etwas Zitronensaft vermischen. Mit Salz und Pfeffer würzen.

3) Den Salat mit dem Ei, den Hähnchenstreifen, dem Bacon und den Avocadostreifen auf je einem Teller anrichten. Parmesan über die Salate streuen und zum Schluss das Dressing über den Salaten verteilen.

# Spaghetti Bolognese

**| KH 15g | EW 48g | F 26g | kcal 526 |**

| | |
|---|---|
| *Zubereitungszeit:* | *25 min* |
| *Portionen:* | *4* |
| *Schwierigkeit:* | *leicht* |

## Zutaten

- 500g Tomaten (passiert)
- 400g Eiweißnudeln
- 400g Rinderhackfleisch
- 150g Karotten
- 100g Cherrytomaten
- 50g Gemüsezwiebel
- 50g Parmesan
- 20g Schinkenspeck
- 5g Basilikum
- 1 Chilischote (rot)
- 1 Knoblauchzehe
- 1 TL Olivenöl

## Zubereitung

1) Zuerst die Zwiebel schälen. Dann den Schinken und die Zwiebeln in kleine Stücke schneiden. Öl in einer Pfanne erhitzen und die Zwiebeln kurz darin andünsten. Den Schinken dazugeben und ebenfalls kurz anbraten. Die Schale des Knoblauchs entfernen und dann durch eine Knoblauchpresse geben.

2) Das Rindfleisch mit in die Pfanne geben und anbraten. Danach die Chilischote und den Knoblauch hinzugeben. Mit Salz und Pfeffer würzen. Nun mit den passierten Tomaten ablöschen und das Ganze mit Wasser verdünnen.

3) Die Karotte schälen und klein in die Soße reiben. Die Cherrytomaten waschen, vierteln und ebenfalls hinzugeben. Dann für etwa 15 Minuten köcheln lassen und abschmecken.

4) Einen Topf mit Wasser aufsetzen und sobald das Wasser köchelt, salzen und die Nudeln hineingeben. Solange kochen bis sie bissfest sind. Nun alles zusammen auf einem Teller anrichten und mit dem geriebenen Parmesan und den Basilikumblättern garnieren.

# Hackfleischsuppe

| KH 14g | EW 34g | F 40g | kcal 561 |

| | |
|---|---|
| *Zubereitungszeit:* | *25 min* |
| *Portionen:* | *2* |
| *Schwierigkeit:* | *leicht* |

## Zutaten

- 200g Tomaten (passiert)
- 250g Hackfleisch (gemischt)
- 150g Paprika (rot)
- 150ml Gemüsebrühe
- 100g Sahne
- 100g Cherrytomaten
- 100g Champignons
- 100g Frischkäse
- 50g Zwiebel
- 15g Basilikum
- etwas Oregano
- etwas Olivenöl
- Meersalz und Pfeffer

## Zubereitung

1) Als Erstes Zucchini, Champignons, Paprika und Cherrytomaten waschen, abtrocknen und klein schneiden. Die Cherrytomaten halbieren, die Champignons vierteln.

2) Die Zwiebeln klein hacken, etwas Olivenöl in einer tiefen Pfanne erhitzen und die Zwiebeln darin anschwitzen. Dann das Hackfleisch dazugeben und unter stetigem Rühren braten. Nun das zuvor gehackte Gemüse dazugeben und anbraten.

3) Dann die passierten Tomaten, die Sahne und den Frischkäse in die Pfanne geben, alles gut umrühren und aufkochen lassen. Mit etwas Oregano, Meersalz und Pfeffer würzen. Die Gemüsebrühe dazugeben und für weitere 10 Minuten bei schwacher Hitze köcheln lassen.

4) Zu guter Letzt den Basilikum waschen, klein hacken und in die Hacksuppe einrühren. In zwei Schüsseln servieren und genießen.

# Rote Gemüse-Hackpfanne

**| KH 21g | EW 31g | F 38g | kcal 571 |**

| | |
|---|---|
| *Zubereitungszeit:* | *20 min* |
| *Portionen:* | *2* |
| *Schwierigkeit:* | *leicht* |

## Zutaten
- 250g Hackfleisch (gemischt)
- 200ml Wasser
- 150g Paprika (rot)
- 100g Crème Fraîche
- 100g Kidneybohnen
- 100g Mais
- 50g Gemüsezwiebel
- 2 EL Tomatenmark
- Meersalz und Pfeffer

## Zubereitung

1) Die Paprika waschen, entkernen und in Streifen schneiden. Dann die Zwiebel schälen und in Würfel schneiden. Den Mais und die Kidneybohnen in ein Sieb geben, abwaschen und abtropfen lassen.

2) Nun die Butter in einer Pfanne erhitzen. Die Zwiebel und Paprika kurz anbraten. Anschließend auf einem Küchentuch abtropfen lassen.

3) In der zuvor verwendeten Pfanne das Hackfleisch unter stetigem Umrühren braten. Nach 5 Minuten Tomatenmark, Wasser, Kidneybohnen und Mais hinzugeben. Für etwa 10 Minuten bei mittlerer Hitze und unter stetigem Rühren köcheln lassen.

4) Dann die Zwiebel und Paprika zusammen mit der Crème Fraîche in die Pfanne geben. Mit Meersalz und Pfeffer würzen. Alles gut umrühren, auf zwei Tellern servieren und genießen.

# Lachsfilet im Speck mit Gemüsepfanne

| KH 8g | EW 47g | F 44g | kcal 632 |

| | |
|---|---|
| *Zubereitungszeit:* | *20 min* |
| *Portionen:* | *2* |
| *Schwierigkeit:* | *leicht* |

## Zutaten

- 250g Lachsfilet
- 200g Brokkoli
- 200g Champignons
- 100g Bacon (in Scheiben)
- 100g Fetakäse
- 50g Zwiebel
- 50g Lauchzwiebel
- etwas Chiliflocken
- Meersalz und Pfeffer

## Zubereitung

1) Zuerst die beiden Lachsfilets waschen und gründlich trocken tupfen. Danach beide Filets komplett mit dem Bacon umwickeln.

2) Dann das Gemüse waschen. Den Brokkoli in kleine Röschen teilen und die Zwiebel klein hacken. Die Lauchzwiebeln ebenfalls klein hacken und die Champignons in dünne Scheiben schneiden.

3) In einer Pfanne Olivenöl erhitzen und die Zwiebeln darin andünsten. Dann das restliche Gemüse dazugeben und für etwa 10 Minuten bei gelegentlichem Wenden auf mittlerer Hitze braten. Mit den Chiliflocken, Meersalz und Pfeffer würzen.

4) Während das Gemüse brät, in einer zweiten Pfanne Olivenöl erhitzen und die Lachsfilets von beiden Seiten scharf anbraten. Jede Seite mit etwas Salz und Pfeffer würzen.

5) Zu guter Letzt die Gemüsepfanne auf zwei Tellern servieren. Das Lachsfilet darauf betten und mit dem zerbröselten Fetakäse bestreuen.

# *Low Carb*
# ABENDESSEN

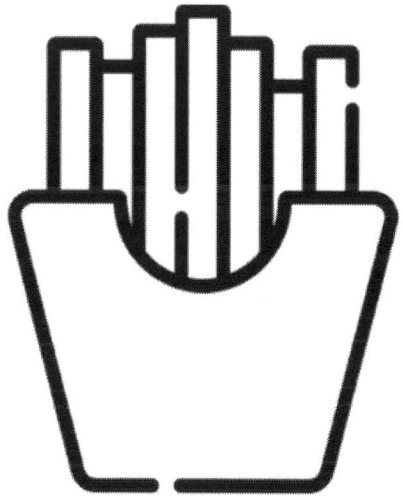

*Food Revolution*

# Gazpacho

| KH 14g | EW 4g | F 5g | kcal 134 |

| | |
|---|---|
| *Zubereitungszeit:* | *20 min* |
| *Portionen:* | *2* |
| *Schwierigkeit:* | *leicht* |

## Zutaten

- 400g Tomaten
- 200g Schmorgurke
- 150g Paprika (grün)
- 50g Gemüsezwiebel
- 15g Basilikum
- 3 Knoblauchzehen
- 1 EL Weinessig
- etwas Olivenöl
- Salz und Pfeffer

## Zubereitung

1) Die Tomaten unter warmem Wasser häuten lassen. Danach vierteln und entkernen. Die Zwiebeln und den Knoblauch schälen. Beides klein würfeln und beiseite legen. Die Gurke und die Paprika gründlich mit warmem Wasser abwaschen, schälen, der Länge nach halbieren und die Kerne entfernen. Danach den Rest der Gurke klein würfeln. Die Paprika halbieren, den Stiel entfernen und das Kerngehäuse entfernen. Danach die Paprika in dünne Scheiben schneiden und erneut dritteln.

2) Ein Drittel des Gemüses klein würfeln und zur Seite legen. Der übrige Teil kann nun mit dem Essig und dem Olivenöl fein püriert werden. Dafür kann entweder ein Stabmixer oder ein Standmixer genutzt werden. Je nachdem was gerade im Haushalt verfügbar ist. Danach das Ganze mit Salz und Pfeffer abschmecken. Wenn alles gründlich vermengt ist, kann die Masse in ein Glas gefüllt werden.

3) Die Gazpacho kalt stellen, nach Belieben dem Kühlschrank entnehmen und in einer Schüssel servieren. Wenn der pürierte Teil auf die Gläser aufgeteilt ist, jeweils mit dem gewürfelten Gemüse garnieren. Nun kann die Gazpacho noch mit Basilikumblättern garniert werden.

# Suppe vom Rosenkohl

| KH 10g | EW 8g | F 6g | kcal 143 |

| | |
|---|---|
| *Zubereitungszeit:* | *25 min* |
| *Portionen:* | *1* |
| *Schwierigkeit:* | *leicht* |

## Zutaten

- 200ml Gemüsebrühe
- 180g Rosenkohl
- 100g Kokosmilch
- 30g Zwiebeln
- 10g Ingwer
- 2g Currypulver
- 1 TL Butter
- etwas Zitronensaft
- Salz und Pfeffer

## Zubereitung

1) Den Rosenkohl mit heißem Wasser waschen und putzen. Nach dem Abtrocknen den Rosenkohl halbieren. Die Zwiebel schälen und in kleine Stücke schneiden. Den Ingwer schälen und fein reiben. In einem Topf die Butter erhitzen. Darin die Zwiebeln glasig andünsten. Sobald die Zwiebeln glasig sind, Ingwer, Rosenkohl und Currypulver hinzugeben, kurz anbraten. Alles gut abschmecken und mit Gemüsebrühe ablöschen. Für 9 Minuten köcheln lassen.

2) Ein wenig Rosenkohl der Suppe entnehmen. Anschließend die Suppe mit der Kokosmilch auffüllen und etwa 8 Minuten köcheln lassen. Alles mit einem Stabmixer pürieren, mit Zitronensaft und Gewürzen abschmecken.

3) Die Erdnüsse auf einem Brett zerhacken und anschließend in einer erhitzen Pfanne, der Öl beigefügt wurde, gemeinsam mit dem entnommenen Rosenkohl anbraten bis diese leicht bräunlich sind. Nach dem Fertigstellen die Erdnüsse auf einem Küchenpapier von dem Öl befreien. Die Suppe in Schüsseln füllen und mit den Erdnüssen und gegebenenfalls dem Rosenkohl garnieren.

# Pfifferlinge an Thymian-Butter

| KH 7g | EW 7g | F 14g | kcal 185 |

| | |
|---|---|
| *Zubereitungszeit:* | *20 min* |
| *Portionen:* | *2* |
| *Schwierigkeit:* | *leicht* |

## Zutaten

- 500g Pfifferlinge
- 8g Thymian
- 3 EL Butter
- 2 Knoblauchzehen
- 1 Zitrone
- 1 TL Olivenöl
- etwas Muskat
- Salz und Pfeffer

## Zubereitung

1) Die Pfifferlinge abwaschen und gründlich putzen. Die Zitrone mit heißem Wasser abspülen, dann mit einer Reibe etwas Zitronenschale abreiben. Den Zitronenabrieb erst einmal zur Seite stellen. Den Knoblauch schälen und durch eine Knoblauchpresse geben. Die Thymianblätter abwaschen, trocken schütteln und fein hacken.

2) Eine Pfanne erhitzen und sobald diese warm ist das Öl und die Butter hineingeben. Sobald die Butter komplett zerlassen ist, den gehackten Thymian und Knoblauch in die Pfanne geben. Anschließend die abgeriebene Zitronenschale hinzufügen und sobald die 3 Komponenten miteinander vermengt sind, die Pfifferlinge in die Pfanne geben und erneut alles gründlich vermengen. Die Hitze reduzieren und die Pfifferlinge langsam anbraten. Nach etwa 8 Minuten sollten die Pilze eine schöne Färbung und Konsistenz haben und können aus der Pfanne genommen werden.

3) Die Pfifferlinge gründlich mit Muskatnuss, Salz und Pfeffer abschmecken. Das Würzen langsam steigern, sodass das optimale Ergebnis erzielt wird und die Pilze weder zu salzig noch zu fad werden. Ist das optimale Ergebnis erreicht, kann das Gericht serviert werden

# Puten-Curry

**| KH 8g | EW 28g | F 7g | kcal 200 |**

| | |
|---|---|
| *Zubereitungszeit:* | *25 min* |
| *Portionen:* | *2* |
| *Schwierigkeit:* | *leicht* |

## Zutaten
- 200g Putenbrustfilet
- 200g Bambussprossen
- 150ml Gemüsebrühe
- 150g Paprika (grün)
- 100ml Kokosmilch
- 50g Zwiebel
- 5g Ingwer
- 1 Knoblauchzehe
- 1 EL Curry
- 1 TL Sojasoße
- 1 TL Rapsöl
- Meersalz und Pfeffer

## Zubereitung

1) In einem mittelgroßen Topf bei mittlerer Hitze die Kokosmilch und die Geflügelbrühe aufkochen lassen. Das Putenbrustfilet abwaschen, trocken tupfen und in kleine Stücke schneiden. Das Fleisch zu der Kokosmilch geben und ungefähr 10 Minuten ziehen lassen.

2) Den Knoblauch und den Ingwer schälen und klein hacken. Eine Pfanne erhitzen und sobald diese heiß genug ist das Rapsöl hineingeben. Den Ingwer, Knoblauch und das Currypulver darin anbraten. Die Fleischstücke aus dem Topf nehmen und abtropfen lassen. Die Kokosbrühe in die Pfanne geben und für ungefähr 10 Minuten köcheln lassen.

3) Die Paprika und die Bambussprossen gründlich abwaschen. Die Paprika halbieren, den Strunk und die Kerne entfernen. Beides in Stücke schneiden. Die Zwiebel gut schälen und klein schneiden. Alles in die Kokosmilch geben und anschließend auch die Fleischstücke wieder hineingeben. Die Mischung ungefähr 8 Minuten aufkochen lassen. Mit Salz, Pfeffer und Sojasoße abschmecken und dann servieren.

# Blumenkohlcouscous

**| KH 25g | EW 13g | F 7g | kcal 231 |**

| | |
|---|---|
| *Zubereitungszeit:* | *20 min* |
| *Portionen:* | *4* |
| *Schwierigkeit:* | *leicht* |

## Zutaten
- 425ml Kichererbsen
- 270g Kohlrabi
- 250g Blumenkohl
- 100g Joghurt (griechisch)
- 60ml Orangensaft
- 50g Gemüsezwiebeln
- 4 EL Obstessig
- 2 Knoblauchzehen
- 1 EL Honig
- etwas Olivenöl
- Salz und Pfeffer

## Zubereitung

1) Den Blumenkohl mit warmen Wasser abwaschen und abtrocknen. Den Blumenkohl bis auf den Strunk klein reiben. Mit einem Küchentuch ausdrücken. Die Zwiebeln und den Knoblauch schälen und klein würfeln. Den Kohlrabi waschen, die Schale entfernen und in Streifen schneiden. Die Kichererbsen durch ein feines Sieb geben, damit sie abtropfen können. Mithilfe eines Küchentuchs kann dieser Vorgang beschleunigt werden.

2) Für das Dressing den Orangensaft, Essig und  Honig miteinander in einer Schüssel vermengen. Dann noch 4 EL Öl mit untermischen und mit Salz und Pfeffer abschmecken.

3) Eine Pfanne erhitzen. Sobald diese warm ist etwas Öl hineingeben. Dann die Zwiebeln und den Knoblauch andünsten. Anschließend, die Kichererbsen und den Kohlrabi mit in die Pfanne geben. Alle Komponenten abschmecken. Den Blumenkohl mit dem Dressing durchmischen. Erneut abschmecken. Gemeinsam mit dem Joghurt und allen weiteren Zutaten servieren.

# Av-Gu Suppe

**| KH 14g | EW 7g | F 16g | kcal 262 |**

| | |
|---|---|
| *Zubereitungszeit:* | *25 min* |
| *Portionen:* | *4* |
| *Schwierigkeit:* | *leicht* |

## Zutaten
- 500g Naturjoghurt (3,5% Fett)
- 300g Salatgurke
- 250ml Weißwein (trocken)
- 250g Avocado
- 50g Lauchzwiebel
- 1 Knoblauchzehe
- 1 TL Gemüsebrühe
- etwas Olivenöl
- Salz und Pfeffer

## Zubereitung

1) Den Knoblauch schälen und fein hacken. Die Lauchzwiebel abwaschen, abtrocknen und in gleichmäßige Ringe schneiden. Beides zur Seite stellen. Die Gurke mit warmen Wasser abwaschen, abtrocknen und in grobe Würfel schneiden, bis auf ein kleines Stück. Dieses Stück fein zerkleinern.

2) Einen Topf erhitzen. Sobald der Topf warm ist, etwas Öl hineingeben und die Lauchzwiebelringe, Knoblauch und die groben Gurkenstücke hineingeben. Wenn alles angedünstet ist, mit Weißwein und ¼ Liter Wasser ablöschen. Die Brühe hinzufügen und alles miteinander vermengen. Nach dem Aufkochen 2 Minuten köcheln lassen.

3) Die Avocado mit heißem Wasser abspülen, halbieren, den Kern entfernen und das Fruchtfleisch herauslösen. Das Fruchtfleisch mit dem Gurkenmix und dem Joghurt vermischen und alles mithilfe eines Stab- oder Standmixers pürieren. Danach mit Salz und Pfeffer abschmecken. Nun kann die Suppe serviert werden. Nach Belieben kalt oder eher warm genießen, mit dem Lauchgrün und etwas Öl dekorieren.

# Auberginen-Pizza

## | KH 13g | EW 16g | F 18g | kcal 278 |

| | |
|---|---|
| *Zubereitungszeit:* | *25 min* |
| *Portionen:* | *2* |
| *Schwierigkeit:* | *leicht* |

## Zutaten

- 400g Auberginen
- 300g Tomaten
- 125g Mozzarella
- 15g Basilikum
- 5g Oregano
- 1 Knoblauchzehe
- etwas Olivenöl
- Meersalz und Pfeffer

## Zubereitung

1) Den Ofen auf 175°C vorheizen bei Ober- und Unterhitze. Die Auberginen mit warmem Wasser abspülen, die Enden entfernen und in gleichmäßige Scheiben schneiden. Die Scheiben auf ein, mit Backpapier ausgelegtes, Backblech legen und gut würzen. Die Tomaten abwaschen, mit einem sauberen Geschirrhandtuch abtrocknen und in mundgerechte Stücke schneiden.

2) Den Knoblauch schälen und durch eine Knoblauchpresse zerdrücken. Das Basilikum waschen und klein hacken. Etwas Oregano mit dem Olivenöl in einer Schüssel vermischen. Das Basilikum, die Tomaten und den Knoblauch zu der Ölmischung geben und anschließend würzen. Den Mozzarella aus der Packung nehmen und mit einem Küchentuch abtropfen. Klein schneiden und zur Seite stellen.

3) Die Tomatenmischung gleichmäßig auf die Auberginenscheiben verteilen. Den Mozzarella über die Auberginen verteilen, in den Ofen geben und ungefähr 10 Minuten backen, bis der Käse geschmolzen und die Aubergine nach Belieben weich genug ist.

4) Nach etwa 10 Minuten aus dem Ofen nehmen und nach Bedarf noch ein wenig ,mit dem Meersalz und dem Pfeffer, nachwürzen.

# Thunfischsalat

**| KH 9g | EW 25g | F 19g | kcal 298 |**

| | |
|---|---|
| *Zubereitungszeit:* | *15 min* |
| *Portionen:* | *2* |
| *Schwierigkeit:* | *leicht* |

## Zutaten

- 200g Thunfisch (eingelegt)
- 150g Avocado
- 20g Gemüsezwiebel
- 20g Cherrytomaten
- 2 EL Mayonnaise
- 1 Limette
- 1 TL Kapern (fein gehackt)
- Meersalz und Pfeffer

## Zubereitung

1) Die Avocado mit warmen Wasser abspülen, halbieren und den Kern aus dem Fruchtfleisch lösen. Das Fruchtfleisch herauslösen und in mundgerechte Stücke schneiden. Die Limette mit heißem Wasser abwaschen, halbieren und die Avocado mit dem Limettensaft beträufeln.

2) Den Thunfisch öffnen, den Saft abgießen und danach den Thunfisch in einer Schale auseinanderzupfen. Gegebenenfalls danach noch mit einem Küchenpapier abtupfen. Die Tomaten gründlich mit warmem Wasser waschen und vierteln.

3) Die Gemüsezwiebel schälen und klein hacken. Den Thunfisch mit der Mayonnaise gründlich vermengen. Danach die Avocado, die Zwiebel und Tomaten hinzufügen. Alles gründlich miteinander vermischen.

4) Anschließend den Salat mit Pfeffer und Meersalz abschmecken und mit dem Limettensaft verfeinern. Die Kapern nach Belieben über den Salat geben, um diesen abzurunden.

107

# Brokkoli-Käse-Nuggets

## | KH 9g | EW 23g | F 20g | kcal 324 |

| | |
|---|---|
| *Zubereitungszeit:* | *22 min* |
| *Portionen:* | *2* |
| *Schwierigkeit:* | *leicht* |

## Zutaten

- 300g Brokkoli
- 100g Gouda (gerieben)
- 50g Gemüsezwiebel
- 1 Scheibe Zwieback
- 1 Ei
- etwas Mandelmehl
- Salz und Pfeffer

## Zubereitung

1) Den Backofen auf 180°C Umluft vorheizen und ein Backblech mit Backpapier auslegen. Gleichzeitig einen Topf mit Wasser zum Kochen bringen. Das Wasser leicht salzen, den Brokkoli vom Stamm trennen, gründlich abwaschen und anschließend in das kochende Wasser geben. So lange kochen bis der Brokkoli bissfest ist. Den Brokkoli abgießen und mit kaltem Wasser abschrecken, damit die grüne Farbe nicht verloren geht. Anschließend auf ein Küchentuch geben und abkühlen lassen.

2) Die Zwiebel schälen und in kleine Würfel schneiden. Den trockenen Brokkoli fein hacken, gemeinsam mit dem Ei und dem Käse in eine Schüssel geben, gut miteinander vermengen. Den Zwieback zerdrücken und der Masse hinzufügen. Mit 2 EL Mandelmehl ergänzen. Falls die Masse zu nass sein sollte, noch mehr Mandelmehl hinzugeben. Die Masse abschmecken und aus je 2 EL kleine Nuggets formen.

3) Wenn die ganze Masse gleichmäßig aufgeteilt wurde und die Nuggets auf dem Backblech liegen, diese für etwa 10-12 Minuten in den Backofen geben. Dabei ist es wichtig, dass man stets ein Auge darauf hat. Anschließend können die Nuggets mit einem Frischkäsedip serviert und genossen werden.

# Sesam-Käse-Nuggets

**| KH 13g | EW 19g | F 22g | kcal 327 |**

| | |
|---|---|
| *Zubereitungszeit:* | *20 min* |
| *Portionen:* | *2* |
| *Schwierigkeit:* | *leicht* |

## Zutaten
- 100g Camembert
- 1 Ei
- etwas Sesam (hell)
- etwas Mandelmehl
- etwas Olivenöl

## Zubereitung

1) Ähnlich wie bei der Schnitzelzubereitung 3 Schalen bereitstellen, in denen sich Mandelmehl, ein Ei und Sesamsamen befinden. Das Ei muss mit einer Gabel verquirlt werden. Den Camembert in etwa 1 cm dicke Stücke schneiden.

2) Zunächst die Käsestücke in dem Mandelmehl wenden bis sie komplett mit Mehl bedeckt sind, um sie anschließend in die Schale mit Ei zu geben und auch dort wieder zu wenden. Zu guter Letzt den panierten Käse in die Schale mit Sesam geben und auch hier erneut drin wenden. Das ganze Prozedere wiederholen bis alle Käsestücke paniert sind. Alle fertigen Nuggets auf einem Teller sammeln.

3) In der Zwischenzeit eine Pfanne erhitzen und anschließend Olivenöl hineingeben. Dabei ist es wichtig zu beachten, dass der Herd lediglich auf mittlerer Stufe eingestellt ist. Nun die Nuggets nach und nach in die Pfanne geben und langsam braten. Nach kurzer Zeit wenden, sodass beide Seiten goldbraun sind.

4) Wenn die Nuggets fertig sind aus der Pfanne herausnehmen und auf einem Küchenpapier abtropfen lassen. Warm servieren, solange der Käse noch weich ist.

# Lachs auf Spinat

| KH 12g | EW 25g | F 22g | kcal 328 |

| | |
|---|---|
| *Zubereitungszeit:* | *25 min* |
| *Portionen:* | *2* |
| *Schwierigkeit:* | *leicht* |

## Zutaten

- 400g Spinat
- 200g Lachsfilet (à 2 Filets)
- 1 Zitrone
- 1 Knoblauchzehe
- 1 EL Olivenöl
- 1 EL Honig
- etwas Muskat
- Salz und Pfeffer

## Zubereitung

1) Den Spinat gründlich waschen und abtropfen lassen. Wasser in einen Topf geben und einen Dampfeinsatz hineinsetzen. Den Spinat hinzufügen und mit geschlossenem Deckel dämpfen bis zur gewünschten Konsistenz.

2) Eine Pfanne erhitzen und sobald diese warm ist etwas Öl hineingeben. Sobald das Öl warm ist, das Lachsfilet zunächst auf der Hautseite anbraten. Nach dem Umdrehen das Filet mit Honig beträufeln und gründlich würzen. Die Zitrone mit heißem Wasser abspülen. Mit einer Reibe etwas Zitronenschale abreiben, dann halbieren.

3) Den Spinat aus dem Dampfeinsatz nehmen, mit Muskatnuss, Salz und Pfeffer abschmecken. Dann den Spinat mit der abgeriebenen Zitronenschale verfeinern. Alle Komponenten gründlich miteinander vermengen.

4) Auf den Tellern ein Spinatbett anrichten. Auf diesem Spinatbett das Lachsfilet platzieren. Nun das Lachsfilet mit etwas Zitronensaft beträufelt und servieren.

# Zucchini Pommes

**| KH 11g | EW 20g | F 22g | kcal 330 |**

| | |
|---|---|
| *Zubereitungszeit:* | *20 min* |
| *Portionen:* | *2* |
| *Schwierigkeit:* | *leicht* |

## Zutaten
- 400g Zucchini
- 40g Parmesan (gerieben)
- 40g Mandeln (gemahlen)
- 1 Prise Curcuma
- 1 Prise Curry
- 1 Ei
- Kräuter nach Wahl
- Meersalz

## Zubereitung

1) Ein Backblech mit Backpapier vorbereiten und den Ofen auf 220°C Umluft vorheizen. Nun die Zucchini in kleine Streifen schneiden. Am Ende soll eine Pommesform entstehen, dementsprechend ist es ratsam die Zucchini zu halbieren und danach erst in die gewünschte Form zu schneiden. Wenn beide Hälften in Stücke geschnitten sind, mit Meersalz würzen.

2) Anschließend eine Panade zusammen mischen. Dafür die gemahlenen Mandeln gemeinsam mit dem Parmesan und den Kräutern nach Wahl in eine Schüssel geben und gründlich vermischen. Damit noch mehr Geschmack entsteht und es eine schöne Farbe gibt, Curry und Curcuma hinzugeben.

3) In eine zweite Schüssel nun das Ei geben und anschließend die Zucchini Pommes darin wenden. Nachdem alle Stücke etwas abbekommen haben, fügen wir die Panade hinzu und wenden alle Pommes so lange darin bis alle bedeckt sind. Danach alle Pommes auf das vorbereitete Backblech legen.

4) Das Backblech in den vorgeheizten Ofen schieben und etwa 10 Minuten im Ofen goldbraun backen. Zum besseren Verzehr kann man einen Dip nach Wahl dazu servieren.

# Pikante KO-TO Suppe

| KH 22g | EW 27g | F 12g | kcal 334 |

| | |
|---|---|
| *Zubereitungszeit:* | *25 min* |
| *Portionen:* | *2* |
| *Schwierigkeit:* | *leicht* |

## Zutaten

- 400g Kokosmilch
- 250g Tofu
- 250g Brokkoli
- 150g Paprika (rot)
- 100g Kaiserschoten
- 75g Schalotte
- 2 Knoblauchzehen
- 1 Chilischote (rot)
- 1 TL Currypaste (rot)
- etwas Olivenöl
- Salz und Pfeffer

## Zubereitung

1) Den Brokkoli vom Stiel trennen und den gesamten Brokkoli gründlich mit heißem Wasser abwaschen. Den Stiel schälen und in dünne Scheiben schneiden. Den Tofu gründlich abtupfen und in kleine Würfel schneiden. Die Paprika mit heißem Wasser abwaschen, halbieren, das Kerngehäuse und den Stiel entfernen. In kleine Stücke schneiden.

2) Die Chilischote waschen und in dünne Ringe schneiden. Die Kaiserschoten abwaschen. Den Knoblauch und die Schalotte schälen und fein würfeln. Das Öl in einem Topf erhitzen und die gewürfelte Schalotte mit dem Tofu darin anbraten. Nach ungefähr 2 Minuten den Knoblauch, die Chilischote und die Currypaste hinzugeben und mit dem Tofu weiter anbraten. Nachdem die Mischung geköchelt hat, den Brokkoli, die Paprika und die Kaiserschoten hinzugeben und mit anbraten. Mit Koksmilch ablöschen.

3) Die Suppe abschmecken und 15 Minuten köcheln lassen. Sobald die Suppe nach Belieben gewürzt ist, die Suppe servieren.

# Blumenkohlreis mit Ei

**| KH 9g | EW 23g | F 21g | kcal 335 |**

| | |
|---|---|
| *Zubereitungszeit:* | *25 min* |
| *Portionen:* | *2* |
| *Schwierigkeit:* | *leicht* |

## Zutaten

- 400g Blumenkohl
- 15g Minze
- 4 Eier
- 1 Zitrone
- 1 EL Sahne
- etwas Butter
- Meersalz und Pfeffer

## Zubereitung

1) Den Blumenkohl mit warmen Wasser gründlich waschen und mit einem Küchenpapier trocken tupfen. Den Blumenkohl mit einer Reibe klein reiben. Dadurch bekommt dieser ein reisähnliches Aussehen.

2) Wenn der Blumenkohl komplett zu Reis verarbeitet wurde, diesen in ein sauberes Geschirrtuch geben und mit den Händen gründlich die Flüssigkeit ausdrücken. Dabei natürlich ein wenig aufpassen, dass der Blumenkohl nicht zu einer Pampe wird, sondern seine reisähnliche Struktur behält.

3) Etwas Butter in einem Topf schmelzen lassen. Den Blumenkohlreis hinzugeben. Die Zitrone mit heißem Wasser gründlich abwaschen. Den Blumenkohlreis, mit dem Saft der Zitrone vermengen. Das Ganze mit Salz und der gewaschenen, zerhackten Minze abrunden.

4) In einer mittelgroßen Schüssel die Sahne mit den Eiern gründlich verquirlen. Das Gemisch mit Salz und Pfeffer abschmecken. Eine Pfanne erhitzen und sobald diese heiß genug ist die Butter hineingeben. Ist die Butter zerlassen die Eiermasse hinzufügen. Wenn die Eiermasse zu stocken beginnt, kann diese gewendet und fertig gebacken werden.

5) Ist die Eiermasse fertig durchgebacken, kann das Omelett der Pfanne entnommen werden. Das Omelett in mundgerechte Stücke schneiden. Den Reis mit dem Ei garnieren und mit den Gewürzen abschmecken.

# Asia Hühnchen mit Spargel

## | KH 14g | EW 41g | F 17g | kcal 371 |

| | |
|---|---|
| *Zubereitungszeit:* | *25 min* |
| *Portionen:* | *2* |
| *Schwierigkeit:* | *leicht* |

## Zutaten
- 500g Spargel (grün)
- 300g Hähnchenbrustfilet
- 150ml Wasser
- 75g Schalotte
- 2 Knoblauchzehen
- 2 TL Honig
- 2 EL Sesamöl
- 1 Zitrone
- Meersalz und bunter Pfeffer

## Zubereitung

1) Das Fleisch mit Wasser abspülen, mit einem Küchenpapier abtupfen und längs in dünne Streifen schneiden. Die Spargelstangen gründlich mit warmen Wasser abwaschen und nach Bedarf unten die Schale entfernen. Den Spargel in gleichmäßige Stücke schneiden. Den Knoblauch und die Schalotte schälen und in kleine Stücke schneiden.

2) Die Pfanne erhitzen und dann das Öl hineingeben. Sobald das Öl warm ist die Fleischstreifen darin anbraten. Mit Meersalz und buntem Pfeffer würzen. Sobald das Fleisch durch ist, aus der Pfanne nehmen und zur Seite stellen. Den Knoblauch und die Schalotte in die heiße Pfanne geben und darin anschwitzen. Anschließend die Spargelstücke ebenfalls in die Pfanne geben und kurz durchschwenken.

6) In einer Schüssel den Honig mit der Sojasauce und den 150ml warmen Wasser vermengen. Dann zu dem Spargel in die Pfanne geben. Die Zitrone gründlich mit heißem Wasser abwaschen, bis der Geruch der Zitrone gut rauskommt. Nun etwas Zitronenschale mit einer Reibe abreiben. Die Fleischstreifen mit in die Pfanne geben. Das ganze Gemisch dann mit dem Salz, dem Pfeffer und den Zitronenzesten abschmecken.

# Brokkoli Salat

**| KH 13g | EW 20g | F 26g | kcal 393 |**

| | |
|---|---|
| *Zubereitungszeit:* | *15 min* |
| *Portionen:* | *1* |
| *Schwierigkeit:* | *leicht* |

## Zutaten
- 200g Brokkoli
- 75g Paprika (rot)
- 70g Fetakäse
- 10g Walnüsse
- 2 EL Naturjoghurt (3,5% Fett)
- 1 Limette
- Meersalz und Pfeffer

## Zubereitung

1) Den Brokkoli vom Stiel trennen und gründlich abwaschen. Einen Topf mit Wasser befüllen, das Wasser zum Kochen bringen und den Brokkoli darin garen.

2) Nun die Paprika gründlich abwaschen und anschließend die Kerne und den Stiel entfernen. Die Paprika würfeln.

3) Die Walnüsse grob hacken. Die Limette mit heißem Wasser abspülen, etwas Schale abreiben und halbieren. Den Saft und die abgeriebene Schale mit dem Joghurt vermischen.

4) Die Paprika und den Brokkoli auf einen Teller oder in eine Schüssel geben und die Joghurtmischung darüber geben.

5) Zu guter Letzt nur noch den Fetakäse mit der Hand darüber zerbröseln und die Nüsse ergänzen. Wer möchte, kann nun noch mit Salz und Pfeffer den Salat würzen.

# Garnelen auf Ko-Nu

## | KH 15g | EW 55g | F 12g | kcal 414 |

| | |
|---|---|
| *Zubereitungszeit:* | *20 min* |
| *Portionen:* | *2* |
| *Schwierigkeit:* | *leicht* |

## Zutaten

- 350g Konjak Nudeln
- 75g Paprika (rot)
- 75g Paprika (orange)
- 75g Frühlingszwiebeln
- 50g Champignons
- 12 Garnelen (essfertig)
- 2 Knoblauchzehen
- 1 Chilischote (rot)
- 1 EL Sesamöl
- Salz und Pfeffer

## Zubereitung

1) Die Garnelen gründlich säubern und nach dem Waschen mit einem Küchenpapier sorgfältig abtrocknen. Den Knoblauch schälen und in kleine Stücke schneiden. Die Frühlingszwiebel und die Chilischote ebenfalls abwaschen und in dünne Scheiben schneiden.

2) Die Champignons gründlich abwaschen, mit einem sauberen Geschirrhandtuch abtrocknen und in Scheiben schneiden. Die Paprika mit warmen Wasser abwaschen, halbieren, entkernen und den Stiel entfernen. Danach in längliche Streifen schneiden und diese noch einmal halbieren.

3) Nun Wasser in einem Wasserkocher zum Kochen bringen. Damit die Nudeln in einem Sieb abspülen. Nach dem Abspülen die Nudeln in kochendem Wasser 1 Minute ziehen lassen. Eine tiefe Pfanne erhitzen. Sobald diese heiß genug ist das Sesamöl hineingeben. Die Garnelen mit der Chilischote und dem Knoblauch anbraten. Nach kurzer Zeit diese zur Seite schieben und so Platz für das weitere Gemüse machen. Dieses nun hinzufügen und die Garnelen für 2 Minuten untermischen. Mit Salz und Pfeffer nach Belieben abschmecken. Alles gemeinsam servieren.

# Lamm auf griechischem Salat

**| KH 7g | EW 39g | F 29g | kcal 447 |**

| | |
|---|---|
| *Zubereitungszeit:* | *20 min* |
| *Portionen:* | *4* |
| *Schwierigkeit:* | *leicht* |

## Zutaten

- 200g Fetakäse
- 200g Tomaten
- 200g Salatgurke
- 100g Rucola
- 100g Romanasalat
- 100g Oliven
- 50g Gemüsezwiebel
- 8g Kapern
- 4 Lammsteaks
- 1 Zitrone
- 1 Knoblauchzehe
- etwas Weißweinessig
- etwas Olivenöl
- Meersalz und Pfeffer

## Zubereitung

1) Den Romanasalat und den Rucola in mundgerechte Stücke zupfen und gründlich waschen. Die Salatgurke und die Tomaten ebenfalls abwaschen. Die Gurke schälen und beides in kleine Stücke schneiden. Die Zwiebel und den Knoblauch schälen und zerkleinern. Danach alle Zutaten in eine Schüssel geben. Mit den Oliven und Kapern vermengen. Den Fetakäse abtupfen und klein gewürfelt über den Salat geben.

2) Für das Dressing Olivenöl, den Saft einer gewaschenen Zitrone und den Weißweinessig in eine Schüssel geben und gut miteinander vermischen. Das Ganze danach abschmecken und über den Salat geben.

3) Eine Pfanne erhitzen, anschließend ein wenig Öl hineingeben. Die Lammsteaks in die Pfanne geben, sobald diese heiß genug ist. Die Steaks von beiden Seiten einige Minuten scharf anbraten. Sobald die Steaks fertig sind gut würzen und servieren.

# Tacco Tom-Mozz

**| KH 15g | EW 32g | F 29g | kcal 454 |**

| | |
|---|---|
| *Zubereitungszeit:* | *25 min* |
| *Portionen:* | *1* |
| *Schwierigkeit:* | *leicht* |

## Zutaten
- 100g Cherrytomaten
- 80g Zucchini
- 60g Mozzarellakugeln
- 50g Karotten
- 20g Kokosmehl
- 20g Parmesan (gerieben)
- 1 Ei
- Salz und Pfeffer

## Zubereitung

1) Ein Backblech mit Backpapier belegen. Den Backofen auf 180°C Ober- und Unterhitze vorheizen. Die Zucchini und die Karotten abwaschen und trocknen. Die Karotten schälen und die Enden entfernen. Die Zucchini und die Karotten klein reiben. Würzen und die Flüssigkeit herausdrücken. Den Parmesan in eine Schüssel mit dem Kokosmehl geben und beides gründlich miteinander vermengen.

2) Zu der Mischung das Ei, die Karotten und die Zucchini geben. Alle Zutaten gut miteinander vermischen, mit Salz und Pfeffer würzen. Den Teig in gleichmäßige Fladen aufteilen, glatt rollen und auf das Backblech legen. 12 Minuten backen lassen.

3) Die Tomaten abspülen. Die Mozzarellakugeln abtropfen lassen und dann mit einem Küchentuch abtupfen. Die Tomaten und den Mozzarella in kleine Stücke schneiden. Alles in eine Schüssel geben und durchmischen.

4) Nach den 12 Minuten, das Blech herausnehmen und die Fladen gleichmäßig bis zur Hälfte mit der Tomaten-Mozzarella-Mischung bestücken. Nach dem Zusammenklappen der Taccos das Backblech erneut in den Ofen schieben und die Taccos 5 Minuten weiter backen lassen. Nach den 5 Minuten dem Ofen entnehmen und die Taccos servieren.

# Fruchtiger Quinoa-Salat

**| KH 31g | EW 9g | F 40g | kcal 512 |**

| | |
|---|---|
| *Zubereitungszeit:* | *25 min* |
| *Portionen:* | *2* |
| *Schwierigkeit:* | *leicht* |

## Zutaten

- 250g Avocado
- 50g Quinoa
- 40g Blaubeeren
- 10 Paranüsse
- 5ml Ahornsirup
- 2 EL Olivenöl
- 1 Limette
- Meersalz und Pfeffer

## Zubereitung

1) Den Quinoa in ein feines Sieb geben und gründlich mit Wasser abspülen, damit alle Bitterstoffe entfernt werden. In einen Topf geben und mit Wasser bedecken. In dem Wasser aufkochen lassen, dann für etwa 10 Minuten köcheln lassen, abgießen und abkühlen lassen.

2) Die Avocado und die Limette heiß abspülen. Die Avocado halbieren, den Kern entfernen und das Fruchtfleisch aus der Schale lösen. Anschließend in mundgerechte Stücke schneiden und mit dem Saft der halbierten Limette ausgiebig beträufeln, damit es keine braune Färbung des Fruchtfleisches gibt.

3) Die Blaubeeren abwaschen. Nach dem Waschen die Blaubeeren abtrocknen. Die Paranüsse grob hacken. Den Quinoa in eine Schüssel geben und mit ein wenig Limettensaft beträufeln. Die Avocado, die Beeren und die gehackten Nüsse nun hinzugeben und das Ganze mit dem Olivenöl, Salz und Pfeffer abschmecken. Nach Belieben kann das Ahornsirup ergänzt werden.

# Zucchinipuffer

| KH 5g | EW 33g | F 42g | kcal 537 |

| | |
|---|---|
| *Zubereitungszeit:* | *25 min* |
| *Portionen:* | *2* |
| *Schwierigkeit:* | *leicht* |

## Zutaten

- 200g Zucchini
- 100g Frischkäse
- 50g Räucherlachs
- 3 Eier
- 30g Spinat (jung)
- 30g Parmesan
- 3 EL Sonnenblumenöl
- 1 EL Apfelessig
- Meersalz und Pfeffer

## Zubereitung

1) Den Backofen bei Ober- und Unterhitze auf 120°C vorheizen. Die Zucchini gründlich mit heißem Wasser waschen und abputzen. Anschließend mit einer Reibe grob raspeln. Die Raspeln mit einem Geschirrtuch auspressen. In einer Schüssel den Frischkäse, die Zucchini, 1 Eigelb und den geriebenen Parmesan vermengen und abschmecken. Den Spinat gründlich abwaschen, trocken tupfen und zunächst beiseite stellen.

2) Eine Pfanne erhitzen und bei geeigneter Wärme das Öl hineingeben. Die Zucchinimasse zu zwei gleichen Teilen in die Pfanne geben und zu runden Puffern formen. Sobald die Puffer nach etwa 2 Minuten goldbraun sind, diese aus der Pfanne nehmen. Mithilfe eines Küchentuchs abtupfen. Anschließend die Puffer in den Ofen geben und dort ausbacken lassen.

3) Einen Topf mit Wasser und Apfelessig erhitzen. Sind die Komponenten gründlich vermischt, von der Herdplatte nehmen. Die Eier jeweils in eine Tasse und dann vorsichtig in das heiße Wasser geben. Ist das Ei im Topf, diesen wieder auf die Herdplatte stellen und ungefähr 3 Minuten weiter köcheln lassen. Danach aus dem Wasser nehmen und abtropfen. Die Puffer mit dem Spinat, dem Räucherlachs und dem pochierten Ei belegen und abschmecken.

# Steak mediterran

**| KH 5g | EW 60g | F 3g2 | kcal 547 |**

---

| | |
|---|---|
| *Zubereitungszeit:* | *10 min* |
| *Portionen:* | *1* |
| *Schwierigkeit:* | *leicht* |

## Zutaten
- 250g Rindersteak
- 100g Gurke
- 50g Fetakäse
- 30g Rucola
- 30g Cocktailtomaten
- 20g Oliven (grün)
- etwas Olivenöl
- Salz und Pfeffer

## Zubereitung

1) Den Salat in Stücke zupfen und gründlich mit heißem Wasser abspülen. Auf ein Geschirrtuch geben und trocken tupfen. Danach in eine Schüssel geben.

2) Die Tomaten und die Gurke mit heißem Wasser abspülen. Nach dem Trocknen die Gurke schälen und in kleine Würfel schneiden. Die Tomaten je nach Größe halbieren oder sogar vierteln, den Strunk entfernen. Beides ebenfalls in die Schüssel zu dem Salat geben. Den Fetakäse mit einem Küchenpapier trocken tupfen, die gewünschte Menge abschneiden und klein würfeln. Die Oliven abgießen und falls sie zu groß erscheinen einmal halbieren. Beides ebenfalls mit in den Salat geben.

3) Dem Salat nun noch Olivenöl hinzufügen und ihn mit Salz und Pfeffer abschmecken und alles gründlich miteinander vermengen. Auf einem Teller anrichten.

4) Eine Pfanne erhitzen und sobald diese heiß genug ist Öl hineingeben. Danach das Steak von beiden Seiten 3-5 Minuten anbraten und auf das Salatbett geben. Die Zeit, je nach Geschmack, anpassen.

# Avocado-Hummus

## | KH 26g | EW 10g | F 46g | kcal 550 |

| | |
|---|---|
| *Zubereitungszeit:* | *10 min* |
| *Portionen:* | *2* |
| *Schwierigkeit:* | *leicht* |

## Zutaten
- 250g Avocado
- 200g Kichererbsen
- 50ml Olivenöl
- 1 Knoblauchzehe
- ½ Bund Koriander
- Meersalz

## Zubereitung

1) Die Kichererbsen in ein Sieb geben und abtropfen lassen. Anschließend in einen Topf geben und mit Wasser bedeckt etwa 10 Minuten köcheln lassen. Nach dem Köcheln durch ein Sieb abgießen und komplett abtrocknen mit einem Küchentuch.

2) Die Avocado halbieren, den Kern entfernen und das Fruchtfleisch rauslösen. Den Koriander gründlich waschen und anschließend trocken schütteln oder mit einem Küchenpapier vorsichtig abtupfen. Den Knoblauch schälen und in kleine Stücke schneiden.

3) Nun die Kichererbsen, die Avocado und den Knoblauch in einen Mixbehälter geben und mit einem Stabmixer fein pürieren. Danach noch die Korianderblätter hinzufügen und alles miteinander vermischen.

4) Nach dem Mixen den Hummus aus dem Mixbehälter nehmen und das Olivenöl unterrühren. Mit Salz abschmecken und servieren.

# Avocado Steak Pfanne

**| KH 20g | EW 42g | F 40g | kcal 601 |**

| | |
|---|---|
| *Zubereitungszeit:* | *20 min* |
| *Portionen:* | *2* |
| *Schwierigkeit:* | *leicht* |

## Zutaten

- 350g Ribeye Steak
- 300g Kirschtomaten
- 250g Avocado
- 50g Zwiebel
- 10g Petersilie (getrocknet)
- 1 Limette
- etwas Olivenöl
- Salz und Pfeffer

## Zubereitung

1) Zunächst die Tomaten gründlich abwaschen und anschließend in kleine Stücke schneiden. Die Zwiebel schälen und in grobe Stücke schneiden. Nun die Avocado halbieren und von ihrem Kern lösen. Anschließend das Fruchtfleisch aus der Schale lösen. Das herausgelöste Fruchtfleisch in Scheiben schneiden und nach Belieben mit dem Saft einer Limette beträufeln.

2) Nachdem alles in Stücke geschnitten ist, eine Pfanne erhitzen und Öl hinzugeben. Zunächst das Steak scharf von beiden Seiten, etwa 2 Minuten lang, anbraten. Währenddessen ein wenig mit Salz und Pfeffer würzen. Anschließend aus der Pfanne herausnehmen.

3) Die Tomaten- und Zwiebelstücke in die Pfanne mit dem Bratenfett geben und darin anbraten. Nachdem die Zwiebel eine goldige Farbe angenommen hat, die Avocado und das Steak hinzugeben. Alle Komponenten kurz gemeinsam erhitzen lassen. Alles gut würzen und nach dem Rausnehmen aus der Pfanne mit etwas Petersilie bestreuen und direkt genießen.

# Schmackhafter Avocado-Rucolasalat

**| KH 28g | EW 10g | F 30g | kcal 650 |**

| | |
|---|---|
| *Zubereitungszeit:* | *10 min* |
| *Portionen:* | *1* |
| *Schwierigkeit:* | *leicht* |

## Zutaten

- 200g Avocado
- 150g Apfel
- 100g Rucola
- 30g Weintrauben
- 20g Walnusskerne
- 1 EL Olivenöl
- Meersalz und Pfeffer

## Zubereitung

1) Zunächst den Rucola gründlich mit heißem Wasser abwaschen. Den Apfel, die Avocado und die Weintrauben ebenfalls heiß abspülen.

2) Den Apfel vierteln, entkernen und anschließend in mundgerechte Stücke schneiden. Die Walnüsse grob hacken.

3) Die Avocado halbieren. Den Kern aus dem Fruchtfleisch lösen und anschließend auch das Fruchtfleisch. Das gelöste Fruchtfleisch in mundgerechte Stücke schneiden.

4) Den Rucola halbieren und in eine Schüssel geben. Anschließend mit den Weintrauben, der Avocado und dem Apfel garnieren.

5) Den Salat am Ende mit dem Olivenöl, Salz, Pfeffer und den Walnüssen abrunden. Den Salat gründlich vermengen und servieren.

# *Low Carb* NACHTISCH

Food Revolution

# Heidelbeer-Käsecreme

**| KH 12g | EW 15g | F 7g | kcal 181 |**

| | |
|---|---|
| *Zubereitungszeit:* | *10 min* |
| *Portionen:* | *2* |
| *Schwierigkeit:* | *leicht* |

## Zutaten
- 200g Frischkäse (körnig)
- 100g Naturjoghurt (3,5% Fett)
- 50g Heidelbeeren
- 10g Minze
- 1 Limette
- 1 TL Honig oder Agavendicksaft

## Zubereitung

1) Die Heidelbeeren mit warmem Wasser gründlich abwaschen. Das Wasser sollte nicht kochend oder zu heiß sein, da es ansonsten passieren könnte, dass die Heidelbeeren zu weich werden.

2) Den Naturjoghurt gemeinsam mit dem Honig und den frischen Minzblättern vermengen. Anschließend etwa ¾ der Heidelbeeren ebenfalls hineinmischen. Zuletzt noch den Hüttenkäse hinzugeben.

3) Nun die restlichen Heidelbeeren vorsichtig unter die Masse heben und die Crème dann mit etwas Limettensaft abschmecken. Nachdem das Ganze in ein Gefäß zum Servieren gefüllt wurde noch mit einigen Minzblättern dekorieren.

# Rosen aus Äpfeln

| KH 27g | EW 2g | F 8g | kcal 184 |

| | |
|---|---|
| *Zubereitungszeit:* | *25 min* |
| *Portionen:* | *4* |
| *Schwierigkeit:* | *leicht* |

## Zutaten
- 300g Apfel
- 100g Aprikose (auch aus der Dose)
- 4 Streifen Quark-Blätterteig
- 1 Zitrone
- etwas Wasser
- Zimt

## Zubereitung

1) Den Backofen bei Ober- Unterhitze auf 200°C vorheizen. Gleichzeitig ein Backblech, Muffinformen und eine Schale mit kaltem Wasser bereitstellen. Den Apfel gründlich abwaschen, halbieren und das Kerngehäuse entfernen. Die Ober- und Unterseite sollten glatt sein, dementsprechend auch hier einen Schnitt machen. Den Apfel quer in dünne Scheiben schneiden. Die Scheiben umgehend in das kalte Wasserbad geben. Die Zitrone unter heißem Wasser gründlich abspülen, halbieren und dann den Saft in das kalte Wasser geben. Das Wasserbad für 3 Minuten in die Mikrowelle stellen, sodass die Apfelscheiben weicher werden.

2) Den Blätterteig in 4 gleich große Streifen schneiden. Die Aprikose abtropfen lassen, in kleine Stucke schneiden und über die ausgerollten Teigstreifen verteilen. Das Ganze mit Zimt verfeinern. An der langen Kante des Streifens ansetzten und die Apfelstücke der Länge nach überlappend der Kante entlang legen. Die Scheiben sollen zur Hälfte rausschauen. Wenn der Teigstreifen voll ist, auf keinen Fall eine zweite Reihe legen. Den Teig zuklappen, sodass die Äpfel fixiert sind und lediglich ein kleines Stück des Apfels zu sehen ist. Die Teigstreifen zusammenrollen und in die Muffinformen wie eine Rose geben.

3) Für etwa 13 Minuten backen bis sie eine goldbraune Färbung bekommen. Nach dem Herausnehmen die Rosen mit ein wenig Zimt verfeinern.

# Chia-Muffins mit Möhre

**| KH 5g | EW 12g | F 15g | kcal 207 |**

---

| | |
|---|---|
| *Zubereitungszeit:* | *25 min* |
| *Portionen:* | *12* |
| *Schwierigkeit:* | *mittel* |

## Zutaten

- 200g Karotten
- 200g Haselnüsse (gerieben)
- 120g Mandelmehl
- 15g Stevia
- 4 Eier
- 2 EL Chia Samen
- 1 Päckchen Backpulver
- Salz und Zimt

## Zubereitung

1) Den Backofen auf 170°C Ober-und Unterhitze vorheizen. Die Karotten mit warmen Wasser abspülen, anschließend schälen und die Enden entfernen. Dann eine Reibe zur Hand nehmen und die Möhren klein raspeln.

2) Die geraspelten Karotten in eine große Schüssel geben. Zu den Karotten die gemahlenen Haselnüsse und den Stevia geben und miteinander vermengen. Anschließend mit Salz und Zimt abschmecken. Nun noch die Eier unterrühren.

3) Zu guter Letzt das Mehl mit dem Backpulver vermengen und die Chia Samen hinzugeben. Diese Mischung dann unter die Karottenmasse geben und gründlich mit einrühren. 12 Muffinformen bereitstellen und dann den fertigen Teig auf die Formen verteilen.

4) Die Muffins in den Ofen geben und für etwa 15 Minuten backen lassen, anschließend entnehmen, kurz abkühlen lassen und dann genießen.

# Brownies

**| KH 6g | EW 12g | F 17g | kcal 208 |**

| | |
|---|---|
| *Zubereitungszeit:* | *25 min* |
| *Portionen:* | *4* |
| *Schwierigkeit:* | *leicht* |

## Zutaten
- 55g Butter
- 40g Kakaopulver
- 30g Bitterschokolade
- 25g Schoko-Proteinpulver
- 15g Stevia
- 2 Eiweiß
- ½ TL Backpulver

## Zubereitung

1) Den Ofen auf 170°C Ober- und Unterhitze vorheizen. Gleichzeitig ein Backblech bereitstellen.

2) Eine Schüssel und ein Glas zum Eiertrennen bereitstellen. Dann das Eiweiß vom Eigelb trennen. Das getrennte Eiweiß zu Eischnee schlagen. Die Bitterschokolade in kleine Stücke brechen und mithilfe eines Wasserbades oder in der Mikrowelle gemeinsam mit der Butter schmelzen lassen.

3) Das Kakaopulver unter die Butter-Mischung rühren und anschließend die restlichen Zutaten hinzugeben und alles gründlich miteinander vermischen. Den Eischnee vorsichtig unter die fertig gerührte Masse heben. Alles gründlich durchmischen.

4) In eine passende Auflaufform füllen, je nachdem wie dick man die Brownies haben möchte. Danach die Form in den vorgeheizten Ofen geben und dort für 15 Minuten backen lassen.

# Chiasamenpudding mit Blaubeeren

**| KH 11g | EW 12g | F 14g | kcal 208 |**

| | |
|---|---|
| *Zubereitungszeit:* | *20 min* |
| *Portionen:* | *2* |
| *Schwierigkeit:* | *leicht* |

## Zutaten
- 200ml Mandelmilch (ungesüßt)
- 100g Blaubeeren
- 70g Quark
- 50g Naturjoghurt (3,5% Fett)
- 30g Haselnüsse (gemahlen)
- 10g Chia Samen
- 5ml Agavendicksaft

## Zubereitung

1) In einem Topf auf mittlerer Stufe die Mandelmilch aufkochen und anschließend 10 Minuten köcheln lassen. Nach dem Köcheln abkühlen lassen. Die Blaubeeren abwaschen und zu der mittlerweile abgekühlten Milch hinzugeben. Dann alles miteinander pürieren.

2) Nach dem Pürieren die Chia Samen und den Agavendicksaft unter die Milch rühren. Danach im Kühlschrank für etwa eine Stunde quellen lassen.

3) Nun den Joghurt mit dem Quark vermischen. Die Crème mit der Blaubeer-Chia Masse vermengen. Danach in Gläser füllen und den Pudding mit den gemahlenen Haselnüssen garnieren.

# Kefir-Quark

**| KH 32g | EW 11g | F 5g | kcal 214 |**

| | |
|---|---|
| *Zubereitungszeit:* | *15 min* |
| *Portionen:* | *2* |
| *Schwierigkeit:* | *leicht* |

## Zutaten

- 300g Honigmelone
- 150ml Kefir
- 100g Magerquark
- 1 Zitrone
- 1 EL Ahornsirup
- 1 EL Kokosraspeln

## Zubereitung

1) Eine Pfanne erhitzen. Sobald die Pfanne heiß genug ist, die Kokosraspeln hineingeben und diese ohne Fett rösten, anschließend auf einen Teller zum Abkühlen geben.

2) Die Melone halbieren und die Kerne entfernen. Dann die Schale entfernen und klein würfeln. Die Zitrone mit heißem Wasser gründlich abwaschen und anschließend die eine Hälfte in eine Schüssel auspressen. In diese Schüssel den Quark, den Kefir und den Ahornsirup untermischen. Alles gründlich miteinander verrühren.

3) Nachdem eine einheitliche Masse entstanden ist die Kokosraspeln mit untermischen und auch die Melonenstücke in die Schüssel geben. Das Ganze muss nun etwa 5 Minuten lang ziehen.

4) Sobald die Masse fertig gezogen hat, kann serviert werden.

# Limetten-Pfirsichcreme

## | KH 18g | EW 23g | F 7g | kcal 223 |

| | |
|---|---|
| *Zubereitungszeit:* | *7 min* |
| *Portionen:* | *2* |
| *Schwierigkeit:* | *leicht* |

## Zutaten
- 300g Naturjoghurt (3,5% Fett)
- 200g Quark
- 100g Pfirsich
- 1 Limette
- 1 TL Agavendicksaft

## Zubereitung

1) Zunächst die Limette mit heißem Wasser gründlich abspülen, bis der Limettengeruch deutlich zu riechen ist. Mit einer Reibe etwas Schale abhobeln. Anschließend die Limette halbieren und eine Hälfte auspressen.

2) Die Pfirsiche ebenfalls gründlich waschen und abtropfen lassen. Danach die Pfirsiche halbieren, den Kern entfernen und in mundgerechte Stücke schneiden.

3) Nun den Joghurt und den Quark in ein Gefäß geben und gut miteinander vermischen. Den Limettensaft und die abgehobelte Schale dazugeben und das Ganze miteinander vermischen.

4) Wer es süßer mag, kann zusätzlich Agavendicksaft zu der Mischung geben. Am Ende dann noch die Limettencreme mit den Pfirsichstücken garnieren und anschließend servieren.

# Kiwi-Ricotta

**| KH 22g | EW 14g | F 10g | kcal 242 |**

| | |
|---|---|
| *Zubereitungszeit:* | *20 min* |
| *Portionen:* | *2* |
| *Schwierigkeit:* | *leicht* |

## Zutaten
- 300g Stachelbeeren
- 125g Ricotta
- 100g Magerquark
- 100g Kiwi
- 100ml Mineralwasser
- 1 Zitrone
- etwas Süßstoff (flüssig)

## Zubereitung

1) Die Kiwis gründlich von der Schale befreien und in Stücke schneiden. Die Stachelbeeren unter heißem Wasser abwaschen und mit einem Geschirr- oder Küchentuch abtrocknen.

2) Eine Zitrone ebenfalls mit heißem Wasser abwaschen, dann halbieren. Etwas Schale abreiben, die eine Hälfte zur Seite stellen, die andere Hälfte in eine Schüssel geben. Die Zitrone auspressen. Zu dem ausgepressten Zitronensaft die Kiwistücke und den Großteil der Stachelbeeren geben. Alles gründlich pürieren, sodass keine größeren Stücke mehr überbleiben. Mit flüssigem Süßstoff abschmecken.

3) In einer anderen Schüssel nun den Quark und den Ricotta mit dem Mineralwasser gründlich mischen. Ein wenig Zitronensaft und ein wenig abgeriebene Schale hinzugeben.

4) Nun kann das Dessert auch schon serviert werden, indem zwei Schalen genommen werden, in die zunächst die Ricottacrème gefüllt wird. Anschließend kommt eine Portion des Kiwipürees in die Mitte und mit den übrigen Stachelbeeren kann dann garniert werden. Gegebenenfalls noch einmal mit flüssigem Süßstoff nachsüßen.

133

# Brombeer-Ricotta

**| KH 12g | EW 10g | F 18g | kcal 248 |**

| | |
|---|---|
| *Zubereitungszeit:* | *20 min* |
| *Portionen:* | *4* |
| *Schwierigkeit:* | *leicht* |

## Zutaten
- 250g Ricotta-Käse
- 200g Naturjoghurt (3,5% Fett)
- 150g Brombeeren
- 50g Haselnüsse (gehackt)
- 4 EL Stevia
- 1 Zitrone

## Zubereitung

1) In einer Schüssel, den Ricotta und den Joghurt gründlich miteinander vermischen. Die Zitrone heiß abwaschen, etwas Schale abreiben, halbieren und den Saft mit dem Stevia zu der Mischung geben. So lange rühren bis eine homogene Masse entstanden ist.

2) Die Brombeeren gründlich mit warmem Wasser abwaschen. Es ist wichtig, dass das Wasser nicht heiß ist, da ansonsten die Struktur der Brombeeren zerstört werden kann und sie zu weich werden. Nach dem Waschen die Brombeeren gründlich abtrocknen. Falls diese zu groß sein sollten, einmal in der Mitte halbieren.

3) Dann geht es an das Schichten. In einem passenden Glas oder einer Schüssel abwechselnd eine Schicht Ricotta Crème, die abgeriebene Zitronenschale und die Brombeeren schichten. Dabei mit der Creme beginnen.

4) Nach der letzten Schicht Ricotta das Ganze mit Brombeeren und den gerösteten Haselnüssen garnieren. Auch die Haselnüsse können nach Belieben mit geschichtet werden.

# Schoko-Avocadopudding

**| KH 18g | EW 16g | F 16g | kcal 283 |**

| | |
|---|---|
| *Zubereitungszeit:* | *10 min* |
| *Portionen:* | *1* |
| *Schwierigkeit:* | *leicht* |

## Zutaten
- 100g Avocado
- 100ml Kokosmilch
- 75g Himbeeren
- 15g Eiweißpulver (Schokolade)
- 5g Kakaopulver (roh)
- 1 TL Stevia

## Zubereitung

1) Die Avocado gründlich waschen, entkernen und das Fruchtfleisch in kleine Stücke schneiden.

2) Die Kokosmilch mit dem Schokoladeneiweißpulver, Stevia und dem Kakaopulver gründlich zu einer Masse vermischen.

3) Nun die eben hergestellte Masse und die Avocado in einen Mixer geben. So lange mixen bis die Masse eine cremige Konsistenz hat.

4) Die Himbeeren gründlich abwaschen. Den Pudding in die Schüssel geben, mit den Himbeeren garnieren und servieren.

# Zimtfladen

**| KH 5g | EW 26g | F 24g | kcal 352 |**

| | |
|---|---|
| *Zubereitungszeit:* | *25 min* |
| *Portionen:* | *2* |
| *Schwierigkeit:* | *leicht* |

## Zutaten
- 150g Frischkäse
- 5ml Ahornsirup
- 5g Zimt
- 4 Eier
- Prise Salz

## Zubereitung

1) Zunächst den Backofen auf 180°C Ober- und Unterhitze vorheizen.

2) Eine Schüssel und ein Glas nehmen. Nun die Eier trennen. Das Eigelb kommt in die Schüssel, das Eiweiß kommt in das Glas. Zu dem Eigelb nun den Frischkäse hinzufügen, mit dem Salz und dem Zimt abschmecken. Das Eiweiß steif schlagen und anschließend unter die Eigelb-Mischung heben.

3) Ein Backblech mit Backpapier belegen und den Teig in gleich große Stücke aufteilen. Mehrere Fladen formen und noch ein wenig flach drücken. Je nachdem wie es am besten passt die Fladen kleiner oder größer gestalten.

4) Das Backblech für etwa 15 Minuten in den Backofen geben bis die Fladen eine schöne Farbe haben. Bei dem Servieren können die Fladen noch mit Zimt und Ahornsirup verfeinert werden.

# Pfannkuchen

**| KH 6g | EW 19g | F 29g | kcal 356 |**

| | |
|---|---|
| *Zubereitungszeit:* | *15 min* |
| *Portionen:* | *4* |
| *Schwierigkeit:* | *leicht* |

## Zutaten

- 200g Frischkäse
- 20g Mandeln (gemahlen)
- 8 TL Butter
- 6 EL Apfelmus
- 6 Eier
- 2 EL Kokosöl
- 1 TL Zimt

## Zubereitung

1) Ein Pfanne erhitzen und sobald diese warm ist das Kokosöl in die Pfanne hineingeben. Nachdem das Kokosöl leicht erhitzt wurde, etwas abkühlen lassen.

2) In einer Schüssel den Frischkäse, die Mandeln, die Eier und den Apfelmus miteinander vermengen. Das Kokosöl mit hineingeben und alles gründlich verrühren. Anschließend mit Zimt abschmecken. In die bereits erhitzte Pfanne die Butter geben und diese komplett schmelzen lassen.

3) Nun kann der Teig Stück für Stück gebraten werden. Je nachdem welche Größe man haben mochte, kommen mehr oder weniger Portionen heraus. Die Pfannkuchen können mit Apfelmus oder Marmelade genossen werden.

# Schokocheese

| KH 19g | EW 28g | F 19g | kcal 398 |

---

*Zubereitungszeit:*  10 min
*Portionen:*  1
*Schwierigkeit:*  leicht

## Zutaten

- 200g Frischkäse (körnig)
- 125g Himbeeren
- 50ml Kokosmilch
- 20g Schokodrops (Zartbitter)
- 1 TL Ahornsirup

## Zubereitung

1) Die Kokosmilch in ein Gefäß geben und entweder in der Mikrowelle oder in einem Topf erwärmen.

2) Den Ahornsirup hinzugeben und in die Milch einrühren.

3) Den Frischkäse ebenfalls hinzugeben und mit erwärmen. Dabei stets aufpassen, dass sich die Körner nicht auflösen.

4) Nun die Schokodrops mit hineingeben und alles zu einer gleichmäßigen Mischung verrühren.

5) Dann auf Schüsseln verteilen und mit den Himbeeren, die vorher gründlich abgewaschen wurden, garnieren und servieren.

# Kokoscreme

| KH 24g | EW 7g | F 50g | kcal 567 |

Zubereitungszeit:        15 min
Portionen:               3
Schwierigkeit:           leicht

## Zutaten
- 400g Joghurt (griechisch)
- 200g Schlagsahne
- 50g Schokolade (Zartbitter)
- 40g Kokosraspeln
- 2 EL Stevia
- 1 EL Kokosöl
- Mark einer Vanilleschote

## Zubereitung

1) In einer Schüssel die Schlagsahne steif schlagen. In einem Wasserbad oder der Mikrowelle das Kokosöl zusammen mit der Schokolade schmelzen.

2) In einer weiteren Schüssel den griechischen Joghurt, das Vanillemark, die Kokosraspeln und Stevia gründlich miteinander verrühren. Wenn alles zu einer einheitlichen Masse verrührt wurde, die steife Schlagsahne vorsichtig unterheben.

3) Nun eine passende Schüssel oder ein passendes Glas zur Hand nehmen und abwechselnd die Joghurtcrème und die Schokoladenmasse schichten. Nach der letzten Schicht Crème das Ganze mit der Schokomasse schön verzieren.

# Low Carb
# SNACKS

*Food Revolution*

# Matcha-Proteinriegel

**| KH 3g | EW 10g | F 2g | kcal 64 |**

| | |
|---|---|
| *Zubereitungszeit:* | *7 min* |
| *Portionen:* | *14 Riegel* |
| *Schwierigkeit:* | *leicht* |

## Zutaten

- 200ml Milch (1,5% Fett)
- 160g Eiweißpulver
- 100ml Kokosmilch
- 20g Schokolade (Zartbitter)
- 7g Stevia
- 4 TL Matcha
- 1 Zitrone

## Zubereitung

1) Zunächst die Kokosmilch mit der Milch vermischen. Anschließend folgen nach und nach der Stevia, der Zitronensaft, das Eiweiß- und Matchapulver. Alles in einer Schüssel gut miteinander vermischen in einer Schüssel bis eine zähe Masse entsteht.

2) Ein kleines Backblech (alternativ eine Auflaufform) mit Backpapier belegen und anschließend den Teig gleichmäßig darauf geben, sodass die Riegel eine gute Höhe haben (nicht zu dick und nicht zu dünn).

3) Anschließend das Backblech für 1-2 Stunden in den Gefrierschrank geben und die Masse gut auskühlen lassen.

4) Nun kann man die Bitterschokolade in einem Wasserbad schmelzen und die Riegel damit dekorieren. Wenn man darauf verzichten möchte, kann man das gerne machen.

5) Zu guter Letzt schneidet man die Masse in einzelne Riegel.

# Müsliriegel mit Kokos

| KH 2g | EW 3g | F 5g | kcal 68 |

| | |
|---|---|
| *Zubereitungszeit:* | *25 min* |
| *Portionen:* | *25 Riegel* |
| *Schwierigkeit:* | *leicht* |

## Zutaten

- 100g Haselnüsse (gehackt)
- 50g Kokosraspeln
- 50g Mandeln (gemahlen)
- 5g Stevia
- 3 Eier
- 2 TL Kakao
- 1 TL Zimt
- etwas Sesam
- Optional: Rosinen/ getrocknete Beeren

## Zubereitung

1) Den Backofen auf 170°C Umluft vorheizen. Währenddessen die Kokosraspeln, die Haselnüsse, die gemahlenen Mandeln, den Stevia, Zimt, die Eier und den Kakao in eine Schüssel geben und alles gut verrühren bis eine gleichmäßige Masse entsteht.

2) Anschließend ein kleines Backblech mit Backpapier bedecken. Falls kein kleines Backblech vorhanden ist, kann auch eine Auflaufform verwendet werden. Den Teig gleichmäßig verteilen und glatt streichen und danach nach Belieben mit der Verzierung (Sesam, Rosinen, Beeren o.ä.) garnieren.

3) Das Ganze nun für etwa 20 Minuten backen lassen. Nachdem die Riegel fertig durchgebacken sind, gut abkühlen lassen und anschließend in Stücke schneiden.

# Käsebällchen

| KH 5g | EW 6g | F 8g | kcal 104 |

| | |
|---|---|
| *Zubereitungszeit:* | *20 min* |
| *Portionen:* | *5* |
| *Schwierigkeit:* | *leicht* |

## Zutaten
- 100g Frischkäse
- 100g Fetakäse
- 30g italienische Kräuter
- Curry
- Salz und Pfeffer

## Zubereitung

1) Den Fetakäse in eine Schüssel geben und zerbröseln. Den Frischkäse beifügen und beides mit einer Gabel gründlich vermengen.

2) Die Masse abschmecken und gut würzen. Es können auch andere Gewürze verwendet werden als angegeben. Die Kräuter ebenfalls der Masse hinzufügen. Nun aus der Masse gleichmäßig Bällchen formen. Es können je nachdem, welche Größe am besten gefällt, wenige Große oder mehrere Kleine sein.

3) Nachdem die komplette Masse zu Bällchen verarbeitet wurde bis zum Verzehr der Kugeln kalt zu stellen.

# Knäckebrot mit Leinsamen

**| KH 6g | EW 5g | F 10g | kcal 125 |**

| | |
|---|---|
| *Zubereitungszeit:* | *25 min* |
| *Portionen:* | *5* |
| *Schwierigkeit:* | *leicht* |

## Zutaten
- 8 EL Leinsamen
- 5 EL Wasser
- 2 EL Sesam
- 2 EL Gouda (gerieben)
- 1 EL Sonnenblumenkerne
- Paprikapulver
- Meersalz und Pfeffer

## Zubereitung

1) Den Ofen auf 170°C Ober- und Unterhitze vorheizen. Eine große Schüssel nehmen und zunächst die Leinsamen hineingeben. Die Sonnenblumenkerne und den Sesam hinzufügen. Alles gut miteinander vermischen. Den Käse zu der Mischung geben und das Ganze mit dem Wasser ergänzen.

2) Nun den Teig, mit den Gewürzen, abschmecken und für ungefähr 10 Minuten quellen lassen bis der Teig zähflüssig wird. Sobald der Teig genug Zeit zum Quellen hatte, diesen auf ein mit Backpapier ausgelegtes Backblech legen und gleichmäßig ausrollen. Um den Teig ganz flach zu bekommen bietet es sich an einen nassen Teller zur Hilfe zu nehmen.

3) Wenn das Knäckebrot flach genug ist, das Backblech in den Ofen schieben und ungefähr 15 Minuten im Backofen backen lassen. Anschließend aus dem Ofen nehmen und direkt in gleichmäßige Stücke teilen. Erst nach dem Teilen erkalten lassen.

# Stangen mit Zimt

| KH 2g | EW 7g | F 10g | kcal 128 |

| | |
|---|---|
| *Zubereitungszeit:* | *25 min* |
| *Portionen:* | *10* |
| *Schwierigkeit:* | *leicht* |

## Zutaten

- 125g Mozzarella
- 80g Mandelmehl
- 70g Butter
- 1 Ei
- 1 TL Backpulver
- 1 TL Zimt
- etwas Stevia

## Zubereitung

1) Den Ofen auf 180°C Ober- und Unterhitze vorheizen. In einer großen Schüssel das Mandelmehl, Stevia und das Backpulver vermischen. Den Mozzarella abtropfen lassen, mit einem Küchentuch trocknen und würfeln. In einen Topf den Mozzarella und 50g Butter hineingeben. Bei mittlerer Stufe die beiden Zutaten unter Rühren schmelzen lassen.

2) In einer weiteren Schüssel die restliche Butter zusammen mit dem Ei und dem Zimt vermengen. Dann die Mozzarella Mischung mithilfe eines Knethakens unterrühren. Das Backblech mit Backpapier auslegen, den Teig darauf geben und ausrollen. Den Teig nicht direkt mit dem Nudelholz ausrollen, sondern stattdessen zwischen Teig und Nudelholz eine Lage Frischhaltefolie legen.

3) Den Teig in gleich große Streifen schneiden und diese eindrehen. Die Vanille Mischung nun zum Einstreichen der Stangen nutzen. Das Backblech in den Ofen schieben und ungefähr 15 Minuten backen lassen. Danach können die Stangen dem Ofen entnommen werden. Falls gewünscht noch mit Zuckerguss oder Ahornsirup verfeinern.

# Flüssiger Cheesecake

**| KH 15g | EW 23g | F 1g | kcal 173 |**

| | |
|---|---|
| *Zubereitungszeit:* | *5 min* |
| *Portionen:* | *2* |
| *Schwierigkeit:* | *leicht* |

## Zutaten

- 300ml Wasser
- 250ml Buttermilch
- 250g Quark
- 2 TL Matcha
- 1 EL Stevia
- 1 Espresso
- 1 TL Zimt

## Zubereitung

1) In einem Messbecher die Buttermilch mit dem Quark vermischen. Das Wasser hinzugeben und alles gründlich miteinander vermengen.

2) Den Espresso der Menge unterrühren und mit Matcha ergänzen. Sobald die ganze Mischung gründlich verrührt ist, mit ein wenig Stevia und Zimt abschmecken. Gleichmäßig auf Gläser verteilen und genießen.

3) Der Drink kann mit Beeren ergänzt werden, wenn man möchte. An Stelle von Espresso kann man auch Kakao nutzen, falls man Kaffee nicht mag.

# Spinat-Taler mit Käse

**| KH 2g | EW 12g | F 14g | kcal 184 |**

| | |
|---|---|
| *Zubereitungszeit:* | *25 min* |
| *Portionen:* | *10* |
| *Schwierigkeit:* | *leicht* |

## Zutaten
- 500g Spinat
- 300g Gouda (gerieben)
- 50g Pinienkerne
- 3 Eier
- Meersalz und Pfeffer

## Zubereitung

1) Einen Topf mit Wasser erhitzen. Den Spinat heiß abwaschen und dann in den Kochtopf geben, sobald das Wasser kocht. In dem Wasser den Spinat ungefähr 2 Minuten blanchieren. Danach durch ein Sieb abgießen, direkt in eine Schüssel mit kaltem Wasser geben und dann mit einem Geschirrtuch ausdrücken.

2) Den Backofen auf 180°C Ober- und Unterhitze vorheizen und ein Backblech mit Backpapier vorbereiten. Den Spinat in eine Schüssel geben, mit den Eiern und dem geriebenen Käse ergänzen. Alles gut miteinander vermischen. Anschließend noch die Pinienkerne der Masse beifügen. Wenn alles gründlich vermengt wurde mit Meersalz und Pfeffer abschmecken.

3) Sobald die Masse fertig ist, gleichmäßige Taler aus der Masse formen. Dabei ist es wichtig, dass diese nicht zu dick und nicht zu dünn sind. Alle Taler auf einem Backblech anordnen und ungefähr 10 Minuten backen lassen. Sobald die Taler fertig sind, diese aus dem Ofen nehmen und abkühlen lassen.

# Aprikosen-Hüttenkäse

**| KH 13g | EW 20g | F 9g | kcal 225 |**

| | |
|---|---|
| *Zubereitungszeit:* | *5 min* |
| *Portionen:* | *1* |
| *Schwierigkeit:* | *leicht* |

## Zutaten
- 150g Frischkäse (körnig)
- 40g Aprikose
- 5g Pistazienkerne
- 1 EL Naturjoghurt (3,5% Fett)
- 1 TL Honig

## Zubereitung

1) Den körnigen Frischkäse in eine Schüssel geben und glatt streichen. Den Joghurt hinzufügen und alles gut durchrühren. Die Aprikose heiß abwaschen und dann in kleine Stücke schneiden. Den Kern entfernen und ebenfalls danach würfeln.

2) Die Pistazien in eine Schüssel geben und zerdrücken oder auf einem Brett mithilfe eines Messer klein hacken. Die Pistazien erst einmal zur Seite legen.

3) Die Frischkäse-Joghurt Mischung in eine Schüssel geben. Darüber den Honig verteilen. Alternativ geht auch Agavendicksaft oder Ahornsirup. Zu guter Letzt die zerhackten Pistazien über die Mischung geben. Das Ganze mit Aprikosenstücken verfeinern.

# Quarkbällchen

**| KH 9g | EW 44g | F 19g | kcal 396 |**

| | |
|---|---|
| *Zubereitungszeit:* | *25 min* |
| *Portionen:* | *2* |
| *Schwierigkeit:* | *leicht* |

## Zutaten

- 140g Quark
- 40g Eiweißpulver (neutral)
- 40g Mandelmehl
- 2 Eier
- 1 Packung Backpulver
- 1 TL Stevia
- Öl zum Frittieren

## Zubereitung

1.) Den Quark mit dem Eiweißpulver, dem Mandelmehl, den Eiern, dem Backpulver und Stevia zu einem glatten Teig vermengen. Sollte der Teig krümeln, noch einmal mit den Händen glatt kneten.

2.) Nun aus dem Teig kleine Kugeln formen. Dabei reicht es vollkommen, wenn diese in etwa die Größe einer großen Murmel haben, da sie beim Frittieren nochmal deutlich an Größe zulegen werden.

3.) Ausreichend Öl (4-5 cm) in einer Pfanne, einem Topf oder in einer Fritteuse heiß machen. Die Bällchen dann mit einem Löffel nach und nach in das heiße Öl geben und frittieren, bis sie eine goldbraune Färbung haben.

4.) Anschließend aus dem Öl herausnehmen und auf einem Küchentuch abtropfen lassen. Dann mit etwas Süßstoff garnieren und anschließend servieren.

# Zucchini-Sticks

## | KH 2g | EW 21g | F 35g | kcal 410 |

| | |
|---|---|
| *Zubereitungszeit:* | *25 min* |
| *Portionen:* | *4* |
| *Schwierigkeit:* | *leicht* |

## Zutaten
- 500g Zucchini
- 400g Bacon (Scheiben)
- 50g Gouda (gerieben)
- Gewürze: Thymian, Majoran, Oregano, Paprikapulver
- Etwas Olivenöl
- Meersalz und Pfeffer

## Zubereitung

1) Zuerst den Backofen auf 180°C Ober- und Unterhitze vorheizen. Die Zucchini gründlich mit heißem Wasser abwaschen und danach abtrocknen. Die Enden entfernen und der Länge nach in Streifen schneiden. Wenn kleinere Stücke erwünscht sind die langen Streifen erneut halbieren.

2) Die Marinade aus dem Öl und den Gewürzen mischen. Es können auch andere Gewürze genutzt werden als die hier vorgeschlagenen. Die Zutaten gut miteinander vermengen und die Zucchini gleichmäßig damit bestreichen.

3) Nach dem Verteilen die Zucchini auf ein mit Backpapier ausgelegtes Backblech legen. Die Baconstreifen nun um die Streifen wickeln. Am Ende noch den Käse über die Streifen streuen und dann für etwa 15 Minuten in den Backofen geben.

# Leichtes Sushi

**| KH 14g | EW 28g | F 34g | kcal 468 |**

| | |
|---|---|
| *Zubereitungszeit:* | *10 min* |
| *Portionen:* | *3* |
| *Schwierigkeit:* | *leicht* |

## Zutaten
- 300g Gurke
- 250g Avocado
- 200g Lachs (geräuchert)
- 150g Frischkäse
- 150g Karotten
- 2 EL Sesam
- Eventuell Sojasoße, Wasabi, Ingwer

## Zubereitung

1) Eine Alu- oder Frischhaltefolie auslegen. Den Lachs gleichmäßig darauf verteilen und noch ein wenig platt drücken. Sobald der gesamte Lachs verteilt ist, jedes Stück mit Frischkäse bestreichen. Dabei ist es wichtig nicht zu viel Frischkäse zu nutzen. Sobald der Frischkäse gleichmäßig verteilt ist, belegen.

2) Für den Belag die Karotten abwaschen, schälen und die Enden entfernen. Dann vierteln und falls die Größe noch nicht optimal sein sollte, dann noch einmal halbieren. Die Avocado mit heißem Wasser abwaschen, halbieren, den Kern entfernen und das Fruchtfleisch lösen. Das Fruchtfleisch in kleine Stücke schneiden. Die Gurke ebenfalls abwaschen und die Schale und Enden entfernen. Danach in passende Stücke schneiden.

3) Je nach Geschmack den Lachs belegen und dann aufrollen. Dabei ist es wichtig, dass die Stücke der Beläge nicht zu groß sind, sodass das Rollen leichter fällt. Zudem sollten die Rollen nur zur Hälfte belegt werden, da der Inhalt sonst rausquillt. Die Sushirollen in kleine Stücke schneiden.

4) Den Sesam in eine Schüssel geben, das Sushi darin wenden. Nach dem Anrichten mit Sojasoße, Wasabi oder ähnlichem genießen.

# Vielerlei Chips

**| KH 4g | EW 31g | F 20g | kcal 507 |**

---

*Zubereitungszeit:*         *10 min*
*Portionen:*                 *1*
*Schwierigkeit:*          *leicht*

## Zutaten

- 100g Grünkohl
- 75g Sellerie
- 30g Parmesan (gerieben)
- 10 Scheiben Salami (klein)
- 2 TL Kokosöl
- Meersalz und Pfeffer

## Zubereitung

1) Den Backofen auf 175°C bei Ober- und Unterhitze vorheizen.

2) 2 Backbleche mit Backpapier vorbereiten. Die Salamischeiben auf einem der Backbleche verteilen. Sollten die Scheiben zu groß sein, diese halbieren. Anschließend den geriebenen Käse über die Scheiben geben.

3) Den Sellerie gründlich mit warmen Wasser abwaschen und abtrocknen. Danach gründlich schälen und mithilfe einer Reibe klein reiben. Es ist wichtig, dass die Scheiben hauchdünn sind. Die Scheiben auf das zweite Blech geben, ohne dass sie übereinanderlappen.

4) Den Grünkohl auf dem gleichen Backblech wie den Sellerie ausbreiten. Mit Kokosöl bestreichen. Sowohl die Grünkohl- als auch die Sellerie Chips mit Meersalz bestreuen. Über die Grünkohlchips Parmesan streuen und beide Bleche in den Ofen geben.

5) Die Chips etwa 15 Minuten backen lassen. Wichtig: Es kann sein, dass die Chips unterschiedlich schnell backen, dementsprechend ist es wichtig, dass man den Backvorgang überwacht. Anstelle des vorgeschlagenen Gemüses, kann jedes Gemüse genutzt werden, um Chips daraus zu machen. Dabei ändert sich dann lediglich die Backzeit ein wenig. .

# Flocken der Erdnuss

**| KH 8g | EW 32g | F 37g | kcal 518 |**

| | |
|---|---|
| *Zubereitungszeit:* | *20 min* |
| *Portionen:* | *2* |
| *Schwierigkeit:* | *leicht* |

## Zutaten

- 100g Sojaflocken
- 100g Erdnussmus
- 12 EL Wasser
- etwas Süßstoff (flüssig)
- Salz und Zimt

## Zubereitung

1) Den Backofen bei Ober- und Unterhitze auf 200°C vorheizen.

2) Das Erdnussmus in eine Schüssel geben. Salz und Zimt hinzugeben und alles gut miteinander vermischen. Der Masse etwas Süßstoff untermischen. Am Ende noch Wasser hinzugeben. Alle Zutaten gründlich miteinander vermengen bis eine cremige Masse entsteht.

3) Sobald die cremige Masse fertig ist, die Sojaflocken mit untermischen. Am Ende sollen alle Flocken von der Erdnussmasse ummantelt sein. Ein Backblech mit Backpapier auslegen und die Flocken darauf verteilen. Das Backblech in den Ofen geben und dort die Flocken für ungefähr 10 Minuten rösten. Danach aus dem Ofen nehmen und abkühlen lassen.

# Raffaelos

| KH 10g | EW 25g | F 47g | kcal 572 |

| | |
|---|---|
| *Zubereitungszeit:* | *10 min* |
| *Portionen:* | *4* |
| *Schwierigkeit:* | *leicht* |

## Zutaten
- 300g Magerquark
- 150g Kokosflocken
- 100g Mandeln (ganz)
- 70g Mandeln (gemahlen)
- 1 Vanilleschote

## Zubereitung

1.) In einer großen Schüssel alle Zutaten mit dem Mark einer Vanilleschote und 50g der Kokosflocken vermengen. So lange verkneten bis ein fester Teig entstanden ist. Die restlichen Kokosflocken und die ganzen Mandeln jeweils in eine Schale geben und zunächst zur Seite stellen.

2.) Sobald der Teig die gewünschte feste Konsistenz hat, können nun daraus kleine Kugeln geformt werden. In jeweils eine Kugel kommt eine Mandel. Sollte sie sich danach verformt haben erneut zu einer Kugel formen. Falls der Teig nicht fest genug ist, noch mehr gemahlene Mandeln oder einige Kokosflocken hinzugeben bis die Konsistenz gut zu verarbeiten ist.

3.) Nachdem der gesamte Teig zu kleinen Kugeln gerollt worden ist, jeweils in den Kokosflocken wälzen und dann servieren.

# Die 14-Tage Challenge

## Food Revolution

# 14 Tage Ernährungsplan

Der 14 Tage Ernährungsplan dient dir als Orientierung und Hilfe, um mit der Low Carb Ernährung zu starten. Jeder Tag besteht aus den drei Hauptmahlzeiten – Frühstück, Mittag- und Abendessen. Jeden zweiten Tag gibt es noch einen Snack und am 7. bzw. 14. Tag gibt es statt eines Snacks ein Dessert.

Jedes Rezept findest du in diesem Buch, auch die Low Carb Rezepte für Brownies und Raffaelos. So kannst du alles problemlos nachkochen. Natürlich kann ein Rezept jederzeit durch ein anderes Rezept ersetzt werden. Du solltest jedoch darauf achten, dass du kontinuierlich, über mehrere Wochen hinweg, die Low Carb Ernährung durchziehst. Jedoch solltest du nicht zu 100% auf Kohlenhydrate verzichten, es handelt sich schließlich nicht um eine NO Carb Ernährung. Viel Spaß beim Nachkochen!

-----------------------------------Tag 1----------------------------------

| | | |
|---|---|---|
| Frühstück: | Morgendlicher Frischekick | >> *(Seite 47)* |
| Mittag: | Hackfleischsuppe | >> *(Seite 96)* |
| Abend: | Zucchinipuffer | >> *(Seite 120)* |
| Snack: | Vielerlei Chips | >> *(Seite 152)* |

-----------------------------------Tag 2----------------------------------

| | | |
|---|---|---|
| Frühstück: | Käse-Omelett | >> *(Seite 54)* |
| Mittag: | Blumenkohlreis mit Hähnchen | >> *(Seite 79)* |
| Abend: | Brokkoli Salat | >> *(Seite 115)* |

-----------------------------------Tag 3----------------------------------

| | | |
|---|---|---|
| Frühstück: | Omelett Pizza | >> *(Seite 70)* |
| Mittag: | Gurkensalat mit Erdnusssoße und Sesam | >> *(Seite 80)* |
| Abend: | Lachs auf Spinat | >> *(Seite 110)* |
| Snack: | Raffaelos | >> *(Seite 154)* |

-----------------------------------Tag 4----------------------------------

| | | |
|---|---|---|
| Frühstück: | Avocadostücke im Speckmantel | >> *(Seite 64)* |
| Mittag: | Rote Gemüse-Hackpfanne | >> *(Seite 97)* |
| Abend: | Thunfischsalat | >> *(Seite 107)* |

-----------------------------------Tag 5----------------------------------

| | | |
|---|---|---|
| Frühstück: | Morgendlicher Powerjoghurt | >> *(Seite 51)* |
| Mittag: | Bratwurst-Zucchini-Pfanne | >> *(Seite 83)* |

| | | |
|---|---|---|
| Abend: | *Fruchtiger Quinoa-Salat* | >> *(Seite 119)* |
| Snack: | *Käsebällchen* | >> *(Seite 143)* |

----------------------------------Tag 6----------------------------------

| | | |
|---|---|---|
| Frühstück: | *Pilzomelett* | >> *(Seite 50)* |
| Mittag: | *Gemüsepfanne* | >> *(Seite 74)* |
| Abend: | *Puten-Curry* | >> *(Seite 103)* |

----------------------------------Tag 7----------------------------------

| | | |
|---|---|---|
| Frühstück: | *Crêpe-Sandwich* | >> *(Seite 57)* |
| Mittag: | *Brokkoli-Steak-Pfanne* | >> *(Seite 87)* |
| Abend: | *Blumenkohlreis mit Ei* | >> *(Seite 113)* |
| Dessert: | *Brownies* | >> *(Seite 129)* |

----------------------------------Tag 8----------------------------------

| | | |
|---|---|---|
| Frühstück: | *Avocado-Hähnchen-Omelett* | >> *(Seite 60)* |
| Mittag: | *Nudelpfanne mit Brokkoli* | >> *(Seite 91)* |
| Abend: | *Gazpacho* | >> *(Seite 100)* |
| Snack: | *Flüssiger Cheesecake* | >> *(Seite 146)* |

----------------------------------Tag 9----------------------------------

| | | |
|---|---|---|
| Frühstück: | *Mit Lachs gefüllte Avocadohälften* | >> *(Seite 59)* |
| Mittag: | *Scharfe Garnelenpfanne mit Gemüse* | >> *(Seite 75)* |
| Abend: | *Zucchini Pommes* | >> *(Seite 111)* |

----------------------------------Tag 10----------------------------------

| | | |
|---|---|---|
| Frühstück: | *Protein Waffeln* | >> *(Seite 56)* |
| Mittag: | *Salat mit gebackenem Ziegenkäse* | >> *(Seite 92)* |
| Abend: | *Steak mediterran* | >> *(Seite 121)* |
| Snack: | *Flocken der Erdnuss* | >> *(Seite 153)* |

----------------------------------Tag 11----------------------------------

| | | |
|---|---|---|
| Frühstück: | *Geräucherter Lachs auf Low Carb Brot* | >> *(Seite 69)* |
| Mittag: | *Gefüllte Zucchini* | >> *(Seite 81)* |
| Abend: | *Garnelen auf Ko-Nu* | >> *(Seite 116)* |

----------------------------------Tag 12----------------------------------

| | | |
|---|---|---|
| Frühstück: | *Quinoa mit Ei und Avocado* | >> *(Seite 55)* |
| Mittag: | *Erbsencremesuppe* | >> *(Seite 82)* |

157

| Abend: | *Lamm auf griechischem Salat* | >> *(Seite 117)* |
| Snack: | *Stangen mit Zimt* | >> *(Seite 145)* |

-----------------------------------Tag 13-----------------------------------

| Frühstück: | *Protein-Sandwich* | >> *(Seite 49)* |
| Mittag: | *Chilikoteletts mit Bohnen* | >> *(Seite 86)* |
| Abend: | *Tacco Tom-Mozz* | >> *(Seite 118)* |

-----------------------------------Tag 14-----------------------------------

| Frühstück: | *Heidelbeeren-Nuss-Müsli* | >> *(Seite 71)* |
| Mittag: | *Wurstpfanne mit Champignons* | >> *(Seite 90)* |
| Abend: | *Avocado-Steak-Pfanne* | >> *(Seite 123)* |
| Dessert: | *Chiasamenpudding mit Blaubeeren* | >> *(Seite 130)* |

--------------------------------------------------------------------------------

Super! Du hast es erfolgreich geschafft, dich 2 Wochen Low Carb zu ernähren. Es war bestimmt nicht so schwer wie du zu Anfang gedacht hast. Du hast die Grundlage geschaffen und konntest dich langsam daran gewöhnen. Damit kann es nun weitergehen. Wenn du am Ball bleibst, kannst du dich langfristig mit dieser Methode gesund ernähren und den Kilos den Kampf ansagen.

# Smoothies

## FOOD REVOLUTION

## Die Smoothie Story

Der Smoothie hat, wie sein Name es schon vermuten lässt, seinen Ursprung in den USA. „smooth" bedeutet auf Deutsch cremig, geschmeidig, sanft oder gleichmäßig. Dies beschreibt püriertes Gemüse und Obst sehr gut, sodass der Name „Smoothie" entstanden ist.

In den 1920er-Jahren wurden die ersten Smoothies in US-amerikanischen Saftbars frisch zubereitet. Im Jahr 1929 wurde die erste Saftbarkette von Julius Freed gegründet – sie hieß „Orange Julius" und bestand aus 100 Saftbars. Freed mischte Orangensaft mit Wasser, Zucker, Eis, Eiklar und Vanilleextrakt.

Doch erst in den 1960er-Jahren erlebten Smoothies, dank eines neu aufkommenden Gesundheits- und Fitnesswahns, einen regelrechten Hype. Smoothies wurden zum Trendgetränk bei fitnessbewussten Menschen und bei Menschen, die auf ihre Ernährung und Gesundheit achteten. So wurden Smoothies in „Health-Food-Restaurants" verkauft.

Smoothies eroberten schnell die ganze Welt und waren fertig gemixt und abgefüllt in zahlreichen Supermärkten zu finden. Immer mehr Menschen und auch die Fitness- und Abnehmindustrie erkannten das Potential von Smoothies und es entwickelte sich nach und nach eine ganze Industrie rund um dieses Getränk.

Der grüne Smoothie hingegen wurde sehr viel später erst „erfunden". Victoria Boutenko, eine Russin, die mit ihrer Familie 1990 in die USA auswanderte, gilt als Erfinderin des grünen Smoothies. Boutenkos Familie litt an chronischen Krankheiten und Übergewicht, die durch die Schulmedizin weder geheilt noch gemindert werden konnten. Die Familie stellte ihre Ernährung radikal auf Rohkost um und es zeigten sich erste Erfolge - der Gesundheitszustand verbesserte sich.

Victoria studierte das Essverhalten von Schimpansen und stellte fest, dass diese viel mehr Blattgemüse verspeisten als Menschen. Schimpansen haben ein sehr gutes Immunsystem und menschliche Zivilisationskrankheiten kommen bei Schimpansen nicht vor, obwohl wir zu 98% genetisch identisch sind. Basierend auf dieser Erkenntnis mixte sie im Jahr 2004 den ersten grünen Smoothie. Schimpansen wickeln häufig ein Stück Obst in ein grünes Blatt bevor sie es verspeisen, da ihre Ernährung etwa zu 50% aus Früchten und zu 40% aus Blattgrün besteht.

Victoria mixte also den ersten grünen Smoothie und stellte fest, dass sich dadurch problemlos viel Grünzeug bzw. Blattgrün mit den zahlreich enthaltenden Nährstoffen und Vitaminen aufnehmen lässt, die man sonst nicht aufnimmt. Denn Blattgrün lässt sich nur schwer in großen Mengen essen – es schmeckt nicht besonders und ist in großen Mengen häufig nicht allzu bekömmlich. Dazu sättigt es nicht langfristig.

Durch eine Kombination von Gemüse bzw. Blattgrün mit Obst lässt sich dieses Problem umgehen. Mit der Zeit haben viele Menschen das Potential von grünen Smoothies erkannt und benutzen sowohl „normale" Smoothies als auch grüne Smoothies erfolgreich um abzunehmen, fit zu bleiben und sich gesund zu ernähren.

## Abnehmen ist ganz einfach – theoretisch...

Es halten sich unzählige Mythen und Halbwahrheiten rund um das Thema Abnehmen. Ab 18 Uhr keine Kohlenhydrate mehr, fünf kleine Mahlzeiten am Tag, 3 Tage die Woche auf feste Nahrung verzichten, jeden Tag zwei Stunden Ausdauertraining oder jeden Bissen vor dem Runterschlucken 50 Mal kauen – dies sind nur einige Beispiele.

Prinzipiell funktioniert das Abnehmen so: du nimmst weniger Kalorien zu dir als dein Körper braucht bzw. verbraucht. Durch das entstandene Kaloriendefizit greift dein Körper auf deine Fettdepots zurück, um von dort die notwendige Energie zu beziehen. Dein Körper gewinnt also Energie, indem er dein gespeichertes Fett verstoffwechselt, du nimmst also nach und nach ab. Falls das Kaloriendefizit zu hoch ist, greift dein Körper auf deine Muskulatur zurück und wandelt Muskelmasse in Energie um.

Hast du einen Kalorienüberschuss, nimmst du also mehr Kalorien zu dir als dein Körper verbrennen kann, werden die überschüssigen Kalorien in Form von Fettdepots für schwere Zeiten, wie zum Beispiel Hungerperioden, gespeichert.

Unsere Vorfahren haben von diesem Mechanismus profitiert und er hat das Überleben gesichert, denn Nahrung war nicht immer vorhanden und es gab oft Zeiten, in denen es nur wenig bzw. keine Nahrung gab. Heute gibt es genug Nahrung für jeden (zumindest in Industrienationen) und wir müssen uns keine Gedanken über bevorstehende Hungerperioden machen.

Dein Körper steckt, was deinen Stoffwechsel angeht, immer noch in der Steinzeit fest und bereitet sich stets auf kommende Krisen und Notzeiten vor, was sich an überflüssigen Kilos und Speckröllchen bemerkbar macht.

Wenn es rein um die Gewichtsabnahme geht, dann kannst du den ganzen Tag nur Schokolade, Eis und Süßigkeiten essen, solange du weniger Kalorien zu dir nimmst als dein Körper verbraucht. Mit einem Kaloriendefizit von einigen hundert Kalorien wirst du schnell abnehmen – auf Kosten deiner Gesundheit, Fitness und Laune. Dann fehlen wichtige Nährstoffe, Mineralien, Vitamine und Proteine und dein Körper zeigt Mangelerscheinungen und im schlimmsten Fall entstehen Krankheiten.

## Warum kommt es nach Diäten meistens zum Jo-Jo-Effekt?

In den meisten Diäten wird einfach nur die Kalorienaufnahme verringert, sodass ein Kaloriendefizit entsteht. Diese verringerte Kalorienaufnahme geht meistens einher mit dem Verzicht auf viele Lebensmittel – man hungert sich quasi über mehrere Wochen schlank. Für den Körper ist dies das Zeichen dafür, dass er schlecht vorbereitet war auf solche Notsituationen und sobald wieder mehr Nahrung zugeführt wird, legt der Körper Notfallreserven für schlechte Zeiten in Form von Fettdepots an. Die Kilos, die weg gehungert wurden, kommen also schneller zurück als einem lieb ist und bringen auch noch alle ihre Freunde mit. Langfristig gesehen bringt es also nicht viel kurzzeitig zu hungern und so abzunehmen.

## Gesund abnehmen ist das Ziel

Wenn du wirklich langfristig und ohne gesundheitliche Nachteile, ein starkes Hungergefühl oder schlechte Laune abnehmen willst, dann gibt es einige Dinge, die du beachten musst. Mit einigen kleinen Änderungen in deinen Essgewohnheiten ist es problemlos möglich einen Kilogramm pro Woche abzunehmen ohne hungern zu müssen oder allzu große Entbehrungen hinnehmen zu müssen.

Der wichtigste Punkt beim Abnehmen ist ein Kaloriendefizit. Du musst also dafür sorgen, dass du weniger Kalorien zu dir nimmst als dein Körper verbraucht. Jedoch darf dieses Defizit nicht zu groß sein, schließlich möchtest du langfristig und kontinuierlich abnehmen – ohne Jo-Jo-Effekt. Viele Abnehmversuche scheitern daran, dass ein ständiges Hungergefühl vorhanden ist und viele Menschen sich bereits nach einigen Tagen schlapp, kraftlos und demotiviert fühlen. Dazu kommen häufig noch Kopfschmerzen und Konzentrationsstörungen.

Du musst also darauf achten, dass du trotz Kaloriendefizit gesättigt bist und dass deinem Körper alle wichtigen Nährstoffe zur Verfügung stehen. Weiterhin musst du Heißhungerattacken vermeiden und deinen Blutzuckerspiegel über den ganzen Tag hinweg konstant halten. Denn bei einem niedrigen Blutzuckerspiegel verspürst du schnell ein Verlangen nach Süßigkeiten oder anderen zuckerhaltigen und damit ungesunden Lebensmitteln. Warum ist das so?

## Die bösen Kohlenhydrate

Dazu müssen wir uns die Kohlenhydrate näher anschauen. Unsere Nahrung besteht im Grunde aus Eiweiß, Fett und Kohlenhydraten. Unser

Körper verstoffwechselt diese drei Komponenten und gewinnt daraus Energie. Kohlenhydrate können am schnellsten verstoffwechselt werden und liefern somit schnell Energie.

Kohlenhydrate sind nichts anderes als Zucker und unterscheiden sich in der Länge der Zuckerketten. Einfachzucker, auch Monosaccharide genannt, besteht aus einzelnen Zuckermolekülen und kann sehr schnell verstoffwechselt werden. Er besteht aus Glukose oder Fruktose.

Glukose kann nur aus deiner Blutbahn aufgenommen werden. Insulin übernimmt den Transport von Glukose aus der Blutbahn in die Körperzellen, wodurch dann neue Energie bereitgestellt wird. Je mehr Glukose sich in der Blutbahn befindet, desto mehr Insulin wird auch ausgeschüttet. Je mehr Insulin ausgeschüttet wird, desto schneller sinkt der Blutzuckerwert, da die Glukose aus dem Blut in die Körperzellen transportiert wird. Die Folge ist ein stark gesunkener Blutzuckerspiegel und eine Heißhungerattacke auf zuckerhaltige Lebensmittel, die schnell Glukose und damit Energie liefern.

Jedoch gibt es noch den Zweifachzucker, Mehrfachzucker und Vielfachzucker. Die Zuckerarten unterscheiden sich in der Länge der Zuckerketten. Die Zuckerketten müssen in Glukose aufgespalten werden, bevor der Körper sie verstoffwechseln kann. Dieser Prozess nimmt Zeit in Anspruch und somit können lange Zuckerketten nur langsam verstoffwechselt werden. Der Blutzuckerspiegel steigt nur langsam bzw. bleibt auf einem konstanten Level - es kommt nicht zu einem rapiden Anstieg und Fall des Blutzuckerspiegels.

## Und Fruktose?

Jetzt kommt das wirklich Interessante, was einen direkten Bezug zu Smoothies herstellt: Fruktose ist insulinunabhängig. Fruktose kann nur über den Darm bzw. die Leber verstoffwechselt werden, was zu einem langsamen und konstanten Anstieg des Blutzuckerspiegels führt. Fruktose kommt in Obst und Früchten vor – Smoothies bestehen zum Großteil aus Früchten. Ersetzt du Lebensmittel mit viel Glukose durch Smoothies, die viel Fruktose beinhalten, kannst du Heißhungerattacken vermeiden und deinen Blutzuckerspiegel auf einem konstanten Niveau halten. Dadurch kannst du ein Hungergefühl vermeiden und fühlst dich länger gesättigt.

Zudem enthalten Smoothies viele Ballaststoffe. Dies sind unverdauliche Nahrungsbestandteile, meistens Vielfachzucker, die zahlreich in Obst und Gemüse vorkommen. Ballaststoffe verlangsamen die Aufspaltung von langen Zuckerketten in Glukose und wirken sich damit positiv auf den Blutzuckerspiegel aus. Lebensmittel mit vielen Ballaststoffen sorgen also ebenfalls für ein langes Sättigungsgefühl.

## Hungerstoffwechsel unbedingt vermeiden

Es ist auch unbedingt darauf zu achten, dass das Kaloriendefizit nicht zu groß ist. Nehmen wir an, du brauchst täglich 2000 kcal und ernährst dich den ganzen Tag nur von Smoothies. Dann nimmst du vielleicht 1000 kcal zu dir und bist trotzdem den ganzen Tag über gesättigt. Trotzdem ist das Defizit viel zu groß und dein Körper wird nach einigen Tagen auf Katabolismus umstellen. Dabei verringert sich der Grundumsatz und der Stoffwechsel verlangsamt sich. Der Körper baut Muskelgewebe und Neutralfette ab, um daraus Energie gewinnen zu können.

Zudem kommt es bei einer verminderten Nahrungsaufnahme zur Hungeradaption. Körpertemperatur, Blutdruck und Herzfrequenz sinken. Es wird vermehrt das Stresshormon Adrenalin ausgeschüttet und der Glukoseverbrauch des Gehirns verringert sich auf bis zu 30% des Ausgangswertes. Nach einiger Zeit können Mangelerscheinungen und Krankheiten auftreten, im schlimmsten Fall kann es sogar zum Tode führen (wobei das eher bei einem Hungerstreik und ähnlichen Fällen vorkommt).

Durch den gesunkenen Grundumsatz und die Hungeradaption kommt es bei einer Mangelernährung nicht mehr zum Kaloriendefizit – wird die Ernährung wieder auf ein normales Niveau gebracht, kommt es also sehr schnell zu einem Kalorienüberschuss und damit zum Jo-Jo-Effekt.

Bei einem zu großen Kaloriendefizit kannst du übers Ziel hinausschießen und letztlich genau das Gegenteil vom gesunden Abnehmen erreichen. Um langfristig erfolgreich abzunehmen solltest du ein Defizit von 200 kcal bis 300 kcal täglich anstreben.


## Umstellen statt hungern

Anstatt also auf zuckerhaltige bzw. glukosehaltige Lebensmittel zu verzichten und dauernd mit leerem Magen rumzulaufen, solltest du diese Nahrungsmittel lieber durch Smoothies ersetzen.

Ein Smoothie sättigt lange, liefert viele wertvolle Vitamine, Ballaststoffe, Mineralien, Spurenelemente, Fette – generell für deinen Körper wichtige Nährstoffe. Zudem hat ein Smoothie 200 kcal bis 500 kcal pro Portion, je nachdem welche Zutaten verwendet werden. Durch die insulinunabhängige Verstoffwechselung der Fruktose bleibt dein Blutzuckerspiegel auf einem konstanten Niveau. Außerdem sind Smoothies sehr lecker und einfach herzustellen.

Ein typisches deutsches Frühstück sieht zum Beispiel so aus:
- Kaffee mit Zucker und Milch – 30 kcal
- Becher Joghurt – 250 kcal
- 2 Scheiben Brot – 200 kcal
- Marmelade oder Nuss-Nougat-Aufstrich – 100 kcal
- Schokobrötchen – 200 kcal

Das sind etwa knapp 800 kcal. Ersetzt du dein Frühstück durch einen 500ml Smoothie mit 300 – 500 Kalorien kannst du problemlos 300 bis 500 Kalorien einsparen – ohne hungern zu und ohne mit einem leeren Magen zur Arbeit gehen zu müssen! Ein Smoothie sättigt lange und liefert bereits am Morgen einen richtigen Energiekick. Wenn du morgens nicht auf deine tägliche Dosis Koffein verzichten kannst, dann kannst du deinem Smoothie einfach etwas Matchapulver hinzufügen.

Abnehmen an sich ist nicht schwer und eigentlich auch von der Umsetzung ganz einfach – du musst nur wissen an welchen Schrauben du drehen musst. Um ein Kilogramm Fett zu verbrennen musst du insgesamt 7000 kcal verbrennen oder einsparen. Sparst du beispielsweise täglich beim Frühstück bereits 500 kcal ein, ergibt das 3500 kcal pro Woche und damit verlierst du ein halbes Kilogramm Fett. In Kombination mit zwei bis drei Einheiten Sport pro Woche kommst du schnell auf die 7000 kcal um ein Kilogramm Fett zu verlieren.

Du siehst also, abnehmen besteht aus ein bisschen rechnen und dem grundlegenden Verständnis dafür, wie unser Körper funktioniert. Es gibt keine Wunderpillen, Geheimwaffen oder Abnehmwunder. Du musst auch nicht Ernährungswissenschaften oder Lebensmittelchemie studieren. Es reicht das Prinzip des Kaloriendefizits verstanden zu haben und zu wissen, wie man langfristig gesund und ohne Jo-Jo-Effekt abnimmt.

## Welche Vorteile bieten Smoothies?

Jetzt weißt du wie das Abnehmen funktioniert und wie du mit Smoothies abnehmen kannst. Bleibt zu klären, welche weiteren Vorteile Smoothies mit sich bringen.

Smoothies sind sehr schnell zubereitet und erfordern wirklich kein Kochtalent. Alle Zutaten in den Mixer schmeißen und ordentlich durchmixen. In wenigen Minuten kannst du somit eine ganze Mahlzeit ersetzen. Zudem lassen sich Smoothies sehr gut in Glas- oder Plastikflaschen zur Schule, Universität oder Arbeit transportieren – also perfekt für unterwegs und für einen stressigen Alltag. Solltest du keine Zeit haben, um dir in deiner Mittagspause etwas vom Bäcker, Restaurant oder Fastfood-Geschäft zu holen, ist ein Smoothie die perfekte Lösung. Du kannst ihn schon zu Hause vorbereiten oder direkt im Büro mixen, falls ein Mixer vorhanden ist.

Ein halber Liter Smoothie ersetzt eine Hauptmahlzeit, hält lange satt und versorgt deinen Körper mit viel Energie und allen wichtigen Nährstoffen. Weiterhin nimmst du problemlos die empfohlenen fünf Portionen Obst/Gemüse zu dir. Wenn wir ehrlich sind: fast niemand von uns schafft es jeden Tag mehrere Portionen Obst oder Gemüse zu essen, weil es einfach zu aufwendig ist, oft nicht besonders gut schmeckt und es schnell in Vergessenheit gerät.

Die zahlreichen Ballaststoffe verbessern deine Verdauung, helfen deiner Darmflora und halten deinen Blutzuckerspiegel konstant. Smoothies enthalten zahlreiche Mikronährstoffe wie Vitamine, Mineralstoffe, Spurenelemente und sekundäre Pflanzenstoffe. Diese sind für deinen Stoffwechselprozess extrem wichtig und sorgen für eine reibungslose Funktion deines Körpers. Mikronährstoffe regulieren beispielsweise deinen Wasserhaushalt oder die Bildung deines Blutes. Da dein Körper Mikronährstoffe nicht selbst herstellen kann, ist er auf die Zufuhr von Außerhalb angewiesen. Gemüse und Obst sind einige der besten Lieferanten für Mikronährstoffe. Smoothies ermöglichen es dir diese in kurzer Zeit und ohne viel Aufwand zu „beschaffen".

Makronährstoffe sind ebenfalls äußerst wichtig für deinen Körper. Kohlenhydrate, Fette und Proteine zählen zu den Makronährstoffen. Sie dienen dem Körper als Energielieferant und zum Beispiel als Bausteine zum Aufbau von Muskel- und Bindegewebe. Je nach Smoothie sind viele gesunde Fette enthalten, die aus Nüssen oder Avocados stammen. Nüsse, Chia Samen und andere Samen enthalten zudem viele Proteine. Ein Smoothie liefert also bereits genug Mikro- und Makronährstoffe.

## Was beim Mixen beachten? Worauf beim Mixer achten?

Prinzipiell kannst du nicht viel falsch machen beim Zubereiten von Smoothies. Jedoch gibt es einige Dinge, die du beachten solltest.

### Bio ist besser

Bio Obst und Gemüse ist gespritztem Obst/Gemüse gegenüber vorzuziehen. Wenn du die Schale mitverarbeiten möchtest, dann willst du keine Pestizide und Giftstoffe im Smoothie haben oder? Natürlich kannst du dein Gemüse schälen. Jedoch befinden sich in der Schale sehr viele Mikronährstoffe, die beim Schälen verloren gehen.

### Immer gut waschen

Es ist ratsam die Zutaten vor dem Mixen gründlich zu waschen. Schließlich willst du keinen Dreck und auch keine Gift- oder Pestizidrückstände in deinem Smoothie haben. Dafür sollte das Wasser überwiegend kochend sein, abgesehen von Beeren, da ansonsten die Struktur zerstört wird.

### An deinen Mixer anpassen

Je nach Leistungsfähigkeit deines Mixers solltest du die Zutaten in kleine Stücke schneiden und vorher entkernen. Unser erster Mixer konnte beispielsweise gefrorenen Spinat nicht zerkleinern, mit Kräutern und härterem Gemüse wie Möhren hatte er ebenfalls Probleme – die Leistung hat einfach nicht gereicht. Einen Avocadokern hätte er im Leben nicht zerkleinert. Jetzt haben wir einen professionellen Mixer, der sich im höheren Preissegment befindet - dieser schafft problemlos Avocadokerne und alle anderen Zutaten.

### 30.000 Umdrehungen sind ratsam

In Pflanzengrün ist besonders viel Chlorophyll vorhanden. Chlorophyll wird auch als grünes Sonnenlicht bezeichnet und verleiht Pflanzen ihre grüne Farbe. Chlorophyll hat zahlreiche positive Wirkungen auf unser Blut und damit auf unsere Gesundheit. Chlorophyll unterstützt die Entgiftung, fördert die Regeneration bei Strahlenschäden, verbessert die Wundheilung, behebt Eisenmangel, schützt vor zahlreichen Krankheiten wie Diabetes, kann den Muskelaufbau verbessern und noch vieles mehr.

Das Problem: Das Chlorophyll ist in Zellen eingeschlossen und von Zellwänden geschützt. Um daran zu kommen, müssen diese Zellwände zunächst aufgebrochen werden. Du kannst die Zellwände aufbrechen, indem du 50 Mal kaust bevor du schluckst oder einen Hochleistungsmixer mit 30.000 Umdrehungen verwendest. Dieser kann das Chlorophyll ideal aus den

Pflanzenfasern „brechen" und deinem Körper zur Verfügung stellen. Du kannst dich dementsprechend entscheiden.

## BPA freie Behälter verwenden

BPA ist ein hormoneller Schadstoff und kommt in einigen Mixbehältern von Mixern vor. Dieser Substanz wird nachgesagt, einen negativen Einfluss auf deine Gesundheit zu haben. Deshalb solltest du beim Kauf eines Mixer darauf achten, dass der Behälter BPA frei ist. Glasbehälter haben dieses Problem nicht, da BPA nur in Plastik vorkommt. Tritan ist ein sehr robustes und widerstandsfähiges Plastik, welches komplett ohne BPA auskommt und von vielen Herstellern verwendet wird. Darauf sollte man bei der Auswahl des Mixers besonders achten.

# Smoothies
# REZEPTE

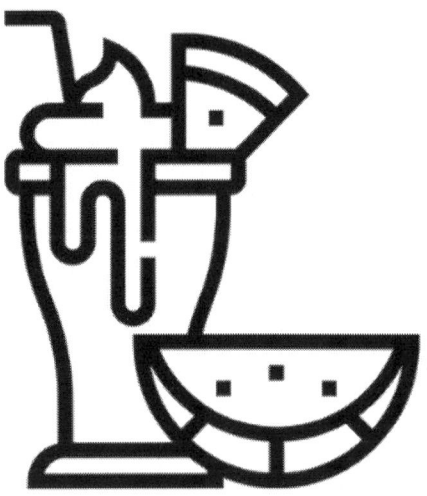

*Food Revolution*

# Pflaume-Zimt

| KH 17g | EW 1g | F 1g | kcal 72 | Portionen: 1 |

---

## Zutaten
- 100ml Mandelmilch
- 100ml Mineralwasser
- 75g Pflaume (getrocknet)
- 10g Zimt

## Wirkung
- Dieser Smoothie wirkt entschlackend und unterstützt die Verdauung. Der Heißhunger wird gedämpft und er ist ein wirklicher Energielieferant.

# Gurke-Fenchel

| KH 18g | EW 5g | F 1g | kcal 86 | Portionen: 2 |

---

## Zutaten
- 400ml Wasser
- 200g Fenchel
- 150g Gurke
- 100g Bärlauch
- 50g Eichblattsalat
- 1 Zitrone

## Wirkung
- Dieser Smoothie stärkt das Immunsystem durch Vitamine wie A,C,B6 und B1. Er ist verdauungsfördernd und bietet einen optimalen Start in den Tag.

# Chicorée-Apfel

**| KH 21g | EW 3g | F 1g | kcal 95 | Portionen: 3 |**

## Zutaten
- 300ml Wasser
- 150g Papaya
- 100g Spinat
- 75g Chicorée
- 70g Apfel
- 50g Orange
- 30g Fenchel
- etwas Kresse

## Wirkung
- In diesem Smoothie steckt viel Vitamin C. Außerdem soll er förderlich für die Verdauung sein. Zudem sind Vitamin A und Calcium, aber auch Kalium und Zink enthalten.

# Rosa Kokos

**| KH 35g | EW 5g | F 30g | kcal 100 | Portionen: 2 |**

## Zutaten
- 300ml Kokosmilch
- 120g Banane
- 100g Himbeeren
- 1 TL Zimt
- 1 Zweig Minze

## Wirkung
- Dieser Smoothie enthält Kalium und Vitamin B6, was vor allem für den Eiweißstoffwechsel wichtig ist. Darüber hinaus sind viele Mineralstoffe wie Magnesium und Eisen enthalten.

# Birne-Fenchel

| KH 26g | EW 2g | F 1g | kcal 108 | Portionen: 3 |

## Zutaten
- 200ml Wasser
- 200g Fenchelknolle
- 150g Birne
- 130g Apfel
- 120g Feigen (getrocknet)
- 50g Kresse
- 5g Ingwer (frisch)

## Wirkung
- Dieser Smoothie ist durch den Fenchel sehr sanft. Außerdem enthält die Birne Jod, sodass dieser Smoothie den Stoffwechsel anregt. Hinzukommend unterstützt der Smoothie den Abbau von Schadstoffen.

# Wasabi-Gurke

| KH 24g | EW 9g | F 1g | kcal 120 | Portionen: 1 |

## Zutaten
- 300g Salatgurke
- 150g Naturjoghurt (3,5% Fett)
- 10g Koriander
- 5g Wasabi
- 5g Ingwer
- 1 Zitrone
- Zitronenzesten

## Wirkung
- Dieser Smoothie regt die Verdauung an und wirkt antibakteriell. Außerdem erhöht er die Anzahl der Abwehrzellen, stärkt dementsprechend das Immunsystem.

# Orangen-Papaya

| KH 30g | EW 5g | F 1g | kcal 122 | Portionen: 2 |

## Zutaten
- 300ml Wasser
- 300g Gurke
- 250g Papaya
- 180g Orange
- 30g Möhrengrün
- 1 Limette

## Wirkung
- In diesem Smoothie ist eine wahre Vitamin C Bombe, was sich positiv auf beispielsweise unser Immunsystem und unsere Zellen auswirkt. Außerdem wirkt er entschlackend.

# Apfel-Feldsalat

| KH 28g | EW 3g | F 1g | kcal 123 | Portionen: 3 |

## Zutaten
- 500ml Wasser
- 260g Apfel
- 200g Banane
- 150g Feldsalat
- 100g Babyspinat

## Wirkung
- Dieser Smoothie ist reich an Vitaminen und stärkt die Muskulatur. Er enthält viele wertvolle Mineralstoffe wie Kalium und Magnesium. Außerdem enthält er Vitamin A und C und Folsäure.

# Ananas-Romanasalat

| KH 33g | EW 2g | F 1g | kcal 127 | Portionen: 2 |

## Zutaten
- 450g Ananas
- 350ml Wasser
- 40g Brokkoli
- 40g Romanasalat
- 5g Cayennepfeffer
- 1 Zitrone

## Wirkung
- Dieser Smoothie regt die Verdauung an und ist reich an wichtigen Vitalstoffen. Unter anderem enthält er Calcium, Magnesium, Zink und Eisen. Zusätzlich hilft er bei der Entsäuerung unseres Körpers.

# Aprikose-Basilikum

| KH 28g | EW 6g | F 1g | kcal 127 | Portionen: 1 |

## Zutaten
- 300g Gurke
- 100g Aprikose
- 50g Rucola
- 50ml Wasser
- 30g Basilikum
- 5g Honig

## Wirkung
- Dieser Smoothie stärkt das Immunsystem und kurbelt den Kreislauf an. Außerdem hilft er dem Magen-Darm-Trakt und enthält Mineralstoffe wie Eisen und Magnesium.

# Pak-Choi-Orange

| KH 28g | EW 5g | F 1g | kcal 135 | Portionen: 2 |

## Zutaten
- 300g Pak-Choi
- 200g Orange
- 150g Rote Bete
- 150g Möhren
- 130g Apfel
- 5g Ingwer

## Wirkung
- Dieser Smoothie wirkt entzündungshemmend und ist reich an Betain. Durch die vielen Vitamine, die verdauungsfördernden Ballaststoffe und das Gingerol des Ingwers ist er eine Wohltat für den Körper.


# Salbei-Kiwi

| KH 30g | EW 3g | F 2g | kcal 135 | Portionen: 4 |

## Zutaten
- 500ml Wasser
- 400g Kiwi
- 400g Apfel
- 150g Spinat
- 10g Salbei
- 5g Ingwer

## Wirkung
- Dieser Smoothie enthält diverse Vitamine und Mineralstoffe. Darüber hinaus wird das Immunsystem gestärkt und er wirkt entzündungshemmend.

# Grapefruit-Sellerie

| KH 32g | EW 6g | F 1g | kcal 140 | Portionen: 1 |

## Zutaten
- 300ml Wasser
- 200g Staudensellerie
- 150g Grapefruit
- 50g Petersilie
- 1 Zitrone

## Wirkung
- Dieser Smoothie ist reich an Antioxidantien und schützt darüber hinaus den Magen. Außerdem hemmt er die Gewichtszunahme und enthält viele wichtige Vitamine und Nährstoffe.

# Beere-Chia

| KH 20g | EW 1g | F 3g | kcal 142 | Portionen: 1 |

## Zutaten
- 120ml Granatapfel-Saft
- 120ml Wasser
- 75g Beeren (gemischt)
- 10g Chia Samen

## Wirkung
- Dieser Smoothie ist reich an pflanzlichem Eiweiß und wirkt entzündungshemmend. Außerdem sind viele Antioxidantien und Vitamin C enthalten.

177

# Wirsing-Ananas

**| KH 35g | EW 4g | F 1g | kcal 144 | Portionen: 1 |**

## Zutaten
- 125g Ananas
- 100g Wirsingblätter
- 100g Salatgurke
- 75ml Orangensaft
- 20g Basilikum
- 5g Ingwer

## Wirkung
- Dieser Smoothie ist antibakteriell und wirkt durch die enthaltenden Senföle gegen Viren und Bakterien. Außerdem ist er reich an Calcium, Magnesium, Eisen, Jod und Zink.

# Matcha-Apfel

**| KH 30g | EW 5g | F 2g | kcal 146 | Portionen: 2 |**

## Zutaten
- 300ml Wasser
- 200g Kiwi
- 150g Apfel (grün)
- 2g Matchapulver
- 2 TL Ahornsirup
- 1 Limette

## Wirkung
- In diesem Smoothie sind viele Vitamine wie Vitamin C und K enthalten. Außerdem sind präbiotische Ballaststoffe und schützende Antioxidantien enthalten, somit ist er sehr gut für unseren Körper.

# Apfel-Melone

| KH 32g | EW 3g | F 1g | kcal 148 | Portionen: 2 |

## Zutaten
- 250g Galiamelone
- 250ml Kokosmilch
- 200g Apfel
- 100g Grapefruit
- 50g Minze

## Wirkung
- Der Smoothie ist reich an Antioxidantien, Vitamin A und C, Calcium und Magnesium. Die enthaltenen Entgiftungsenzyme und die leicht abführende Wirkung, helfen beim Abnehmen und entgiften den Körper.

# Apfel-Champignon

| KH 31g | EW 5g | F 2g | kcal 149 | Portionen: 1 |

## Zutaten
- 250ml Wasser
- 200g Apfel
- 50g Champignon
- 50g Blattspinat
- 20g Petersilie
- 5g Salbei

## Wirkung
- Dieser Smoothie ist antibakteriell und hat eine heilende Wirkung. Er ist reich an Vitaminen und Mineralstoffen, die die Organfunktionen unterstützen.

# Ananas-Rote-Bete

| KH 38g | EW 3g | F 1g | kcal 150 | Portionen: 3 |

## Zutaten
- 450g Ananas
- 250ml Orangensaft
- 200g Rote Bete (vorgegart)
- 10g Honig
- 1 Zitrone

## Wirkung
- Dieser Smoothie ist reich an Kalium und Magnesium und ist entzündungshemmend. Durch den Großteil an Mineralstoffen wie Jod und Calcium wirkt dieser Smoothie positiv bei Stress.

# Radieschen-Kresse

| KH 25g | EW 10g | F 4g | kcal 150 | Portionen: 1 |

## Zutaten
- 150ml Buttermilch
- 100g Kresse
- 75g Radieschen
- 10g Paprikapulver
- 1 Zitrone

## Wirkung
- Dieser Smoothie enthält sehr viel Eisen und Folsäure. Darüber hinaus enthält er Senföle, die die Verdauung anregen und vor Krankheiten schützen können.

# Radieschen-Buttermilch

| KH 23g | EW 10g | F 3g | kcal 151 | Portionen: 2 |

## Zutaten
- 500g Radieschen
- 400ml Buttermilch
- 50g Petersilie
- 30g Kresse
- 5g Paprika edelsüß
- 1 Zitrone

## Wirkung
- Dieser Smoothie unterstützt die Verdauung und beschleunigt den Stoffwechsel. Dabei ist er reich an Vitaminen wie A, B1, B2, B6, C und E, somit bekommt der Körper viele sehr wichtige Vitamine.

# Brombeer-Banane

| KH 36g | EW 4g | F 1g | kcal 154 | Portionen: 2 |

## Zutaten
- 200g Banane
- 100g Brombeeren
- 100g Kokosmilch
- 100g fettarmer Joghurt
- 1 EL Honig
- 1 Zitrone

## Wirkung
- Dieser Smoothie ist reich an Vitaminen wie A,B und C. Des Weiteren ist er reich an Mangan, Magnesium und Zink. Er ist entzündungs-hemmend und das Tryptophan der Banane kann Stress reduzieren.

# Kiwi-Petersilien

| KH 20g | EW 8g | F 13g | kcal 154 | Portionen: 2 |

## Zutaten
- 300ml Wasser
- 80g Avocado
- 60g Apfel (grün)
- 50g Kiwi
- 30g Spinat (frisch)
- 20g Petersilie
- 10g Chia Samen
- 2g Matchapulver
- 1 Limette

## Wirkung
- In diesem Smoothie sind viele ungesättigte Fettsäuren enthalten. Außerdem ist er reich an Vitaminen wie C und A. Zusätzlich wirkt er entwässernd und verdauungsfördernd.

# Brombeer-Vanille

| KH 11g | EW 25g | F 1g | kcal 155 | Portionen: 1 |

## Zutaten
- 100ml Kokosmilch
- 50g Brombeeren
- 30g Vanilleeiweißpulver
- ½ TL Zimt
- ½ TL Vanilleextrakt

## Wirkung
- Dieser Smoothie ist reich an Eiweiß und ein Energielieferant. Dabei wird das Fett der Kokosmilch nur selten ins Fettgewebe eingelagert und kann somit beim Abnehmen helfen.

# Spinat-Dattel

| KH 40g | EW 3g | F 1g | kcal 157 | Portionen: 2 |

## Zutaten
- 200ml Wasser
- 150g Banane
- 120g Apfel
- 50g Spinat
- 25g Fenchel
- 20g Datteln (entsteint)
- 5g Ingwer
- 1 Zitrone
- 1 EL Honig

## Wirkung
- Dieser Smoothie hilft bei einem Säureungleichgewicht im Körper. Zudem enthält er Vitamin B6 und C. Außerdem sind Mineralstoffe wie Kalium und Magnesium und Folsäure enthalten.

# Feldsalat-Grüntee

| KH 39g | EW 6g | F 1g | kcal 162 | Portionen: 1 |

## Zutaten
- 100g Feldsalat
- 100g Rucola
- 50ml Grünen Tee (Sencha)
- 30g Datteln (entsteint)
- 1 Zitrone
- etwas Zimt

## Wirkung
- Dieser Smoothie wirkt entwässernd und enthält Mineralstoffe wie Phosphor und Zink. Zudem ist er reich an Antioxidantien und enthält die Aminosäure Tryptophan, die in Melatonin umgewandelt wird.

# Tomate-Soja

| KH 25g | EW 9g | F 4g | kcal 164 | Portionen: 1 |

## Zutaten
- 200g Tomate
- 180g Zucchini
- 150g Paprika
- 100ml Soja-Drink
- 10g Basilikum
- 1 Zitrone
- Salz und Pfeffer

## Wirkung
- Dieser Smoothie hilft durch das Kalium besonders gut bei der Verwertung von Kohlenhydraten und wirkt durch den hohen Wasseranteil entschlackend. Dabei ist er reich an Vitaminen.


# Apfel-Tomate

| KH 34g | EW 4g | F 1g | kcal 164 | Portionen: 1 |

## Zutaten
- 200g Apfel
- 150g Tomaten
- 50g Staudensellerie
- 30g Kohlrabiblätter
- ½ Chilischote (rot)
- ½ Zitrone

## Wirkung
- Dieser Smoothie ist reich an Antioxidantien und wirkt entzündungshemmend. Außerdem unterstützt er das Immunsystems und hilft gegen Heißhungerattacken, durch die appetitzügelnde Wirkung.

# Spinat-Curry

| KH 25g | EW 16g | F 2g | kcal 164 | Portionen: 2 |

## Zutaten
- 500g Naturjoghurt (3,5% Fett)
- 250g Blattspinat
- 50ml Milch (1,5% Fett)
- 20g Rosinen
- 10g Curry
- Salz und Pfeffer

## Wirkung
- Dieser Smoothie liefert eine große Portion Energie und schützt vor Heißhungerattacken. Außerdem wird die Verdauung unterstützt und die Gedächtnisfunktionen werden verbessert.

# Pfirsich-Mangold

| KH 40g | EW 6g | F 1g | kcal 169 | Portionen: 1 |

## Zutaten
- 250g Pfirsich
- 250g Gurke
- 100g Mangold
- 100ml Wasser
- 1 Vanilleschote

## Wirkung
- Dieser Smoothie unterstützt die Verdauung und stärkt das Immunsystem. Der hohe Vitamin K Gehalt hilft den Muskeln bei der Regeneration.

# Ananas-Buttermilch

| KH 40g | EW 4g | F 1g | kcal 169 | Portionen: 4 |

## Zutaten
- 450g Ananas
- 200g Apfel
- 185g Orange
- 150ml Buttermilch
- 100g Banane
- 90g Kiwi
- 25g Feldsalat
- etwas Petersilie

## Wirkung
- Dieser Smoothie ist reich an Vitaminen, wie C und K. Außerdem enthält er viele Ballaststoffe und Antioxidantien. Auch enthalten sind Mineralstoffe wie Folsäure, Magnesium und Kalzium.

# Papaya-Spinat

| KH 43g | EW 4g | F 1g | kcal 172 | Portionen: 2 |

## Zutaten
- 200ml Kokoswasser
- 200g Banane
- 200g Gurke
- 100g Papaya
- 100g Ananas
- 100g Babyspinat

## Wirkung
- Dieser Smoothie regt den Stoffwechsel an. Außerdem wird einer Darmträgheit vorgebeugt. Zudem ist er reich an Magnesium und Folsäure und unterstützt somit lebenswichtige Prozesse im Körper.

# Gurke-Apfel

| KH 39g | EW 3g | F 1g | kcal 174 | Portionen: 3 |

## Zutaten
- 500g Gurke
- 400g Apfel
- 180g Kiwi
- 100g Feldsalat
- 50g Minze
- 10g Honig
- 1 Limette

## Wirkung
- Dieser Smoothie ist reich an Vitaminen und entzündungs-hemmend. Durch den hohen Anteil an Vitamin C stärkt er das Immunsystem enorm.

# Papaya-Gurke

| KH 46g | EW 4g | F 1g | kcal 179 | Portionen: 1 |

## Zutaten
- 250g Papaya
- 150g Gurke
- 90g Orange
- 20g Möhrengrün
- 1 Zitrone

## Wirkung
- Dieser Smoothie enthält viele Vitamine wie A, B, C, E und Carotin. Außerdem regt er die Verdauung an und durch die Ballaststoffe wirkt er sich somit positiv auf den Magen-Darm-Trakt aus.

# Spitzkohl-Apfel

| KH 47g | EW 2g | F 1g | kcal 181 | Portionen: 2 |

## Zutaten
- 150g Banane
- 150g Äpfel (säuerlich)
- 80g Spitzkohl
- 20g Datteln (entsteint)
- 5g Ingwer
- 2 TL Meersalz
- 1 Bund Petersilie
- 1 Chilischote
- etwas Wasser

## Wirkung
- In diesem Smoothie sind viele Mineralstoffe wie Kalium, Phosphor und Eisen enthalten. Zudem wirkt er durch den Ingwer virusstatisch. Außerdem hilft er der Verdauung.

# Ananas-Mango

| KH 47g | EW 2g | F 1g | kcal 183 | Portionen: 2 |

## Zutaten
- 450g Ananas
- 100g Orange
- 100g Mango
- 20g Koriander
- 5g Ingwer
- 1 Limette

## Wirkung
- Dieser Smoothie enthält viele Vitamine wie B und C und Mineralstoffe, wie Eisen und Magnesium. Durch diesen Smoothie wird die Verdauung angeregt und die Darmflora regeneriert.

# Feldsalat-Orangen

| KH 42g | EW 3g | F 1g | kcal 184 | Portionen: 2 |

## Zutaten
- 200g Äpfel (säuerlich)
- 70g Orange
- 60g Feldsalat
- 50g Gurke
- 30g Romanasalat
- 5g Ingwer
- 1 Zitrone
- etwas Wasser

## Wirkung
- Durch diesen Smoothie wird dem Körper viel Vitamin C zugeführt. Außerdem sind Jod und Folsäure enthalten. Er wirkt antibakteriell, entzündungshemmend und ist dabei noch entwässernd.

# Buttermilch-Chili

| KH 28g | EW 8g | F 5g | kcal 185 | Portionen: 5 |

## Zutaten
- 500g Kefir
- 500ml Buttermilch
- 450g Ananas
- 100g Banane
- 75g Chili (Schote)
- 6 EL Haferflocken

## Wirkung
- Dieser Smoothie enthält viele Antioxidantien und Vitamine. Dabei ist er verdauungsfördernd und unterstützt das Immunsystem. Zudem wirkt er sättigend und appetithemmend.

# Beere-Kakao

| KH 35g | EW 4g | F 2g | kcal 187 | Portionen: 2 |

## Zutaten
- 250g Beeren (gemischt)
- 250g Mandelmilch
- 200g Banane
- 10g Kakaopulver (roh)

## Wirkung
- Dieser Smoothie enthält viele Antioxidantien, Magnesium und Eisen. Durch das rohe Kakaopulver ist er ein echter Wachmacher. Mit dem Vitamin B12 stärkt dieser Smoothie die Haare und Nägel.

# Postelein-Kiwi

| KH 45g | EW 4g | F 1g | kcal 190 | Portionen: 2 |

## Zutaten
- 200g Apfel
- 200g Banane
- 100g Postelein
- 100g Kiwi
- 100ml Wasser
- 40g Minze

## Wirkung
- Dieser Smoothie enthält einen hohen Anteil an Omega-3-Fettsäuren, die stoffwechselaktivierend sind. Außerdem eine große Anzahl an Vitaminen und Mineralstoffen wie Eisen und Zink.

# Beere-Grapefruit

| KH 30g | EW 8g | F 3g | kcal 191 | Portionen: 2 |

## Zutaten
- 250g gemischte Beeren
- 200g fettarmen Joghurt
- 150g Grapefruit
- 2 TL Leinöl
- 4 TL Hefeflocken
- 2 TL Agavendicksaft
- 1 Zitrone
- Zimt

## Wirkung
- Dieser Smoothie fördert die Verdauung und ist entzündungshemmend. Außerdem enthält er Omega-3-Fettsäuren zur Vorbeugung eines hohen Cholesterinspiegels.

# Erdnuss-Schoko

| KH 7g | EW 20g | F 38g | kcal 192 | Portionen: 2 |

## Zutaten
- 300ml Kokosmilch
- 30g Eiweißpulver (Schokolade)
- 20g Erdnüsse (ungesalzen)
- 2 EL Erdnussbutter
- 1 EL Kakaopulver (roh)
- 1 TL Zimt
- Meersalz

## Wirkung
- In diesem Smoothie sind viele ungesättigte Fettsäuren enthalten. Außerdem ist er ein Wachmacher und wirkt antibakteriell. Zudem ist dieser Smoothie förderlich für die Verdauung.

# Spinat-Matcha

| KH 25g | EW 6g | F 20g | kcal 195 | Portionen: 2 |

## Zutaten
- 300ml Wasser
- 160g Avocado
- 100g Spinat
- 60g Banane
- 50g Gurke
- 2g Matchapulver
- 1 Limette
- 1 Zweig Minze
- 1 Zweig Petersilie

## Wirkung
- Dieser Smoothie enthält viele ungesättigte Fettsäuren. Er enthält viele Vitamine, wie B6 und C und macht wach. Zusätzlich wirkt er entschlackend.

# Maracuja-Joghurt

| KH 47g | EW 6g | F 0g | kcal 197 | Portionen: 1 |

## Zutaten
- 250ml Maracujasaft
- 100g Joghurt (1,5% Fett)
- 50g Gurke
- 2 EL Agavendicksaft
- 1 EL Limettensaft
- 1 EL Hafer-Schmelzflocken

## Wirkung
- Dieser Smoothie kann durch Vitamin B6 eine positive Wirkung auf das Herz-Kreislauf-System haben. Außerdem ist er reich an Antioxidantien und gut für das Gehirn.

# Blaubeer-Grünkohl

| KH 27g | EW 5g | F 8g | kcal 200 | Portionen: 2 |

## Zutaten
- 200g Ananas
- 200g Grünkohl
- 150g Blaubeeren
- 100g griechischer Joghurt
- 10g Mandelbutter

## Wirkung
- Dieser Smoothie ist stoffwechselanregend und verdauungs-beschleunigend. Reich an Calcium zur Unterstützung der Knochen und an Ballaststoffen.

# Maracuja-Rucola

| KH 45g | EW 5g | F 1g | kcal 201 | Portionen: 2 |

## Zutaten
- 250ml Wasser
- 250g Maracuja
- 200g Mango
- 100g Rucola
- 30g Ingwer

## Wirkung
- Dieser Smoothie schützt durch die antioxidative Wirkung der Zellen und somit auch das Immunsystem. Er enthält viele Vitamine, wirkt dabei entwässernd und unterstützt die Verdauung.

# Brokkoli-Mandel

| KH 21g | EW 8g | F 11g | kcal 204 | Portionen: 2 |

## Zutaten
- 200ml Grünen Tee
- 150g Joghurt (griechisch)
- 100g Brokkoli
- 100g Erdbeeren
- 30g Kichererbsen
- 10g Mandeln
- 1 TL Zimt

## Wirkung
- Dieser Smoothie regt den Stoffwechsel an und hilft bei der Fettverbrennung. Dabei ist er reich an Eiweiß und Zink. Durch den grünen Tee ist er ein echter Wachmacher.

# Tomate-Romana

| KH 22g | EW 7g | F 12g | kcal 209 | Portionen: 2 |

## Zutaten
- 300g Tomaten
- 150g Avocado
- 150g Rucola
- 150g Romanasalat
- 100g Staudensellerie
- 10g Thymian
- 5g Oregano

## Wirkung
- Dieser herzhafte Smoothie enthält viele Mineralstoffe und Vitamine. Durch die ungesättigten Fettsäuren fördert er die Aufnahme und Verarbeitung dieser im Körper.

# Papaya-Clementine

**| KH 40g | EW 4g | F 6g | kcal 213 | Portionen: 2 |**

## Zutaten
- 150g Papaya
- 80g Apfel
- 50g Clementine
- 2 EL Honig
- 2 EL Sonnenblumenkerne
- 1 Zitrone
- etwas Zimt

## Wirkung
- In diesem Smoothie ist viel Vitamin C enthalten. Außerdem wirkt er antibakteriell und entzündungshemmend. Zusätzlich fördert dieser Smoothie die Verdauung.

# Birne-Ingwer

**| KH 52g | EW 5g | F 1g | kcal 214 | Portionen: 1 |**

## Zutaten
- 350ml Ingwertee
- 150g Apfel
- 150g Birne
- 100g Spinat
- 5g Ingwer
- 1 Limette

## Wirkung
- Dieser Smoothie enthält viele Antioxidantien und Vitamine. Er unterstützt das Immunsystem und wirkt entzündungshemmend. Zusätzlich wirkt er entschlackend.

# Banane-Romana

| KH 53g | EW 4g | F 1g | kcal 215 | Portionen: 2 |

## Zutaten
- 400g Banane
- 250ml Wasser
- 125g Romanasalat
- 125g Feldsalat
- 20g Petersilie
- 10g Porree
- 10ml Agavendicksaft

## Wirkung
- Dieser Smoothie regt die Nierentätigkeit an und hilft beim Entschlacken. Außerdem ist er verdauungsanregend und antibakteriell. Das Kalium hilft bei der Zellerneuerung.

# Mandel-Kiwi

| KH 30g | EW 6g | F 22g | kcal 215 | Portionen: 2 |

## Zutaten
- 300ml Mandelmilch
- 160g Avocado
- 60g Banane
- 50g Spinat
- 50g Kiwi
- 2 TL Ahornsirup
- 1 TL Ingwer
- ½ Limette

## Wirkung
- In diesem Smoothie sind viele ungesättigte Fettsäuren enthalten. Durch die verschiedenen Vitamine und Mineralstoffe wie Eisen, Phosphor und Magnesium wird der Körper rundum versorgt.

# Orange-Traube

| KH 54g | EW 3g | F 1g | kcal 216 | Portionen: 2 |

## Zutaten
- 250ml Wasser
- 200ml Orangensaft
- 200g Mango
- 200g Weintrauben
- 150g Gurke
- 20g Karottengrün
- 5g Ingwer

## Wirkung
- Dieser Smoothie hilft bei der Entgiftung des Körpers und der Stärkung des Immunsystems. Dabei ist er reich an Wasser, sodass er entschlackt und die Verdauung unterstützt.

# Blattspinat-Ananas

| KH 52g | EW 2g | F 1g | kcal 224 | Portionen: 4 |

## Zutaten
- 500g Ananas
- 400g Banane
- 150g Blattspinat
- 150g Gurke
- 4 TL Chia Samen
- etwas Zimt

## Wirkung
- Dieser Smoothie unterstützt die Säure-Basen-Regulation des Körpers. Außerdem enthält er viel Vitamin C und wirkt entwässernd. Zudem ist er verdauungsfördernd.

# Himbeer-Passionsfrucht

| KH 40g | EW 6g | F 6g | kcal 224 | Portionen: 2 |

## Zutaten
- 350ml Mandelmilch
- 200g Passionsfrucht
- 150g Himbeere
- 20g Haferflocken
- 10g Mandeln

## Wirkung
- Dieser Smoothie enthält viele Ballaststoffe, die somit gut für die Verdauung sind. Die enthaltenden Vitamine unterstützen die allgemeinen Körperfunktionen optimal.

# Mangold-Cranberry

| KH 60g | EW 2g | F 1g | kcal 228 | Portionen: 1 |

## Zutaten
- 150g Birne
- 100g Mangold
- 25g Cranberries
- etwas Wasser

## Wirkung
- Durch die im Mangold enthaltenden Flavonoide wirkt dieser Smoothie entzündungshemmend, antioxidativ und hilft dabei den Blutdruck zu senken. Außerdem enthält er Jod, Vitamin A und C.

# Erdnussbutter-Kokos

| KH 9g | EW 30g | F 7g | kcal 233 | Portionen: 1 |

## Zutaten
- 100ml Kokosmilch
- 30g Eiweißpulver (Schoko)
- 10g Erdnussbutter
- 1 EL Kakaopulver (roh)
- ¼ TL Zimt

## Wirkung
- Dieser Smoothie liefert viele Proteine und Ballaststoffe. Dabei ist er ein optimaler Energielieferant und hilft bei der Gewichtsreduktion. Zudem wirkt er entzündungshemmend.

# Avocado-Melone

| KH 67g | EW 11g | F 20g | kcal 235 | Portionen: 2 |

## Zutaten
- 250g Avocado
- 250g Honigmelone
- 200ml Milch (1,5% Fett)
- 200g Naturjoghurt (3,5% Fett)
- 1 EL Honig
- ½ Limette

## Wirkung
- Dieser Smoothie hilft dank des hohen Wassergehaltes optimal beim Entschlacken. Des Weiteren hilft er bei der Rehydrierung nach dem Sport. Er ist reich an Vitaminen, Mineralstoffen und Spurenelementen.

# Ananas-Löwenzahn

| KH 57g | EW 5g | F 1g | kcal 236 | Portionen: 2 |

## Zutaten
- 450g Ananas
- 200g Banane
- 100g Staudensellerie
- 100g Löwenzahn
- 5g Ingwer

## Wirkung
- Dieser Smoothie unterstützt die Organe, die an der Verdauung beteiligt sind. Darüber hinaus werden die Galle und die Leber unterstützt und er enthält viele Antioxidantien.

# Feldsalat-Orange

| KH 50g | EW 6g | F 4g | kcal 236 | Portionen: 2 |

## Zutaten
- 250ml Orangensaft
- 250g Orange
- 200g Mango
- 150g Feldsalat
- 10g Sesam
- 1 Zitrone

## Wirkung
- Dieser Smoothie ist reich an Vitamin A, C. und Folsäure. Außerdem unterstützt er die Verdauung, stärkt die Knochen und die Zähne. Zudem enthält er Beta-Carotin, was sich gut auf die Haut auswirkt.

# Mandel-Himbeere

| KH 42g | EW 7g | F 6g | kcal 237 | Portionen: 2 |

## Zutaten
- 250ml Wasser
- 200g Banane
- 100g Himbeeren
- 40g Gojibeeren (getrocknet)
- 20g Mandeln

## Wirkung
- Dieser Smoothie hat einen hohen Proteingehalt. Darüber hinaus viele Vitamine und Folsäure. Außerdem wirkt er entschlackend und fördert die Verdauung.

# Traube-Rotkohl

| KH 63g | EW 4g | F 1g | kcal 238 | Portionen: 1 |

## Zutaten
- 150g Birne
- 150g Weintrauben (rot)
- 100g Rotkohlblätter
- 1 Zitrone

## Wirkung
- Dieser Smoothie enthält Magnesium und viele Mineralstoffe wie Chlorid, das beispielsweise den Wasserhaushalt steuert und die Bildung von Magensäure reguliert.

# Mandel-Brombeere

| KH 51g | EW 8g | F 3g | kcal 243 | Portionen: 1 |

## Zutaten
- 200ml Mandelmilch
- 200g Banane
- 50g Brombeeren
- 5g Proteinpulver

## Wirkung
- Dieser Smoothie enthält viele Antioxidantien und Eiweiß. Durch die enthaltenden Ballaststoffe und ungesättigten Fettsäuren hilft er bei der Verdauung.

# Gojibeeren-Mango

| KH 54g | EW 5g | F 2g | kcal 243 | Portionen: 2 |

## Zutaten
- 400g Apfel
- 250ml Wasser
- 200g Mango
- 40g Gojibeeren (getrocknet)
- 1 Limette

## Wirkung
- Dieser Smoothie ist reich an Eisen und Vitamin C. Dadurch wird das Immunsystem gestärkt. Die enthaltenden Spurenelemente und Mineralstoffe wie Eisen und Magnesium helfen bei der Regeneration.

# Kokos-Apfel

**| KH 40g | EW 5g | F 10g | kcal 246 | Portionen: 2 |**

## Zutaten
- 250ml Kokoswasser
- 200g Apfel
- 200g Erdbeeren
- 125g Avocado
- 100g Sellerie
- 100g Rote Bete
- 5g Honig
- 1 Zitrone

## Wirkung
- Dieser Smoothie enthält viele ungesättigte Fettsäuren und durch das isotonische Kokoswasser versorgt er den Körper optimal mit den wichtigen Mineralstoffen und Vitaminen, nach sportlicher Betätigung.

# Karotte-Orange

**| KH 54g | EW 7g | F 2g | kcal 246 | Portionen: 1 |**

## Zutaten
- 200g Orange
- 150g Apfel
- 150g Karotte
- 75g Spinat
- 50g Brokkoli

## Wirkung
- Dieser Smoothie stärkt die Knochen durch den Anteil an Calcium und Vitamin K. Der Säuregehalt des Körpers wird gesenkt. Durch den Vitamin C Gehalt wird das Immunsystem gestärkt.

# Himbeer-Zitrone

| KH 17g | EW 42g | F 3g | kcal 254 | Portionen: 1 |

## Zutaten
- 75g Himbeeren
- 50g Eiweißpulver
- 50ml Wasser
- 5g Chia Samen
- 1 Zitrone

## Wirkung
- Dieser Smoothie ist reich an Vitamin C und Eiweiß. Darüber hinaus sind weitere Vitalstoffe wie Vitamin A, B und Biotin enthalten und er unterstützt die Verdauung.

# Haselnuss-Beere

| KH 15g | EW 8g | F 12g | kcal 254 | Portionen: 2 |

## Zutaten
- 150g Beeren (gemischt)
- 150g Naturjoghurt (3,5% Fett)
- 100ml Milch (1,5% Fett)
- 25g Haselnüsse
- 25g Eiweißpulver (Schokolade)
- 5g Kakaopulver (roh)
- 1 TL Stevia

## Wirkung
- Dieser Smoothie ist reich an Proteinen und die Omega-6-Fettsäuren senken den Cholesterinspiegel. Außerdem sind Mineralien wie Magnesium, Phosphor und Eisen enthalten.

# Sanddorn-Banane

| KH 63g | EW 2g | F 1g | kcal 254 | Portionen 2 |

## Zutaten
- 600ml Wasser
- 200g Banane
- 200g Apfel
- 185g Orange
- 100g Sanddornsaft
- 20g Datteln

## Wirkung
- Dieser Smoothie stärkt die Abwehrkräfte durch einen hohen Vitamin C Gehalt. Dabei gibt er einen echten Energieschub. Er wirkt entzündungshemmend und verbessert die Verdauung.


# Ananas-Kokos

| KH 52g | EW 3g | F 6g | kcal 256 | Portionen: 3 |

## Zutaten
- 500g Ananas
- 280ml Kokoswasser
- 200g Banane
- 150g Spinat
- 150g Avocado
- 120g Limette

## Wirkung
- Dieser Smoothie wirkt entwässernd und verdauungsanregend. Durch die ungesättigten Fettsäuren wird die Gewichtsreduktion unterstützt und der Körper kann die wichtigen Nährstoffe optimal nutzen.

# Melone-Kiwi

| KH 63g | EW 4g | F 1g | kcal 258 | Portionen: 2 |

## Zutaten
- 500g Honigmelone
- 200ml Wasser
- 175g Kiwi
- 40g Datteln (entsteint)
- 3 Zweige Minze
- 1 Limette

## Wirkung
- Dieser Smoothie enthält viele Vitamine wie B1, B2, B6, C und K. Zudem ist Beta-Carotin enthalten, was zu Vitamin A umgewandelt wird, und er ist antioxidativ.

# Mangold-Mango

| KH 62g | EW 5g | F 2g | kcal 260 | Portionen: 2 |

## Zutaten
- 300g Mango
- 200g Banane
- 150g Maracuja
- 150ml Wasser
- 100g Mangold
- 50g Petersilie

## Wirkung
- Dieser Smoothie ist reich an Vitaminen und ein richtiger Sattmacher. Er enthält viel Kalzium und unterstützt so die Zellerneuerung. Der hohe Vitamin C Gehalt unterstützt das Immunsystem.

# Karotte-Kokos

| KH 19g | EW 4g | F 17g | kcal 261 | Portionen: 1 |

## Zutaten
- 200g Karotten
- 75g Kokosmilch
- 25g Naturjoghurt (3,5% Fett)
- 3 EL Kokosraspel
- 3 EL Chia Samen

## Wirkung
- Dieser Smoothie hilft durch die löslichen und unlöslichen Ballaststoffe bei der Verdauung. Außerdem ist er gut für das Herz-Kreislauf-System.

# Mandelmilch-Pfirsich

| KH 56g | EW 5g | F 5g | kcal 262 | Portionen: 1 |

## Zutaten
- 400ml Mandelmilch
- 300g Pfirsich
- 20g Datteln
- 15g Zimt

## Wirkung
- Dieser Smoothie schützt die Zellen und ist reich an Mineralstoffen wie Kupfer, Kalzium und Magnesium. Die enthaltenden ungesättigten Fettsäuren unterstützen die Aufnahme der Mineralstoffe.

# Avocado-Banane

| KH 23g | EW 15g | F 15g | kcal 263 | Portionen: 2 |

## Zutaten
- 150g Avocado
- 100g Banane
- 75ml Wasser
- 50g Blaubeeren
- 30g Eiweißpulver (Vanille)
- 10g Walnüsse

## Wirkung
- Dieser Smoothie ist reich an ungesättigten Fettsäuren wie Omega -3. Durch einen hohen Eisen- und Eiweißanteil unterstützt er die Muskeln optimal. Außerdem hilft er beim Entwässern - somit beim Abnehmen.

# Passionsfrucht-Spinat

| KH 61g | EW 8g | F 2g | kcal 264 | Portionen: 2 |

## Zutaten
- 400g Mango
- 250ml Wasser
- 200g Passionsfrucht
- 100g Spinat
- 30g Minze
- 5g Spirulina

## Wirkung
- Dieser Smoothie enthält viele Ballaststoffe und fördert somit die Verdauung. Außerdem verhindert er Heißhungerattacken, ist sehr proteinreich und voll von Antioxidantien.

# Kohl-Apfel

| KH 61g | EW 4g | F 2g | kcal 265 | Portionen: 2 |

## Zutaten
- 400g Apfel
- 200g Banane
- 100g Spitzkohl
- 50g Petersilie
- 30g Datteln
- 5g Ingwer
- 5g Cayennepfeffer
- 2 TL Salz

## Wirkung
- Dieser Smoothie ist reich an Vitaminen und sehr verdauungsfreundlich. Durch den hohen Anteil an Ascorbin und Vitamin C ist er optimal für das Immunsystem und die Zellen.

# Aprikose-Ingwer

| KH 61g | EW 9g | F 1g | kcal 266 | Portionen: 2 |

## Zutaten
- 500g Aprikosen
- 300g Karotten
- 250g Rote Bete
- 100ml Wasser
- 50g Honig
- 5g Ingwer
- 1 TL Rapsöl

## Wirkung
- Dieser Smoothie regt den Kreislauf an und stärkt das Immunsystem. Außerdem wirkt er entzündungshemmend und ist durch das enthaltende Karotin gut für die Augen.

# Mandel-Avocado

| KH 20g | EW 4g | F 21g | kcal 267 | Portionen: 2 |

## Zutaten
- 270g Avocado
- 150ml Mandelmilch
- 100g Erdbeeren
- 5g Kakaopulver (roh)
- ½ TL Vanille
- 1 EL Honig

## Wirkung
- Dieser Smoothie hilft bei der Vitaminaufnahme. Er ist reich an Vitamin A, E und Biotin. Außerdem ist er entzündungshemmend und durch das Kakaopulver ist dieser Smoothie ein optimaler Wachmacher.


# Feldsalat-Pflaume

| KH 65g | EW 4g | F 1g | kcal 267 | Portionen: 1 |

## Zutaten
- 250ml Wasser
- 150g Apfel
- 100g Feldsalat
- 50g Datteln
- 50g Pflaume
- 5g Ingwer
- 1 TL Zimt

## Wirkung
- Dieser Smoothie enthält viele Ballaststoffe und hilft somit der Verdauung. Die enthaltenden Mineralstoffe wie Phosphor, Zink und Selen unterstützen die Körperfunktionen.

# Gurke-Zimt

| KH 69g | EW 7g | F 1g | kcal 269 | Portionen: 1 |

## Zutaten
- 300g Gurke
- 150g Birne
- 100g Blattspinat
- 100g Banane
- 10g Zimt

## Wirkung
- Dieser Smoothie sättigt und unterbindet den Heißhunger. Die Vitamine und Mineralstoffe helfen dem Körper optimal bei dem täglichen Bedarf.

# Grüner-Tee-Mango

| KH 69g | EW 5g | F 1g | kcal 270 | Portionen: 2 |

## Zutaten
- 400g Banane
- 250ml Grünen Tee
- 200g Mango
- 100g Rucola
- 20g Minze
- 1 Limette

## Wirkung
- Dieser Smoothie ist reich an Kalium und unterstützt somit die Knochen. Außerdem ist er reich an Vitamin C und unterstützt das Immunsystem und ist darüber hinaus ein wirklicher Wachmacher.

# Postelein-Orange

| KH 64g | EW 5g | F 2g | kcal 271 | Portionen: 1 |

## Zutaten
- 200g Apfel
- 180g Orange
- 100g Postelein
- 20g Dattel
- 5g Ingwer
- 1 Prise Zimt

## Wirkung
- Dieser Smoothie wirkt entzündungshemmend und ist reich an Vitaminen und Spurenelementen. Außerdem regt er die Verdauung an und unterstützt das Immunsystem.


# Aronia-Kokos

| KH 54g | EW 7g | F 5g | kcal 279 | Portionen: 2 |

## Zutaten
- 400ml Kokosmilch
- 250ml Milch (1,5% Fett)
- 200g Aroniabeere
- 150g Heidelbeere
- 1 Limette
- 3 EL Honig

## Wirkung
- Dieser Smoothie ist voller Antioxidantien und dementsprechend gesundheitsfördernd. Außerdem wirkt er entzündungshemmend und antibakteriell.

# Kiwi-Petersilie

| KH 34g | EW 9g | F 16g | kcal 280 | Portionen: 1 |

## Zutaten
- 100g Kiwi
- 100g Avocado
- 100g Spinat
- 50g Petersilie
- 40g Minze

## Wirkung
- Dieser Smoothie stärkt das Immunsystem durch den hohen Vitamin C Anteil. Darüber hinaus sind viele Mineralstoffe enthalten wie Magnesium, Kalium und Schwefel.

# Kokos-Chia

| KH 59g | EW 4g | F 6g | kcal 285 | Portionen: 2 |

## Zutaten
- 200g Banane
- 200g Kiwi
- 200g Ananas
- 100ml Kokosmilch
- 75g Spinat
- 10g Chia Samen
- 10g Kokosraspeln
- 1 Limette

## Wirkung
- Dieser Smoothie ist reich an ungesättigten Fettsäuren und hilft dem Herz-Kreislauf-System. Die Muskeln werden bei der Regeneration unterstützt und das Vitamin C hilft bei der Zellerneuerung.

# Blaubeere-Basilikum

| KH 42g | EW 20g | F 6g | kcal 285 | Portionen: 1 |

## Zutaten
- 150g Naturjoghurt (3,5% Fett)
- 150ml Milch (1,5% Fett)
- 100g Spinat
- 60g Blaubeeren
- 30g Minze
- 30g Basilikum
- 10g Honig

## Wirkung
- Dieser Smoothie ist durch viele Ballaststoffe verdauungsfördernd. Außerdem wirkt er entwässernd und enthält große Mengen an Vitamin A,B,C,E und Beta-Carotin.

# Melone-Orange

| KH 60g | EW 6g | F 4g | kcal 287 | Portionen: 1 |

## Zutaten
- 150g Orange
- 150g Birne
- 125g Cantaloupe-Melone
- 50g Staudensellerie
- 50g Blattspinat
- 20g Radieschen Blätter
- 10g Chia Samen
- 1 Zitrone

## Wirkung
- Dieser Smoothie enthält diverse Vitamine und Mineralstoffe. Durch die Kombination wird der Körper optimal versorgt und die Verdauung unterstützt.

# Banane-Hafer

| KH 66g | EW 7g | F 1g | kcal 287 | Portionen: 3 |

## Zutaten
- 600ml Holundersaft
- 400g Banane
- 300g Himbeeren
- 20g Haferflocken
- 10ml Agavendicksaft
- 1 Zitrone

## Wirkung
- Dieser Smoothie enthält viele Antioxidantien, wodurch die Körperzellwände stabilisiert werden. Das Immunsystem wird gestärkt und man selbst gesättigt.

# Erdbeer-Banane

| KH 66g | EW 6g | F 3g | kcal 292 | Portionen: 3 |

## Zutaten
- 600g Banane
- 200ml Buttermilch
- 150g Erdbeeren
- 125g Himbeeren
- 1 EL Leinsamen
- 1 Päckchen Vanillezucker

## Wirkung
- Dieser Smoothie ist verdauungsanregend, enthält viel Kalium und andere wichtige Vitamine wie A-C, Biotin und noch viele weitere wichtige Vitamine für alle Körperfunktionen.

# Apfel-Kokos

| KH 38g | EW 13g | F 10g | kcal 293 | Portionen: 1 |

## Zutaten
- 200g Apfel
- 200ml Kokoswasser
- 10g Mandeln
- 10g Leinsamen
- 10g Proteinpulver
- 1 TL Zimt

## Wirkung
- Dieser Smoothie unterstützt die Verdauung und hilft bei der Fettverbrennung. Er enthält viele Proteine und Vitamine, um den Körper gut zu unterstützen.


# Kiwi-Gurke

| KH 67g | EW 6g | F 2g | kcal 300 | Portionen: 1 |

## Zutaten
- 200g Apfel
- 150g Gurke
- 100g Kiwi
- 80g Trauben (grün)
- 50g Kresse
- 30g Minze

## Wirkung
- Dieser Smoothie enthält viel Zink, sodass die Regeneration der Zellen unterstützt wird. Er ist reich an Vitaminen und Nährstoffen wie Eisen und Calcium.

# Erdbeer-Feldsalat

| KH 69g | EW 7g | F 2g | kcal 300 | Portionen: 1 |

## Zutaten
- 200g Banane
- 100g Erdbeeren
- 100g Feldsalat
- 20g Gojibeeren

## Wirkung
- Dieser Smoothie enthält viele Antioxidantien und Vitamine wie B und C. Dadurch wird das Immunsystem gestärkt. Außerdem unterstützt er beim Abnehmen und sorgt für eine ausgeglichene Darmflora.

# Apfel-Banane

| KH 42g | EW 7g | F 12g | kcal 300 | Portionen: 2 |

## Zutaten
- 200g Apfel
- 200g Banane
- 175g Joghurt (griechisch)
- 120ml Milch (1,5% Fett)
- 5 Mandeln
- 1 TL Zimt

## Wirkung
- Dieser Smoothie ist reich an Nähr- und Vitalstoffen wie Magnesium und Kupfer. Darüber hinaus stärkt das Vitamin B1 die Nerven und B2 versorgt die Zellen mit Energie.

# Banane-Spinat

| KH 59g | EW 7g | F 6g | kcal 301 | Portionen: 1 |

## Zutaten
- 200g Banane
- 150g Babyspinat
- 100g Mandelmilch
- 50g Ananas
- 5g Ingwer
- 1 TL Chia Samen

## Wirkung
- Dieser Smoothie wirkt entwässernd und kann Heißhunger-attacken reduzieren. Außerdem wirkt er entschlackend, schmerzstillend und unterstützt die Säureregulation im Körper.

# Ananas-Fenchel

| KH 49g | EW 6g | F 13g | kcal 303 | Portionen: 3 |

## Zutaten
- 900g Ananas
- 250g Avocado
- 250ml Wasser
- 100g Blattspinat
- 50g Fenchel
- 30g Minze
- 1 EL Agavendicksaft

## Wirkung
- Dieser Smoothie ist reich an Jod, Magnesium, Zink und Calcium. Dadurch wirkt er entspannend. Durch die ungesättigten Fettsäuren kann der Körper die Mineralstoffe und Vitamine optimal aufnehmen.

# Mango-Petersilie

| KH 77g | EW 6g | F 2g | kcal 309 | Portionen: 1 |

## Zutaten
- 200g Mango
- 185g Orange
- 100g Petersilie
- 20g Datteln (getrocknet)

## Wirkung
- Dieser Smoothie enthält viel Eisen und Vitamin C. Dadurch wird der Cholesterinspiegel gesenkt. Zudem werden das Immunsystem, die Knochen, das Bindegewebe und die Nierenfunktionen unterstützt.

# Grünkohl-Avocado

| KH 34g | EW 8g | F 21g | kcal 313 | Portionen: 1 |

## Zutaten
- 150g Grünkohl
- 80g Avocado
- 10g Basilikum
- 1 Limette
- etwas Wasser

## Wirkung
- Dieser Smoothie wirkt sich positiv auf die Säurregulation des Körpers aus. Darüber hinaus wirkt er entzündungshemmend und enthält viele ungesättigte Fettsäuren.

# Sharonfrucht-Cashewnüsse

**| KH 65g | EW 9g | F 6g | kcal 314 | Portionen: 1 |**

## Zutaten
- 250ml Wasser
- 200g Banane
- 70g Sharonfrucht
- 70g Champignons
- 70g Babyspinat
- 10g Cashewnüsse

## Wirkung
- Dieser Smoothie enthält viel Vitamin C zur Stärkung des Immunsystems. Zudem wird der Aufbau des Bindegewebes und der Knochen und durch das Kalium die Muskel- und Nervenzellen unterstützt.


# Ananas-Sellerie

**| KH 60g | EW 5g | F 10g | kcal 314 | Portionen: 2 |**

## Zutaten
- 250g Ananas
- 120g Banane
- 80g Avocado
- 70g Staudensellerie
- 50g Löwenzahn
- 5g Ingwer
- etwas Wasser

## Wirkung
- Dieser Smoothie hilft bei der Regulation der Säure in unserem Körper. Zusätzlich enthält er ungesättigte Fettsäuren und wirkt entschlackend. Zudem wirkt er hydrierend und beinhaltet einige Vitamine.

# Orange-Traube

| KH 71g | EW 5g | F 3g | kcal 316 | Portionen: 2 |

## Zutaten
- 300g Orange
- 250g Traubensaft (dunkel)
- 200g Postelein
- 150g Weintrauben (rot)
- 50g Rosinen
- 10g Chia Samen

## Wirkung
- Dieser Smoothie ist reich an Vitamin C und gibt viel Energie. Außerdem stärkt er das Nervensystem und schützt die Zellen. Des Weiteren hat er eine antibakterielle Wirkung.

# Hüttenkäse-Zimt

| KH 32g | EW 21g | F 14g | kcal 320 | Portionen: 1 |

## Zutaten
- 125g Frischkäse (körnig)
- 120ml Mandelmilch
- 100g Banane
- 10g Walnüsse
- 10g Zimt
- 5g Proteinpulver

## Wirkung
- Dieser Smoothie steckt voller Energie. Er wirkt anregend und sättigend, ist reich an Eiweiß und hilft dabei das Bauchfett schmelzen zu lassen.

# Maulbeer-Kokos

| KH 65g | EW 7g | F 5g | kcal 322 | Portionen: 1 |

## Zutaten
- 200ml Kokoswasser
- 200g Kiwi
- 150g Feldsalat
- 100g Ananas
- 75g Maulbeeren
- 10g Chia Samen

## Wirkung
- Dieser Smoothie enthält viel pflanzliches Eiweiß und hat einen hohen Anteil an Eisen. Dadurch wird der Stoffwechsel angeregt und die Verdauung unterstützt.

# Vanille-Mango

| KH 67g | EW 7g | F 5g | kcal 322 | Portionen: 1 |

## Zutaten
- 200g Mango
- 150g Vanillejoghurt
- 1 Limette
- 1 EL Agavendicksaft

## Wirkung
- Dieser Smoothie ist aufgrund der enthaltenen Vitamine wie B, E und Folsäure gut für das Immunsystem und kann bei Stress helfen. Beta-Carotin hilft bei der Zellerneuerung.

# Walnuss-Orange

| KH 34g | EW 10g | F 19g | kcal 325 | Portionen: 1 |

## Zutaten
- 185g Orange
- 150ml Kefir
- 20g Walnüsse
- 20ml Sanddornsaft

## Wirkung
- Dieser Smoothie enthält viele Omega-3-Fettsäuren und wirkt entzündungshemmend. Außerdem wirkt es sich positiv auf das Herz-Kreislauf-System aus. Das Vitamin C stärkt das Immun-system.

# Physalis-Multivitamin

| KH 74g | EW 7g | F 4g | kcal 329 | Portionen: 1 |

## Zutaten
- 300g Multivitaminsaft (100% Fruchtgehalt)
- 200g Apfel
- 150g Feldsalat
- 100g Physalis
- 30g Petersilie
- 1 Zitrone

## Wirkung
- Dieser Smoothie enthält viele Vitamine und unterstützt die Verdauung durch die leicht abführende Wirkung. Er ist entzündungshemmend und hilft dem Körper bei der Beseitigung von Giftstoffen.

# Kefir-Johannisbeere

| KH 44g | EW 14g | F 13g | kcal 333 | Portionen: 1 |

## Zutaten
- 350ml Kefir
- 200ml Selters
- 150g Johannisbeeren (schwarz)
- 20ml Johannisbeerensaft
- 5g Honig

## Wirkung
- Dieser Smoothie ist entzündungshemmend. Dabei ist er reich an Ballaststoffen und unterstützt somit die Verdauung. Der hohe Vitamin C Gehalt unterstützt Immunsystem und Zellen.

# Feige-Mangold

| KH 79g | EW 7g | F 3g | kcal 339 | Portionen: 1 |

## Zutaten
- 200g Apfel
- 200g Kiwi
- 200g Mangold
- 100ml Wasser
- 30g Feigen (getrocknet)

## Wirkung
- Dieser Smoothie reguliert den Stoffwechsel und hilft der Verdauung. Durch den Anteil an Magnesium wird die Zellerneuerung gefördert und die Folsäure ist gut für die Zellteilung und Blutbildung.

# Tofu-Erdnussbutter

**| KH 49g | EW 13g | F 12g | kcal 339 | Portionen: 1 |**

## Zutaten
- 200g Banane
- 120ml Mandelmilch
- 100g Tofu
- 10g Erdnussbutter

## Wirkung
- Dieser Smoothie ist ein Energielieferant mit ordentlich Eiweiß darin. Das enthaltende Kalium hilft den Nieren und Knochen. Des Weiteren hilft er bei Sodbrennen und unterstützt die Verdauung.

# Kefir-Sanddorn

**| KH 46g | EW 13g | F 13g | kcal 344 | Portionen: 1 |**

## Zutaten
- 300ml Kefir
- 150ml Sanddornsaft
  20g Weizenkleie
- 10g Agavendicksaft

## Wirkung
- Dieser Smoothie unterstützt die Abwehrkräfte und erhöht die Leistungsfähigkeit. Außerdem enthält er viele Mineralstoffe wie Magnesium, Eisen und Zink.

# Banane-Brokkoli

| KH 81g | EW 7g | F 6g | kcal 350 | Portionen: 1 |

## Zutaten
- 150g Banane
- 80g Mango
- 50g Brokkoli
- 10g Leinsamen
- 2 Zitronen
- etwas Wasser

## Wirkung
- Dieser Smoothie ist reich an Vitaminen wie C, E und K. Zudem enthält er viele Mineralstoffe wie Magnesium, Eisen und Zink. Er hat eine verdauungsfördernde Wirkung und enthält viele Antioxidantien.

# Stachelbeere-Zitrone

| KH 64g | EW 15g | F 5g | kcal 353 | Portionen: 1 |

## Zutaten
- 350ml Buttermilch
- 300g Stachelbeeren
- 20g Zucker (braun)
- 5g Sambal Oelek
- Zitronenzesten

## Wirkung
- Dieser Smoothie unterstützt die Verdauung und regt die Fettverbrennung an. Dabei ist er reich an Vitamin C und unterstützt somit das Immunsystem.

# Traube-Grapefruit

| KH 86g | EW 5g | F 1g | kcal 361 | Portionen: 2 |

## Zutaten
- 500g Weintrauben (hell)
- 300g Grapefruit
- 200g Banane
- 100g Orange
- 1 Limette
- 1 Zitrone

## Wirkung
- Dieser Smoothie ist reich an Vitamin C und somit der Treibstoff für das Immunsystem. Außerdem schützt er die Zellen und beugt Beschwerden vor.

# Birne-Avocado

| KH 44g | EW 7g | F 23g | kcal 365 | Portionen: 1 |

## Zutaten
- 150g Avocado
- 150g Birne
- 50g Spinat
- 50g Petersilie
- 1 Zitrone

## Wirkung
- Dieser Smoothie ist reich an Antioxidantien und sättigt langfristig. Durch das in der Petersilie enthaltende Chlorophyll wird das Blut gereinigt und dementsprechend der Körper entgiftet.

# Spinat-Joghurt

**| KH 50g | EW 10g | F 17g | kcal 369 | Portionen: 1 |**

## Zutaten
- 175g Joghurt (griechisch)
- 150g Birne
- 100g Babyspinat
- 50g Weintrauben (hell)
- 1 Limette

## Wirkung
- Dieser Smoothie ist reich an Vitamin A, was gut für die Haut, Haare und Augen ist. Zudem enthalten sind Magnesium, Vitamin C und K. Die Kombination unterstützt die Verdauung – hilft somit beim Abnehmen.

# Mandel-Avocado

**| KH 43g | EW 7g | F 10g | kcal 370 | Portionen: 3 |**

## Zutaten
- 400g Banane
- 400ml Mandelmilch
- 250g Avocado
- 50g Mandeln
- 5g Honig
- 1 TL Zimt

## Wirkung
- Dieser Smoothie enthält viele ungesättigte Fettsäuren, die die Aufnahme der Vitamine unterstützen und somit bei der Verarbeitung und der Gewichtsreduktion helfen.

# Apfelmus-Matcha

| KH 65g | EW 21g | F 2g | kcal 376 | Portionen: 1 |

## Zutaten
- 400g Naturjoghurt (3,5% Fett)
- 150g Apfelmus
- 150g Apfel
- 10g Minze
- 10g Matcha
- 5g Ahornsirup

## Wirkung
- Dieser Smoothie ist ein richtiger Wachmacher. Das Calcium bindet Fettsäuren im Darm und unterstützt so die Verdauung. Das Eisen hilft dem Sauerstofftransport im Blut.

# Mandarine-Apfel

| KH 40g | EW 3g | F 3g | kcal 383 | Portionen: 1 |

## Zutaten
- 250ml Mandarinensaft
- 200g Apfel
- 150g Feldsalat
- 150g Mandarine
- 10g Chia Samen
- 1 Zitrone

## Wirkung
- Dieser Smoothie unterstützt die Verdauung und die Fettverbrennung. Er stärkt das Immunsystem und die Zellerneuerung. Durch die Vielfalt an Vitaminen ist er eine Vitaminbombe für den ganzen Tag.

# Banane-Mandel

| KH 82g | EW 8g | F 7g | kcal 384 | Portionen: 1 |

## Zutaten
- 300ml Wasser
- 200g Mango
- 200g Banane
- 10g Mandeln
- 5g Spirulina

## Wirkung
- Dieser Smoothie enthält viele Vitamine wie Vitamin B,C,E und Folsäure. Diese unterstützen das Immunsystem und schützen die Zellen vor negativen Folgen nach Stress.

# Johannisbeere-Apfel

| KH 89g | EW 9g | F 3g | kcal 393 | Portionen: 1 |

## Zutaten
- 250ml Johannisbeerensaft
- 200g Apfel
- 100g Feldsalat
- 100g Postelein
- 100g Johannisbeere
- 50g Papaya
- 1 Zitrone

## Wirkung
- Dieser Smoothie enthält viele Antioxidantien und wirkt antibakteriell. Außerdem enthält er viele Omega-3-Fettsäuren und hilft bei Vitamin- und Nährstoffmangel.

# Grünkohl-Avocado

**| KH 53g | EW 5g | F 20g | kcal 395 | Portionen: 2 |**

## Zutaten
- 600g Apfel
- 250g Avocado
- 100g Grünkohl
- 100g Staudensellerie
- 75g Paprika (gelb)
- ½ Zitrone

## Wirkung
- Dieser Smoothie enthält jede Menge Vitamine, Mineral- und Ballaststoffe. Dadurch unterstützt er den Magen-Darm-Trakt und enthält viel pflanzliches Eiweiß.

# Erdbeer-Rhabarber

**| KH 60g | EW 23g | F 8g | kcal 398 | Portionen: 1 |**

## Zutaten
- 200g Naturjoghurt (3,5% Fett)
- 100g Erdbeeren
- 100ml Rhabarbersaft
- 50g Haferkleie
- Zimt

## Wirkung
- Dieser Smoothie fördert die Verdauung und enthält viele Antioxidantien wie Natrium, Calcium und Selen. Haferkleie sind reich an Ballaststoffen und verlangsamen die Zuckeraufnahme.

# Rucola-Orange

| KH 89g | EW 7g | F 5g | kcal 398 | Portionen: 1 |

## Zutaten
- 300g Orange
- 200g Banane
- 50g Rucola
- 10g Chia Samen
- 5g Ingwer
- 1 Zitrone

## Wirkung
- Dieser Smoothie wirkt antibakteriell und kurbelt die Fettver-brennung an. Die Darmflora und das Immunsystem werden unterstützt, somit kann der Körper optimal arbeiten.

# Brokkoli-Sharonfrucht

| KH 87g | EW 13g | F 5g | kcal 402 | Portionen: 1 |

## Zutaten
- 200g Sharonfrucht
- 200g Banane
- 150ml Sojamilch
- 100g Brokkoli
- 50g Champignon

## Wirkung
- Dieser Smoothie ist reich an Proteinen und Vitaminen. Er unterstützt die Knochen und wirkt entzündungshemmend. Zudem hilft er bei der Regulierung des Säurehaushaltes des Körpers.

# Granatapfel-Erdbeere

| KH 92g | EW 7g | F 5g | kcal 408 | Portionen: 2 |

## Zutaten
- 500g Granatapfel
- 250g Erdbeeren
- 100ml Orangensaft
- 70g Rosinen
- 10g Leinsamen
- 5g Honig

## Wirkung
- Dieser Smoothie enthält viele Antioxidantien und unterstützt das Herz-Kreislauf-System. Durch die ungesättigten Fettsäuren können die Vitamine und Mineralstoffe optimal aufgenommen werden.

# Avocado-Matcha

| KH 42g | EW 6g | F 30g | kcal 425 | Portionen: 2 |

## Zutaten
- 300g Avocado
- 250ml Wasser
- 200g Banane
- 10g Matcha
- 10g Honig
- 1 EL Kokosöl

## Wirkung
- Dieser Smoothie ist entzündungshemmend. Außerdem ist er ein wahrer Energiebringer und hilft dem Körper durch ungesättigte Fettsäuren, die Vitamine und Mineralstoffe optimal aufzunehmen.

# Kopfsalat-Aprikose

| KH 96g | EW 10g | F 3g | kcal 427 | Portionen: 1 |

## Zutaten
- 300g Kopfsalat
- 200g Aprikose
- 200g Apfel
- 200g Banane
- 10g Rosmarin

## Wirkung
- Dieser Smoothie enthält diverse Vitamine und regt den Kreislauf an. Außerdem unterstützt er die Zellerneuerung und stärkt das Immunsystem.

# Avocado-Ingwer

| KH 47g | EW 7g | F 28g | kcal 431 | Portionen: 2 |

## Zutaten
- 350g Avocado
- 300g Birne
- 120g Spinat
- 50g Minze
- 20g Ingwer
- 10g Chia Samen
- 1 Zitrone

## Wirkung
- Dieser Smoothie regt die Verdauung an und wirkt desinfizierend. Durch die enthaltenden Nährstoffe wie Eisen und Natrium, werden die Muskeln unterstützt, ebenso die Zellbildung- und Atmung.

# Erdbeer-Haferflocken

**| KH 74g | EW 12g | F 11g | kcal 431 | Portionen: 1 |**

## Zutaten
- 100g Erdbeeren
- 100g Banane
- 85g Vanillejoghurt
- 40g Haferflocken
- 10g Mandeln
- 5g Ahornsirup

## Wirkung
- Dieser Smoothie unterstützt optimal beim Abnehmen durch die enthaltenden ungesättigten Fettsäuren und dadurch, dass er sehr sättigend ist. Er bildet somit einen optimalen Start in den Tag.

# Banane-Reismilch

**| KH 73g | EW 27g | F 3g | kcal 432 | Portionen: 1 |**

## Zutaten
- 200ml Reismilch
- 200g Banane
- 50g Magerquark
- 50g Beeren (gemischt)
- 20g Proteinpulver
- 10g Kakaopulver (roh)

## Wirkung
- Dieser Smoothie ist reich an Eiweiß und Kalzium, sodass die Knochen optimal unterstützt werden. Zudem ist dieser Smoothie ein echter Wachmacher und Energielieferant.

# Banane-Weizengras

| KH 81g | EW 10g | F 20g | kcal 495 | Portionen: 2 |

## Zutaten
- 400g Banane
- 250ml Wasser
- 250g Avocado
- 200g Mango
- 150g Römersalat
- 50g Weizengras

## Wirkung
- Dieser Smoothie unterstützt durch das Kalium die Regeneration der Muskeln. Die ungesättigten Fettsäuren unterstützten die Aufnahme der Mineralstoffe, sodass diese optimal umgesetzt werden können.

# Die 14-Tage Challenge

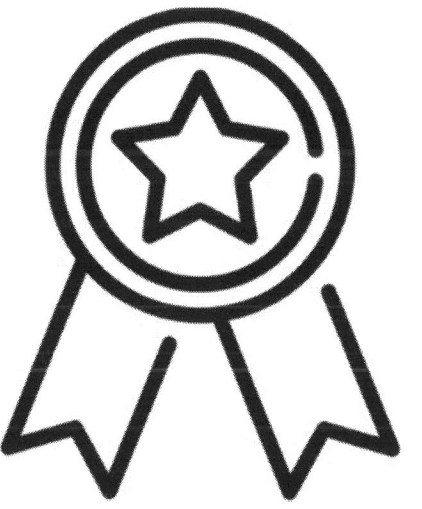

## Food Revolution

# 14 Tage Challenge

Diese 14 Tage Challenge hat vor allem einen Sinn: deine Essgewohnheiten zu verändern. Essen ist meistens reine Gewohnheitssache. Am Morgen einen Kaffee trinken und ein Brötchen, Abends noch ein Bierchen oder eine Pizza – wir essen die meisten Dinge aus reiner Gewohnheit.

Deshalb musst du deine Gewohnheiten ändern, wenn du langfristig abnehmen und deine Ernährung umstellen willst. Menschen sind Gewohnheitstiere und es dauert ca. drei Wochen bis wir neue Gewohnheiten langfristig übernehmen. Um dir das Abnehmen zu erleichtern, haben wir die 14 Tage Challenge erstellt. Das Ziel ist es, 14 Tage lang jeden Tag einen Smoothie zu trinken bzw. damit eine Mahlzeit zu ersetzen. Hast du die ersten 14 Tage geschafft, sind die nächsten sieben Tage ein Kinderspiel. Die ersten 14 Tage sind am schwersten, aber danach wird es immer leichter.

Halte dich an unserer 14 Tage Challenge und trinke jeden Tag einen anderen Smoothie oder nutze den 14 Tagesplan als Orientierung und suche dir selbst 14 Smoothies aus, die du ausprobieren möchtest.

Viel Erfolg bei deiner Challenge!

-------------------------------------**Tag 1**-------------------------------------

*Apfel-Feldsalat Smoothie*                                        >> *(Seite 174)*

-------------------------------------**Tag 2**-------------------------------------

*Brombeer-Vanille Smoothie*                                        >> *(Seite 182)*

-------------------------------------**Tag 3**-------------------------------------

*Aprikosen-Ingwer Smoothie*                                        >> *(Seite 209)*

-------------------------------------**Tag 4**-------------------------------------

*Beeren-Kakao Smoothie*                                        >> *(Seite 190)*

-------------------------------------**Tag 5**-------------------------------------

*Kiwi-Gurke Smoothie*                                        >> *(Seite 216)*

----------------------------------------**Tag 6**------------------------------------

*Birnen-Avocado Smoothie*                                    >> *(Seite 227)*
----------------------------------------**Tag 7**------------------------------------

*Grünkohl-Avocado Smoothie*                                  >> *(Seite 219)*

----------------------------------------**Tag 8**------------------------------------

*Kokos-Chia Smoothie*                                        >> *(Seite 213)*

----------------------------------------**Tag 9**------------------------------------

*Blaubeere-Basilikum Smoothie*                               >> *(Seite 214)*

---------------------------------------**Tag 10**-----------------------------------

*Maracuja-Rucola Smoothie*                                   >> *(Seite 193)*

---------------------------------------**Tag 11**-----------------------------------

*Pflaumen-Zimt Smoothie*                                     >> *(Seite 171)*

---------------------------------------**Tag 12**-----------------------------------

*Mandel-Avocado Smoothie*                                    >> *(Seite 210)*

---------------------------------------**Tag 13**-----------------------------------

*Gurke-Zimt Smoothie*                                        >> *(Seite 211)*

---------------------------------------**Tag 14**-----------------------------------

*Orange-Weintraube-Smoothie*                                 >> *(Seite 221)*
-------------------------------------------------------------------------------

Toll, dass du es geschafft hast und 14 Tage lang eine Mahlzeit durch einen Smoothie ersetzt hast. Damit ist der Anfang gemacht und nun kannst du auch weiterhin in deinem Alltag Smoothies einbauen. Bleib dran und mache weiter so.

# 5:2 Fasten

## FOOD REVOLUTION

# Einführung

## Wie funktioniert die 5:2 Diät und für wen ist sie geeignet?

Bei der 5:2 Diät handelt es sich genau genommen nicht um eine herkömmliche Diät. Vielmehr handelt es sich um eine Ernährungsumstellung, die sich leicht in den Alltag integrieren lässt und dabei so einige positive Nebeneffekte mit sich bringt. Man muss auf nichts verzichten, sondern lediglich an einigen Tagen auf seine Kalorienzufuhr achten. Im Klartext: Die 5:2 Diät besteht daraus, dass man an 2 Tagen in der Woche seine Kalorienzufuhr auf ¼ **des sonstigen Bedarfs** senkt. Dabei ist es absolut irrelevant **wann** man diese zwei Tage im Laufe seiner Woche einbaut. Das bedeutet wenn man eine sonstige Kalorienzufuhr von 2000 kcal hat, reduziert man diese an den zwei ausgewählten Fastentagen auf 500 kcal. Da man sich die Tage Woche für Woche neu einteilen kann, bedeutet das, dass man nicht auf eine Grillparty oder sonstige Einladungen verzichten muss. Abgesehen von den 2 Fastentagen, kann man die restlichen Wochentage essen worauf auch immer man Lust hat. Man isst ganz normal wie auch zuvor. Generell ist diese Diät für jeden geeignet, allerdings sollte man darauf verzichten, wenn man auf die regelmäßige Nahrungsaufnahme angewiesen ist. Beispielsweise bei einer Schwangerschaft, bei Kindern, wenn man an Diabetes oder an einer Essstörung leidet, sollte man auf diese Ernährungsumstellung verzichten. Wenn man sich bei bester Gesundheit befindet und einfach etwas für sich und seinen Körper tun möchte steht einem bei dieser Ernährungsumstellung nichts im Wege. Dennoch solltest du vorsichtshalber im Voraus mit dem Arzt deines Vertrauens Rücksprache halten.

## Rahmenbedingungen

Generell gibt es eigentlich keine wirklichen Rahmenbedingungen. Zunächst einmal das Eindeutigste:
- 5 Tage essen wie bisher
- 2 Tage auf die Kalorienzufuhr achten und lediglich ¼ der sonstigen Kalorienzufuhr zu sich nehmen
- Die Fastentage sind frei wählbar
- An Fastentagen bewusst entscheiden, ob man 1 Nahrungsmittel zu sich nimmt und damit den kompletten Kalorienbedarf aufgebraucht hat oder ob man sich die Kalorienzufuhr auf mehrere Mahlzeiten aufteilt
- Durch das Bewusstmachen der Ernährungsweise bekommst du ein allgemein besseres Bewusstsein für deine Nahrungsaufnahme
- An Fastentagen nur Wasser, ungesüßte Tees und schwarzen Kaffee trinken
- Damit es dir leichter fällt an Fastentagen dementsprechend zu essen, findest du in diesem Buch einige Anregungen

241

- Die 14 Tage Challenge soll dir den Start in die 5:2 Ernährung erleichtern

## Darum ist Fasten sinnvoll

Im Laufe der Zeit hat sich die Menschheit so entwickelt, dass wir prinzipiell permanent essen können. Essen ist uns überall verfügbar und es existiert in Massen. Dadurch, dass die Zeit zwischen den Hauptmahlzeiten oft noch damit gefüllt wird einen Snack zu sich zu nehmen, schüttet unsere Bauchspeicheldrüse ständig Insulin aus, damit die Nahrung verstoffwechselt wird. Wenn dem Körper permanent Insulin zur Verfügung steht, beginnt er damit Fettmasse aufzubauen. Der Körper bildet Rücklagen in Form von Fettdepots. Dementsprechend ist es meist auch sehr schwer die gebildeten Fettdepots wieder loszuwerden. Durch eine Phase des Fastens reguliert sich die Insulinproduktion wieder und somit lernt der Körper auf die bereits bestehenden Reserven zurückzugreifen und diese für sich zu nutzen. Der Fettstoffwechsel wird angeregt. Der Körper lernt seinen Stoffwechsel umzustellen, damit alles in geregelten Bahnen weiter verlaufen kann. Durch die Gewöhnung des Körpers an eine vor allem aus Kohlenhydraten bestehenden Ernährung zugeführt durch die tägliche Nahrung, muss der Körper bei einer Fastenphase darauf umstellen, aus den Fettreserven die Energie für alle lebenswichtigen Vorgänge zu beziehen.

## Wie entstehen Heißhungerattacken?

Wer kennt es nicht? Das unstillbare Verlangen nach Nahrung. Man kann nichts dagegen tun. Man kann nicht mehr klar denken, alle Gedanken kreisen nur noch darum etwas zu essen zu bekommen. Dieser Zustand hält so lange an bis man diesem Verlangen nachgibt und die gewollte Nahrung zu sich nimmt. Heißhungerattacken sind das Resultat einer Mangelerscheinung. Allerdings täuscht uns das ein oder andere Mal diese Mangelerscheinung. Unserem Körper wird ein Mangel signalisiert, aber letztendlich ist die Lösung nicht die optimale Lösung. Heißhungerattacken werden nur allzu oft mit fett- und zuckerhaltigen Nahrungsmitteln gestillt. Durch das unkontrollierte Essen werden wir so im Laufe der Zeit einige Fettpolster ansetzen. Doch woher kommen überhaupt diese Mangelerscheinungen?

Eine Ursache für Heißhungerattacken kann Stress sein. Durch vermehrten Stress wird dem Körper durch den erhöhten Cortisolausstoß der Nebennieren Hunger signalisiert. Der Hunger auf etwas fett- und salzhaltiges wird aktiviert, da diese zuvor durch den Cortisolausstoß in Form von Energie entwichen sind. Weitere Gründe können Eisenmangel, ein zu niedriger Insulinspiegel oder Fettmangel sein. Wenn solche Mängel auftreten, möchte der Körper diese schnell behoben haben. Deswegen entsteht häufig ein unstillbares Bedürfnis nach Fleisch (bei Eisenmangel), nach Süßem (bei einem geringen Insulinspiegel) oder Fettigem. Durch diese Signale, soll der Mangel so schnell wie möglich behoben werden und diese Nahrungsmittel sind am naheliegendsten. Dementsprechend geben wir Menschen irgendwann nach, da es uns bei Mangelerscheinungen meist auch nicht so gut geht und stillen diese mit Schokolade, einem Burger oder einem Steak.

Diese Vorgehensweise ist naheliegend und menschlich, aber dennoch gibt es deutlich bessere Alternativen. Wenn der Insulinspiegel fällt, bedarf es nicht immer Süßes wie Schokolade. Stattdessen sollte man eher auf etwas Obst oder einer Scheibe Vollkornbrot zurückgreifen. Obst hat weniger Kalorien und ist gesünder. Die Scheibe Vollkornbrot kann dabei den Insulinspiegel stabilisieren. Darüber hinaus sollte man bei jeder Heißhungerattacke zunächst einmal ein großes Glas Wasser trinken, um zu schauen, ob es sich bei den Signalen tatsächlich um Hunger handelt. Bevor man einer Attacke nun nachgeht, sollte man sich einen Moment für sich nehmen und tief durchatmen. Das ist vor allem hilfreich, wenn man sich eben in einer stressigen Situation befindet und dort eine Heißhungerattacke entsteht. Bei Attacken durch Mängel wie Eisen oder Fett, ist es ratsam nicht das erst beste zu wählen, sondern auf gesündere Alternativen zurückzugreifen. Bei Eisenmangel gibt es pflanzliche Produkte wie Trockenfrüchte, die ausreichend Eisen zur Verfügung stellen. Bei dem Bedürfnis nach Fetthaltigem sind hochwertigere Fette wie Omega-3-Fettsäuren besser zur Minderung des Heißhungers. Dafür eignen sich Nüsse und gute Öle.

## Warum diese Methode so einfach & genial ist

Diese Ernährungsform ist deutlich einfacher als bisherige Diäten. Das hängt vor allem damit zusammen, dass man seine bisherige Ernährungsweise nicht komplett über Bord werfen muss. Man muss sich lediglich zwei Tage die Woche zusammenreißen. Da man diese beiden Tage von Woche zu Woche unterschiedlich legen kann, ist diese Ernährungsweise sehr einfach für jeden in seinen Alltag einzubauen. Am Anfang wird es wie jede Ernährungsumstellung etwas schwerer sein sich daran zu halten, dennoch wird der Gewöhnungsprozess deutlich schneller beendet sein. Dadurch verringert sich auch das Bedürfnis aufzugeben. Mit dieser Ernährungsweise darf man eben auch mal schlemmen und sündigen. Wenn man an einem Fastentag in Versuchung geführt wird, kann man sich stets damit beruhigen, dass der darauffolgende Tag ein ganz normaler Tag ist, an dem man wieder alles essen darf. Mal davon abgesehen sind 2 Tage Fasten im Gegensatz zu 5 Tagen normal essen die Woche erträglich. Dadurch, dass man diese Tatsache stets im Hinterkopf hat und es sich eben nicht um eine herkömmliche Diät handelt, sondern um eine Ernährungsumstellung, schafft man es deutlich leichter durchzuhalten. Man lässt sich weniger schnell verleiten zu sündigen, da es ja generell nicht verboten ist. So schafft man es endlich ein besseres Wohlgefühl für den eigenen Körper zu bekommen und tut nebenbei seiner Gesundheit etwas Gutes.

# Welche Formen des Fastens gibt es?

Es gibt selbstverständlich nicht nur die 5:2 Diät als eine Form des Fastens. Darüber hinaus gibt es noch einige andere Formen des Fastens, die alle ihre Vor-und Nachzüge haben. Für einen besseren Überblick einige Formen des intermittierenden Fastens in einer Übersicht.

a) **Alternate-day-fasting**
   Diese Methode wird auch Eat-Stop-Eat genannt. Es bedeutet dass man jeden Tag abwechselnd einen Tag fastet und den nächsten Tag isst, worauf man Lust hat. Fastentag und Esstag wechseln sich also täglich ab.

b) **5:2**
   Die Methode mit der wir uns hier beschäftigen. Man achtet 2 Tage die Woche auf seine Kalorienzufuhr. Dabei kann man entweder die Kalorienzufuhr auf ¼ des sonstigen Bedarfs reduzieren oder man verzichtet komplett auf die Nahrungsaufnahme an diesen beiden Tagen.

c) **20:4**
   Von den gesamten 24 Stunden eines jeden Tages, dürfen ausschließlich 4 dafür aufgewendet werden Nahrung zu sich zu nehmen. Dabei sollte die Nahrungsaufnahme dennoch ausgewogen und gesund sein und nicht einfach nach Lust und Laune ungesundes Essen in sich hineingestopft werden.

d) **16:8**
   Von den 24 Stunden am Tag dürfen 8 Stunden Mahlzeiten zu sich genommen werden. Auf die 8 Stunden essen folgen dann 16 Stunden fasten. Diese Aufteilung wiederholt man jeden Tag und kann dabei die 8 Stunden essen und die darauffolgende Fastenphase einteilen wie es in den Alltag passt. Das Einzige worauf man eben achten muss ist die 16 Stunden Fastenphase.

e) **36:12**
   Bei dieser Methode ist im Schnitt jeder zweite Tag ein Fastentag. Zu Beginn fängt man um 10 Uhr mit der Essensaufnahme an. Nun hat man ein Zeitfenster von 12 Stunden, in denen man Essen zu sich nehmen darf. Bedeutet also bis 22 Uhr. Am nächsten Tag ist ein Fastentag. Dadurch, dass nun noch zwei Schlafzeiten hinzukommen, sollte man am Ende auf 36 Fastenstunden kommen. Diesen Rhythmus behält man nun bei. Wenn man seinen Tagesrhythmus nun anpassen muss, dann bricht man einmal die 36 Stunden und passt dadurch aber die Fastenphase wieder an den veränderten Alltag an.

Welche Methode man am Ende wählt ist meistens stark davon abhängig welchen Lebensstil man führt und welche Methode man darin am leichtesten integrieren kann. Letztendlich sind alle Methoden im Bereich des Möglichen für jeden sich danach zu richten. Letztendlich tut man sich und seiner Gesundheit etwas Gutes durch die Fastenphase.

# Vor- und Nachteile des intermittierenden Fastens

Wie bei eigentlich jeder Methode gibt es Vor- und Nachteile. Damit du diese mit in deine Überlegungen einbeziehen kannst, ob du so deine Ernährung umstellen möchtest, im Folgenden die Vor- und Nachteile im Vergleich.

## Vorteile

- Das Hungergefühl nimmt ab: Am Anfang wird es den Meisten eher schwer fallen die Fastenphase durchzustehen. Aber wie bei allen Umstellungen wird sich der Körper mit der Zeit an diese Phasen gewöhnen und das Hungergefühl wird abnehmen. Außerdem wird man sich so wieder bewusster darüber wann man wirklich Hunger verspürt oder es sich einfach nur um Langeweile oder Durst handelt.

- Die Heißhungerattacken verschwinden: Durch die Fastenphase und das Bewusstmachen was unser Körper wirklich möchte, gehören Heißhungerattacken der Vergangenheit an, wenn man die Ernährungsumstellung konsequent durchzieht.

- Der Stoffwechsel wird angeregt: Wenn eine Fastenphase beginnt ist das Erste was passiert, dass der Magen-Darm-Trakt nahezu komplett entleert wird. Der Körper bekommt an dem Tag keine bis kaum Nahrung durch die Nahrungsaufnahme in Form von Essen. Dementsprechend muss sich der Körper in dieser Zeit umstellen auf das Essen von Innen, wodurch der Stoffwechsel angeregt wird.

- Fettzellen werden aktiv abgebaut: Unsere Nahrung besteht hauptsächlich aus Kohlenhydraten. Dementsprechend nutzt der Körper diese Kohlenhydrate auch zur Energiegewinnung und Leistungsfähigkeit. Wenn man sich nun in einer Fastenphase befindet ist der Körper darauf angewiesen seine Energie aus den eingelagerten Fettreserven zu nutzen und muss sich dementsprechend darauf umstellen. So werden aktiv Fettdepots genutzt und abgebaut.

- Der Blutdruck und der Insulinspiegel sinken: Durch die permanente Verfügbarkeit von Essen ist der Insulinspiegel eines jeden Menschen nahezu konstant hoch. Wenn man nun eine Fastenphase einbaut schafft man es so nachhaltig den Insulin- und den Blutzuckerspiegel zu senken. Vor allem diese beiden Faktoren spielen für viele Menschen, die damit zu kämpfen haben eine große Rolle.

## Nachteile

- Umsetzung teils schwer: Einige Formen des intermittierenden Fastens sind eher schwierig in den Alltag zu integrieren. Beispielsweise die 20:4 Methode ist nicht optimal, um sich ausgewogen zu ernähren. Unterm Strich sollte es dennoch mit den verschiedenen Methoden jedem möglich sein eine Fastenmethode für sich zu entdecken und diese optimal in den Alltag zu integrieren.

- Gesundheit zu Anfang beeinträchtigt: Da es unser Körper nicht mehr gewöhnt ist längere Fastenphasen im Alltag zu haben, kann die Gewöhnung an diese zunächst dazu führen, dass man öfter mal Kopfschmerzen, eine Übelkeitsgefühl bekommt oder sich permanent schlapp fühlt . Nachdem sich der Körper jedoch an diese Ernährungsumstellung gewöhnt hat, werden diese Phänomene jedoch recht schnell verfliegen und der Körper wird sich besser als zuvor fühlen.

- Hunger zügeln: Zu Anfang wird man nach der Fastenphase ein starkes Bedürfnis verspüren alles zu essen worauf man richtig Lust hat und das sind oftmals vor allem fett- und zuckerhaltige Lebensmittel. Wenn man nun aber die Essphasen nur mit ungesundem Essen verbringt wird man nur bedingt gesünder leben. Letztendlich geht es bei allen Ernährungsformen immer darum, dass man am Ende des Tages ein Kaloriendefizit hat. Gerade bei diese Methode ist es doch das Schöne, dass es sich eben nicht um eine Diät handelt und man somit immer zeitnah die Möglichkeit hat das zu essen worauf man richtig Lust hat. So muss man nicht den Drang haben in der Essphase alles in sich hinein zu stopfen, sondern kann auch da auf eine ausgewogene Ernährung achten.

Du siehst also, dass es sowohl Vor- als auch Nachteile gibt. Die Nachteile sind dabei vor allem am Anfang in der Gewöhnungsphase ein relevanter Bestandteil. Mit der Zeit sollten diese sich jedoch in Luft auflösen. Die Vorteile bringen vor allem mehr Gesundheit und ein besseres Wohlbefinden mit sich. Dementsprechend lohnt es sich auch nicht bei dem ersten Wiederstand aufzugeben, sondern durchzuhalten und die ausgewählte Methode konsequent durchzuziehen und diese Ernährungsumstellung fest in seinen Alltag zu integrieren. So wirst du dir endlich wieder bewusst, wann du tatsächlich Hunger verspürst und etwas essen solltest. Darüber hinaus lernst du so dich bewusster zu ernähren.

## Motivation und Durchhalten

Das Problem bei Veränderungen aller Art ist schlicht und einfach: Das Durchhalten. Man bekommt einen neune Anstoß und Lust darauf etwas Neues auszuprobieren. Man startet auch, aber schon nach kurzer Zeit wird man nachlässig und am Ende hört man wieder auf und führt sein Leben wie bisher, schließlich hat es bis dahin auch so gut funktioniert. Das Bekannte ist einem ohnehin deutlich vertrauter und angenehmer. Auch wenn es sich wie bereits erwähnt bei der 5:2 Methode gar nicht um eine radikale, drastische Umstellung der Essgewohnheiten handelt, sondern nur um eine Veränderung und man sich prinzipiell weiter ernähren kann wie bisher, wird auch diese kleine Veränderung vielen Menschen schwer fallen. Deswegen im Folgenden einige Tipps wie es leichter fällt am Ball zu bleiben und die Motivation zu behalten.

- Bevor du mit etwas Neuem startest, mache dir stets bewusst, ob die neue Methode für dich geeignet ist und dementsprechend umsetzbar. Wenn du etwas verändern möchtest und dir dafür eine Methode aussuchst, die sich für dich persönlich absolut nicht eignet wirst du sehr schnell die Lust daran verlieren und damit aufhören, da es so absolut nicht zielführend ist.

- Nachdem du die Entscheidung des Geeigneten für dich getroffen hast, musst du dich umfangreich damit auseinandersetzen und am wichtigsten dir bewusst machen warum genau du diese Veränderung in der Form in deinem Leben vornehmen möchtest. Denn erst wenn du es verinnerlichst hast warum du etwas tust wirst du es auch schaffen langfristig am Ball zu bleiben.

- Setze dir ein SMARTes Ziel. Du darfst bei keiner Methode, wenn es um die Ernährung geht erwarten, dass du über Nacht zum perfekten Supermodel wirst. Jede Methode braucht seine Zeit bis sie wirksam wird und sich Erfolge bemerkbar machen. Dafür kann es sehr ratsam sein sich ein SMARTes Ziel zu setzen. SMART steht hierbei für **S**pezifisch, **M**essbar, **A**mbitioniert, **R**ealistisch und **T**erminiert. Das bedeutet eben nicht zu sagen in einem Monat verliere ich 10kg. Das wäre entweder unrealistisch oder ungesund. Ein SMART-es Ziel wäre zum Beispiel: Ich habe bis zum 22.05.2018 5kg mithilfe der 5:2 Ernährungsumstellung verloren. Dieses Ziel ist absolut realisierbar und dennoch ambitioniert. Eine Umstellung bis zum Ende durchzuziehen verlangt einem immer viel Disziplin ab, wenn man sich nun also in einem genau festgelegten Zeitraum diese Ziel setzt, in Kombination mit einer Veränderung, ist es immer ambitioniert. Es entspricht also allen Kriterien des SMART Prinzips.

- Mache dir dieses Ziel jeden Tag bewusst und auch wofür du das Ganze machst. Du machst es für DICH, für DEINE Gesundheit, damit DU dich besser fühlst. Behalte das stets in deinem Hinterkopf. Schließlich sollte am Ende der Tage der wichtigste Mensch für dich DU selbst sein. Wenn du dich selbst vergisst, kannst du auch niemand anderen wirklich glücklich machen. Wenn du dich nicht wohlfühlst, dann strahlst du das auch aus und andere Menschen merken es. Wenn du an dir etwas ändern möchtest, dann tu es einfach und bleibe immer am Ball bis es geschafft ist! Schreibe dir dein Ziel jeden Tag auf und gebe dir jeden Tag einen Grund durchzuhalten und diese Umstellung durchzuziehen.

- Damit deine Ziele nicht nur Fantasie bleiben ist es sinnvoll sich diese Ziele jeden Tag aufs Neue zu visualisieren. Du nimmst dir also die Zeit dir dein Ziel vorzustellen. Dabei denkst du aber nicht nur an dein Ziel selbst, sondern auch an alles was damit verbunden ist und denkst an alle positiven Nebeneffekte, die damit einher gehen können. Auch hier machst du dir wieder bewusst wofür sich das Durchhalten und die Veränderung am Ende des Tages lohnen werden. Dabei kannst du dir auch vorstellen wie dein Umfeld auf dich reagieren wird. Mache dir bewusst wie du dich dadurch verändern wirst. Dafür kann es auch sinnvoll sein es nicht nur allein bei der Vorstellung zu belassen, sondern deine Ziel mithilfe eines Visionboards stets präsent zu behalten. Du nimmst Bilder zur Hand, die dein Ziel abbilden oder Dinge, die dich dahingehend inspirieren und hängst sie in Kombination mit einem motivierenden Spruch an einen Ort, der sich häufig in deinem Sichtfeld befindet und schon wirst du jeden Tag zusätzlich verbildlicht daran erinnert wofür sich die Veränderung und das Durchhalten lohnen.

- Beim intermittierenden Fasten ist es vor allem am wichtigsten, dass man verinnerlicht, dass man grundsätzlich auf gar nichts verzichten muss. Man darf alles essen. Hat man an einem Fastentag Lust auf etwas Zuckerhaltiges muss man an diesem Tag darauf verzichten, aber schon am nächsten Tag kann man auch diese Mahlzeit zu sich nehmen, ohne eine schlechtes Gewissen haben zu müssen. Selbst wenn man eine Gelegenheit bekommt der man umgehend nachgeben „muss", kann man dies machen. Am Ende muss man den Fastentag dann nur auf den nächsten Tag verlegen. Allein das sollte das Durchhalten und die Motivation beim Etablieren dieser Methode enorm erleichtern.

# 5:2 Fasten
# REZEPTE

*Food Revolution*

# *5:2 Fasten*
# FRÜHSTÜCK

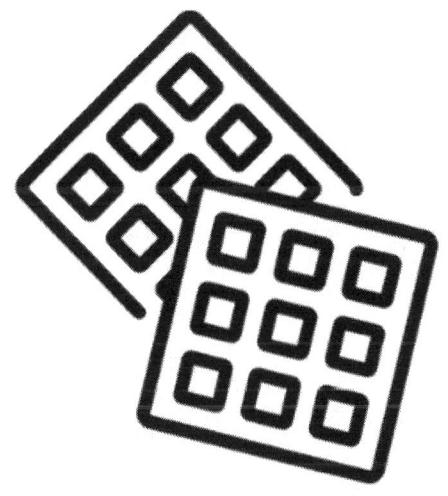

*Food Revolution*

# Grießbrei

**| KH 19g | EW 5g | F 3g | kcal 124 |**

---

| | |
|---|---|
| *Zubereitungszeit:* | *20 min* |
| *Portionen:* | *4* |
| *Schwierigkeit:* | *leicht* |

## Zutaten

- 600ml Milch (1,5% Fett)
- 400ml Wasser
- 60g Grieß
- 1 Päckchen Vanillezucker
- 1 EL Zucker
- 1 Zitrone
- etwas Zimt

## Zubereitung

1.) Die Milch in einen größeren Topf geben und gemeinsam mit dem Wasser aufkochen lassen. Sobald die Flüssigkeiten kochen den Grieß hinein rühren. Gründlich miteinander vermengen und für 7 Minuten köcheln lassen.

2.) Anschließend den Vanillezucker und Zucker einrühren. Die Zitrone heiß abwaschen, halbieren und dann nach Belieben mit dem Saft abschmecken. Wer es zitroniger mag kann auch etwas Schale hinein reiben.

3.) Kann warm oder kalt genossen und nach Belieben ergänzt werden.

# Putencurry auf Vollkornbrot

**| KH 30g | EW 10g | F 3g | kcal 185 |**

| | |
|---|---|
| *Zubereitungszeit:* | *15 min* |
| *Portionen:* | *2* |
| *Schwierigkeit:* | *leicht* |

## Zutaten

- 50g Tomate
- 20g Ananas
- 20g Putenbrust
- 6 EL Frischkäse
- 4 Scheiben Vollkornbrot
- etwas Currypulver

## Zubereitung

1.) Die Tomate heiß abwaschen, den Strunk entfernen und dann in kleine Würfel schneiden. Die Putenbrust in schmale Würfel schneiden und dann die Tomate hinzugeben. Mit dem Frischkäse ergänzen und zu einer Creme vermischen.

2.) Die Ananasscheibe abtropfen lassen und dann ebenfalls würfeln. Zu der Creme geben und mit Currypulver abschmecken.

3.) Alles gründlich miteinander vermischen. Die Vollkornbrotscheiben nach Belieben toasten und dann mit dem Putencurry bestreichen.

# Himbeerreis

**| KH 27g | EW 8g | F 3g | kcal 190 |**

| | |
|---|---|
| *Zubereitungszeit:* | *70 min* |
| *Portionen:* | *4* |
| *Schwierigkeit:* | *leicht* |

## Zutaten
- 500ml Milch (1,5% Fett)
- 280g Milchreis
- 100g Himbeeren
- 50g Zucker
- 4 Früchteteebeutel
- etwas Salz

## Zubereitung

1.) Die Teebeutel in etwa 350ml kochendes Wasser geben und nach Anleitung ziehen lassen. Die Beutel entfernen, die Milch und den Zucker hinzufügen. Alles gründlich miteinander vermengen.

2.) Den Milchreis mit unterrühren und den Reis die Flüssigkeit aufsaugen lassen. Salz hinzugeben und für 50 Minuten zugedeckt quellen lassen.

3.) Die Himbeeren in ein Sieb geben und lauwarm abwaschen. Dann mit einer Gabel oder einem Pürierstab fein pürieren. Nun in den Milchreis mit einrühren. Nach Belieben mit weiteren Zutaten nach Belieben garnieren.

# Knäckebrot

**| KH 35g | EW 6g | F 4g | kcal 199 |**

| | |
|---|---|
| *Zubereitungszeit:* | *60 min* |
| *Portionen:* | *20* |
| *Schwierigkeit:* | *leicht* |

## Zutaten

- 500g Weizenvollkornmehl
- 500ml Milch (1,5% Fett)
- 250g Roggenmehl
- 250g Haferflocken (grob)
- 50g Butter
- etwas Salz

## Zubereitung

1.) Die Milch erwärmen. Die Mehlsorten in eine Schüssel geben und miteinander vermengen. Die Haferflocken und die Butter ergänzen. Mit der lauwarmen Milch und dem Salz abrunden und alles zu einem einheitlichen Teig verkneten.

2.) Nachdem alle Zutaten gründlich miteinander vermengt sind 3 Rollen formen und zunächst kalt stellen. Nach 30 Minuten etwa 3cm dick ausrollen und dann Rechtecke schneiden.

3.) Diese mit der Gabel einstechen und dann auf ein mit Backpapier vorbereitetes Backblech geben. Für 17 Minuten bei 180°C Umluft backen lassen.

# Honigcreme mit Amarettini

**| KH 29g | EW 13g | F 4g | kcal 206 |**

| | |
|---|---|
| *Zubereitungszeit:* | *30 min* |
| *Portionen:* | *4* |
| *Schwierigkeit:* | *leicht* |

## Zutaten

- 500g Quark-Creme (0,2% Fett)
- 175g Himbeeren
- 50g Knuspermüsli
- 50g Amarettini
- 2 EL Honig
- 2 EL Orangensaft
- etwas Mineralwasser

## Zubereitung

1.) Die Quark-Creme in eine Schüssel geben. Mit Honig und dem Orangensaft abschmecken und alles gründlich miteinander vermengen. Etwas Sprudelwasser unterrühren, damit die Creme etwas lockerer wird.

2.) Nun auf 4 Gläser aufteilen. Zunächst etwas Müsli hineingeben, darauf die Amarettini verteilen, diese gegebenenfalls zerkleinern. Die Quark-Creme darauf geben und das Ganze einmal wiederholen.

3.) Die Himbeeren warm abwaschen. Mit den Himbeeren und etwas Honig garnieren. In den Kühlschrank für etwa 15 Minuten geben und alles durchziehen lassen.

# Couscous-Joghurt

**| KH 29g | EW 13g | F 5g | kcal 213 |**

| | |
|---|---|
| *Zubereitungszeit:* | 20 min |
| *Portionen:* | 1 |
| *Schwierigkeit:* | leicht |

## Zutaten

- 150g Naturjoghurt (3,5% Fett)
- 110ml Milch (1,5% Fett)
- 50g Couscous
- 20g Ananas
- 1 TL Leinsamen
- 1 TL Chia Samen
- etwas Zimt

## Zubereitung

1.) Die Milch in einen Topf geben und darin erwärmen, aber nicht kochen lassen. Den Couscous in eine Schüssel geben und dann mit der warmen Milch übergießen. Zudecken und für 10 Minuten ziehen lassen. Nach der Hälfte der Zeit einmal durchmischen.

2.) Den Joghurt in eine zweite Schüssel geben. Mit den Leinsamen und den Chia Samen ergänzen und gut durchmischen. Einige Minuten so stehen lassen.

3.) Die Mango abwaschen, die Schale entfernen, halbieren und dann ebenfalls den Kern entfernen. Das Fruchtfleisch in schmale Streifen oder Würfel schneiden.

4.) Sobald alle Komponenten fertig sind in eine Schüssel den Couscous geben. Den Joghurt darauf verteilen und das Ganze mit den Mangostücken abrunden.

# Toast mit cremigem Fruchttopping

**| KH 19g | EW 9g | F 12g | kcal 217 |**

---

*Zubereitungszeit:*     *15 min*
*Portionen:*            *1*
*Schwierigkeit:*        *leicht*

## Zutaten

- 50g Apfel
- 30g Blauschimmelkäse
- 2 Blätter Radicchio
- 1 Scheibe Vollkorntoastbrot
- etwas Butter
- etwas Salz/ Zimt

## Zubereitung

1.) Den Backofen auf 180°C Umluft vorheizen. Ein Backblech mit Backpapier auslegen. Eine Scheibe Toast toasten. Anschließend dünn mit Butter bestreichen.

2.) Einen Apfel heiß abwaschen, vierteln und das Kerngehäuse entfernen. ¼ in dünne Scheiben schneiden und auf der Butter verteilen. Nun den Blauschimmelkäse oder eine vergleichbare Sorte über die Apfelspalten streuen. Das belegte Toast nun auf das Backpapier legen und für etwa 4 Minuten backen lassen, bis der Käse etwas geschmolzen ist.

3.) 2 Blätter vom Radicchio trennen und diese abwaschen, gegebenenfalls zerkleinern und dann nach dem Backen auf das Toast geben. Mit etwas Salz oder Zimt abschmecken.

# Avocadosuppe

| KH 20g | EW 12g | F 12g | kcal 225|

---

| | |
|---|---|
| *Zubereitungszeit:* | *25 min* |
| *Portionen:* | *2* |
| *Schwierigkeit:* | *leicht* |

## Zutaten

- 300g Naturjoghurt (3,5% Fett)
- 200ml Milch (1,5% Fett)
- 100g Gurke
- 100g Avocado
- 2 EL Kürbiskerne
- 1 Limette
- etwas Leinsamenöl
- Salz und Pfeffer

## Zubereitung

1.) Eine Pfanne erhitzen und dann Öl hineingeben. Die Kürbiskerne darin für einige Minuten anrösten. Danach entnehmen.

2.) In einer Schüssel die Milch und den Joghurt mischen. Die Avocado halbieren, den Kern entfernen, das Fruchtfleisch aus der Schale löschen und in Würfel schneiden. Die Gurke waschen, die Schale und Enden entfernen und ebenfalls in Würfel schneiden. Beides mit zu der Joghurt Mischung geben.

3.) Die Limette mit heißem Wasser abwaschen und etwas Schale zu der Joghurt Mischung reiben. Danach mit dem Saft der Limette nach Belieben abschmecken und mit Salz und Pfeffer würzen. Nun mithilfe eines Pürierstabes alles zu einer geschmeidigen Suppe pürieren. Kalt servieren, gegebenenfalls erneut abschmecken und mit den gerösteten Kürbiskernen garnieren.

# Zuckerschoten-Omelett

## | KH 14g | EW 15g | F 12g | kcal 239 |

---

| | |
|---|---|
| *Zubereitungszeit:* | *35 min* |
| *Portionen:* | *4* |
| *Schwierigkeit:* | *leicht* |

## Zutaten

- 500ml Milch (1,5% Fett)
- 300g Karotten
- 250g Zuckerschoten
- 4 Eier
- 2 EL Mehl
- etwas Butter
- Salz und Pfeffer

## Zubereitung

1.) In einem Topf etwas gesalzenes Wasser zum Kochen bringen. Die Karotten waschen, schälen und dann in dünne Scheiben schneiden oder mithilfe eines Schälers in schmale Streifen schneiden. In das kochende Wasser geben und garen lassen.

2.) Die Zuckerschoten ebenfalls gründlich waschen und in kleine Stücke schneiden. Nach etwa 5 Minuten die Karotten entfernen und abtrocknen. Nun die Zuckerschoten in dem kochenden Wasser erneut für 5 Minuten garen lassen und ebenfalls mithilfe eines Küchentuches abtrocknen.

3.) Butter in einem Topf zerlassen und dann das Mehl darin anschwitzen, 250ml Milch portionsweise mit einem Schneebesen unterrühren. Abschmecken und dann für 7 Minuten köcheln lassen. Aus den Eiern, etwas Mehl und der restlichen Milch einen Teig mischen. Mit Salz und Pfeffer würzen. Eine Pfanne erhitzen und etwas Öl hineingeben. Den Teig hineingeben und Omeletts ausbacken. Anschließend mit dem Gemüse füllen und mit der Soße garnieren.

# Obstsalat mit Couscous

## | KH 57g | EW 6g | F 1g | kcal 246 |

| | |
|---|---|
| *Zubereitungszeit:* | *20 min* |
| *Portionen:* | *2* |
| *Schwierigkeit:* | *leicht* |

## Zutaten

- 150g Couscous
- 150ml Wasser
- 60g Himbeeren
- 50g Mandarinen
- 50g Kiwi
- 50g Nektarine
- 40g Aprikose
- 2 EL Honig
- 1 Zitrone
- etwas Zimt

## Zubereitung

1.) Leicht gesalzenes Wasser in einem Topf zum Kochen bringen und bei mittlerer Temperatur den Couscous unterrühren, für 7 Minuten köcheln lassen.

2.) Die Kiwi schälen und klein würfeln, die Himbeeren mit lauwarmen Wasser waschen, die Mandarine und die Nektarine schälen und klein würfeln. Die Zwiebel mit heißem Wasser abwaschen und die Schale der Zitrone etwas abreiben.

3.) Den fertigen Couscous mit dem Zimt vermischen und den Saft der Zitrone mit hinein träufeln. Gründlich miteinander vermischen. Das geschnittene Obst hinzugeben und alles miteinander vermengen. Mit Zimt und etwas Zitronensaft garnieren.

# Belgische Waffeln

**| KH 41g | EW 12g | F 10g | kcal 298 |**

| | |
|---|---|
| *Zubereitungszeit:* | *30 min* |
| *Portionen:* | *4* |
| *Schwierigkeit:* | *leicht* |

## Zutaten

- 100g Haferflocken
- 100ml Milch (1,5% Fett)
- 100g Frischkäse
- 100g Banane
- 40g Datteln (getrocknet)
- 20g Vanillezucker
- 20g Honig
- 2 Eier
- etwas Zimt

## Zubereitung

1.) Die Schale von der Banane entfernen und dann schräg in Scheiben schneiden. Die Haferflocken mit der Milch und den Datteln fein mahlen und gründlich vermischen mithilfe eines Mixers.

2.) Den Vanillezucker, die Eier und die Bananenstücke mit einrühren. Mit dem Zimt abschmecken und so lange durchmixen bis ein glatter Teig entsteht.

3.) Das Waffeleisen erhitzen und dann den Teig Portionsweise hineingegeben und jede Waffel backen bis diese goldbraun sind. Dann mit dem Honig servieren. Wer es mag, kann auch noch Beeren dazu servieren.

# Quarktaschen

**| KH 28g | EW 6g | F 20g | kcal 315 |**

| | |
|---|---|
| *Zubereitungszeit:* | *40 min* |
| *Portionen:* | *12* |
| *Schwierigkeit:* | *leicht* |

## Zutaten

- 600g Blätterteig
- 280g Quark
- 70g Zucker
- 60g Margarine
- 1 Ei
- 1 Päckchen Vanillepuddingpulver
- 1 Päckchen Vanillezucker

## Zubereitung

1.) Zunächst 2 Backbleche mit Backpapier auslegen und den Backofen auf 180°C Umluft vorheizen. Den Blätterteig auftauen lassen und dann ausrollen. Aus dem Teig jeweils 6 gleichmäßige Quadrate schneiden. Diese auf den Blechen verteilen.

2.) Die Margarine entweder im Vorfeld zerlassen oder aber in der Schüssel weich rühren. Den Quark hinzufügen. Mit dem Ei, dem Zucker , dem Vanillezucker und dem Puddingpulver abrunden und alles gründlich miteinander vermischen.

3.) Die fertige Masse in die Mitte der Quadrate geben, die Ecken einschlagen und fest drücken. Dann in den Ofen geben und für 22 Minuten backen lassen. Anschließend nach Belieben noch mit etwas Puderzucker bestreuen.

# Spinatbowl

| KH 68g | EW 7g | F 4g | kcal 323 |

| | |
|---|---|
| *Zubereitungszeit:* | *30 min* |
| *Portionen:* | *2* |
| *Schwierigkeit:* | *leicht* |

## Zutaten

- 200ml Hafermilch
- 200g Banane
- 160g Blattspinat
- 100g Kiwi
- 6 EL Haferflocken
- 2 EL Ahornsirup
- 2 EL Chia Samen
- 2 TL Kokosraspeln

## Zubereitung

1.) Die Schale von den Bananen und den Kiwis entfernen. Von den Bananen 1 ½ längs halbieren. Die andere Hälfte schräg in Scheiben schneiden. Die Kiwis würfeln. Den Spinat gründlich unter heißem Wasser abwaschen.

2.) Den Spinat in einen Mixer geben. Die Banane hinzufügen und beides klein mixen. Die Würfel von 1 ½ Kiwis ebenfalls hinzugeben. Zu guter Letzt die Haferflocken hineingeben und mit der Hafermilch aufgießen. Sobald alle Zutaten zerkleinert sind für 10 Minuten ziehen lassen.

3.) Servieren und die Bananen- und Kiwistücke als Topping nutzen. Mit den Chia Samen und dem Ahornsirup garnieren.

# Chia-Himbeer-Bowl

**| KH 83g | EW 7g | F 6g | kcal 374 |**

| | |
|---|---|
| *Zubereitungszeit:* | *30 min* |
| *Portionen:* | *2* |
| *Schwierigkeit:* | *leicht* |

## Zutaten
- 400g Granatapfel
- 250g Himbeeren
- 200g Banane
- 100ml Hafermilch
- 4 EL Magerquark
- 4 EL Haferflocken
- 2 TL Kokosflocken
- 2 TL Chia Samen
- etwas Zimt

## Zubereitung

1.) Zunächst den Granatapfel waschen, halbieren und entkernen. 1 TL der Kerne beiseite legen. Die Himbeeren mit lauwarmen Wasser waschen und die Hälfte ebenfalls beiseite legen. Die Bananen in einem Mixer zu einem Püree verarbeiten

2.) Aus den restlichen Himbeeren und Granatapfelkernen gemeinsam mit den Haferflocken, der Hafermilch, den Bananen und dem Sojaquark eine Mischung herstellen und dann mithilfe eines Pürierstabes klein pürieren.

3.) Auf 2 Schüsseln verteilen. Mit den Granatapfelkernen und den Himbeeren toppen. Die Chia Samen und die Kokosflocken zum Garnieren nutzen. Mit Zimt alles abschmecken.

# Hirsebrei mit Aprikose

**| KH 76g | EW 13g | F 4g | kcal 381 |**

| | |
|---|---|
| *Zubereitungszeit:* | *45 min* |
| *Portionen:* | *3* |
| *Schwierigkeit:* | *leicht* |

## Zutaten

- 750ml Gemüsebrühe
- 200g Naturjoghurt (3,5% Fett)
- 150g Lauchzwiebel
- 150g Hirse
- 120g Karotten
- 100g Aprikosen (getrocknet)
- 70g Zwiebel
- 2 Knoblauchzehen
- 1 Chili
- 1 Zitrone
- etwas Öl

## Zubereitung

1.) Die Zwiebel und den Knoblauch schälen und klein hacken. Die Chili waschen und fein würfeln. Die Karotten schälen, den Lauch waschen und beides in dünne Scheiben schneiden. Eine tiefe Pfanne erhitzen und Öl hineingeben. Alle Zutaten in das Öl geben und darin andünsten.

2.) Die Aprikosen hacken und mit in die Pfanne geben. Die Hirse in ein Sieb geben und gründlich auswaschen. Nun die Hirse mit der Gemüsebrühe in die Pfanne geben und alles gemeinsam aufkochen lassen. Die Hitze reduzieren und für 30 Minuten köcheln lassen.

3.) Die Zitrone heiß abwaschen und halbieren. Die Schale ein wenig abreiben und den Saft der Zitrone zum Abschmecken nutzen. Salz und Pfeffer hinzugeben und dann mit etwas Joghurt und den Zitronenzesten garnieren.

# Pilzomelett

**| KH 14g | EW 33g | F 24g | kcal 404 |**

| | |
|---|---|
| *Zubereitungszeit:* | *30 min* |
| *Portionen:* | *2* |
| *Schwierigkeit:* | *leicht* |

## Zutaten

- 200g Champignons
- 75g Paprika (rot)
- 50g Schalotten
- 6 Eier
- 2 EL Selters
- 2 EL Erdnussöl
- Salz und Pfeffer

## Zubereitung

1.) Die Eier in einer Schüssel mit der Selters vermengen. Abschmecken. Die Schalotten waschen und in Würfel schneiden. Die Champignons ebenfalls gründlich waschen und dann in Scheiben schneiden oder auch würfeln. Die Paprika waschen, die Kerne und den Strunk entfernen und in dünne Scheiben schneiden. Diese erneut halbieren.

2.) Eine Pfanne erhitzen und dann das Erdnussöl hineingeben. Darin die Schalotten zunächst andünsten. Bei geminderter Hitze die Pilze und die Paprika für 5 Minuten mit anbraten.

3.) Sobald das Gemüse fertig ist die Eiermasse darüber gießen und abgedeckt für 10 Minuten stocken lassen. Gegebenenfalls noch einmal würzen.

267

# Chia-Kürbis-Bowl

## | KH 67g | EW 7g | F 12g | kcal 405 |

| | |
|---|---|
| *Zubereitungszeit:* | *30 min* |
| *Portionen:* | *1* |
| *Schwierigkeit:* | *leicht* |

## Zutaten

- 200g Hokkaidokürbis
- 150g Banane
- 50ml Hafermilch
- 4 Paranüsse
- 2 TL Kürbiskerne
- 1 TL Chia Samen
- 1 TL Kokosflocken
- 1 TL Ahornsirup
- etwas Zimt

## Zubereitung

1.) Einen Topf mit Wasser zum Kochen bringen. Den Kürbis halbieren und die Kerne entfernen. Anschließend in Würfel schneiden und in das kochende Waser geben. Für etwa 12 Minuten garen lassen, dann abgießen und abkühlen lassen.

2.) Die Schale der Banane entfernen und in grobe Stücke schneiden. Gemeinsam mit dem Kürbisfleisch in einen Mixer geben. Mit Hafermilch auffüllen und alles gründlich pürieren.

3.) Mit dem Ahornsirup und dem Zimt abschmecken. Sobald alles gründlich miteinander vermengt ist servieren. Mit den Chia Samen und den Kokosflocken garnieren. Die Nüsse entweder in einer Pfanne leicht anrösten oder so mit in die Bowl geben.

# Schokoladenporridge

**| KH 55g | EW 15g | F 15g | kcal 407 |**

| | |
|---|---|
| *Zubereitungszeit:* | *20 min* |
| *Portionen:* | *1* |
| *Schwierigkeit:* | *leicht* |

## Zutaten

- 200ml Milch (1,5% Fett)
- 100ml Wasser
- 100g Banane
- 30g Haferflocken
- 10g Kokosraspeln
- 1 TL Kakaopulver (roh)

## Zubereitung

1.) In einem Topf die Milch mit dem Wasser zum Kochen bringen. Die Haferflocken unterrühren und aufkochen lassen. Den Backkakao hinzufügen.

2.) Alles gründlich miteinander vermengen. Für 5 Minuten, während ständigen Rührens köcheln lassen, bis der Porridge eingedickt ist.

3.) Die Schale der Banane entfernen und dann schräg in Scheiben schneiden. Über dem Porridge verteilen und mit den Kokosraspeln garnieren.

# Bananenpfannkuchen

**| KH 65g | EW 21g | F 10g | kcal 428 |**

| | |
|---|---|
| *Zubereitungszeit:* | *25 min* |
| *Portionen:* | *2* |
| *Schwierigkeit:* | *leicht* |

## Zutaten

- 150g Banane
- 50g Mehl (Typ 630)
- 50g Naturjoghurt (3,5% Fett)
- 50g Magerquark
- 50g Frischkäse (körnig)
- 6 EL Haferflocken
- 4 TL Honig
- 2 TL Kakaopulver
- 2 Eier

## Zubereitung

1.) Den Joghurt in eine Schüssel geben. Dann mit dem Magerquark und dem Frischkäse vermischen. Etwas Honig beimischen und alles zu einer Creme verrühren.

2.) Das Mehl, die Eier und die Hafermilch vermischen. Den restlichen Honig mit zugeben und zu guter Letzt das Kakaopulver mit einrühren. Mit einem Mixer gut durchmischen bis ein glatter Teig entsteht.

3.) Eine Pfanne erhitzen, Öl hineingeben und darin gleichmäßig verteilen. Portionsweise den Teig hineingeben und von beiden Seiten anbraten bis beide Seiten leicht braun gefärbt sind.

4.) Die Schale der Bananen entfernen und dann schräg in Scheiben schneiden. Die fertigen Pfannkuchen mit der Creme bestreichen und dann die Bananenscheiben darauf geben. Einrollen und genießen. Nach Belieben noch mit etwas Zimt bestreuen.

# Dreiecke aus Blätterteig

**| KH 47g | EW 9g | F 28g | kcal 476 |**

| | |
|---|---|
| *Zubereitungszeit:* | *45 min* |
| *Portionen:* | *8* |
| *Schwierigkeit:* | *leicht* |

## Zutaten
- 500g Weizenmehl
- 250ml Milch (1,5% Fett)
- 250g Butter
- 1 Ei
- 1 Hefewürfel
- 1 EL Zucker
- etwas Salz

## Zubereitung

1.) Das Mehl in eine Schüssel geben. 125g Butter in das Mehl bröseln. Beides mit Salz ergänzen. Die Milch erwärmen, Zucker hinzufügen und darin die Hefe auflösen. Dann mit zu dem Mehl geben. Nun gründlich durchkneten und für 20 Minuten ruhen lassen.

2.) Den Teig ausrollen, sodass ein Rechteck entsteht. Die restliche Butter schmelzen lassen und dann die eine Hälfte des Teiges damit bestreichen. Die Ecken aufeinander klappen, sodass erneut ein Rechteck entsteht.

3.) Das Ei trennen und dann den Teig mit dem Eigelb einstreichen. Kleine Dreiecke zurecht schneiden und dann auf einem mit Backpapier ausgelegten Backblech bei 180°C Umluft für etwa 15 Minuten backen lassen.

# 5:2 Fasten
# GERICHTE
# unter
# 300kcal

*Food Revolution*

# Asiatische Suppe

| KH 6g | EW 16g | F 1g | kcal 98 |

| | |
|---|---|
| *Zubereitungszeit:* | *35 min* |
| *Portionen:* | *4* |
| *Schwierigkeit:* | *leicht* |

## Zutaten

- 800ml Gemüsebrühe
- 250g Garnelen (essfertig)
- 200g Champignons
- 200ml Kokosmilch
- 5g Ingwer
- 2 EL Fischsoße
- 1 Frühlingszwiebel
- 1 Stange Zitronengras
- 1 Limette
- etwas Chili-Paste
- Salz und Pfeffer

## Zubereitung

1.) Eine tiefe Pfanne erhitzen und dann Öl hineingeben. Den Ingwer schälen, klein hacken und in dem Öl anbraten. Die Champignons putzen und dann in Scheiben schneiden. Ebenfalls mit in der Pfanne anbraten. Die Frühlingszwiebel waschen, in Ringe schneiden und zu dem Ingwer geben.

2.) Alles mit dem Gemüsefond ablöschen und für 7 Minuten köcheln lassen. Das Zitronengras abwaschen, klein schneiden und damit die Suppe abschmecken. Für weitere 5 Minuten köcheln lassen. Die Garnelen abwaschen und damit die Suppe ergänzen. Mit der Chilipaste alles abschmecken.

3.) Das Ganze mit der Kokosmilch auffüllen und gut durchmischen. Zu guter Letzt die Limette mit heißem Wasser abwaschen, halbieren und den Saft in die Suppe geben. Mit Salz und Pfeffer abschmecken und für weitere 7 Minuten ziehen lassen.

# Suppe Miso

**| KH 14g | EW 11g | F 4g | kcal 127 |**

| | |
|---|---|
| *Zubereitungszeit:* | *30 min* |
| *Portionen:* | *2* |
| *Schwierigkeit:* | *leicht* |

## Zutaten
- 600ml Gemüsebrühe
- 150g Champignons
- 150g Tofu
- 75g Frühlingszwiebeln
- 10g Getrocknete Algen (Wakame)
- 2 EL Sojasoße
- 2 EL Miso (weiß)
- 1 Limette

## Zubereitung

1.) In eine Schüssel warmes Wasser geben und darin die Algen für etwa 10 Minuten einweichen lassen. Die Champignons gründlich abwaschen und dann klein würfeln. Die Frühlingszwiebeln ebenfalls abwaschen und in Ringe schneiden.

2.) In einem Topf etwas Öl erhitzen und darin die Champignons mit den Lauchzwiebeln andünsten. Mit der Gemüsebrühe ablöschen. 100ml Brühe mit dem Miso verrühren und dann zu der restlichen Brühe geben, allerdings sollte diese nicht mehr kochen. Die Limette heiß abwaschen und den Saft und etwas Abrieb der Schale mit in die Suppe geben. Mit Sojasoße abschmecken.

3.) Den Tofu in mundgerechte Würfel schneiden. Die Algen abgießen und klein schneiden. Gemeinsam mit in die Suppe geben und servieren.

# Scholle auf Zucchini

**| KH 13g | EW 22g | F 3g | kcal 152 |**

| | |
|---|---|
| *Zubereitungszeit:* | *30 min* |
| *Portionen:* | *2* |
| *Schwierigkeit:* | *leicht* |

## Zutaten
- 300g Zucchini
- 280g Schollenfilet
- 100ml Gemüsebrühe
- 50g Gemüsezwiebel
- 1 Zitrone
- 1 EL Tomatenmark
- etwas Öl
- Salz und Pfeffer

## Zubereitung

1.) Die Zitrone heiß abwaschen, halbieren und mit dem Zitronensaft nach Belieben die Schollenfilets beträufeln. Dann abschmecken und mit einer dünnen Schicht Tomatenmark überziehen.

2.) Die Zwiebel schälen und würfeln. Einen Topf erwärmen und Öl hineingeben. Die Zwiebelwürfel hineingeben und darin anschwitzen. Die Zucchini ebenfalls waschen und dann mit einer Reibe oder einem Spiralschneider zerkleinern. Anschließend mit zu den Zwiebeln geben und andünsten. Mit Brühe ablöschen.

3.) Mit dem restlichen Zitronensaft, Salz und Pfeffer abschmecken, die Scholle hinzugeben und für 7 Minuten köcheln lassen.

# Ananas-Reis-Curry

**| KH 26g | EW 13g | F 2g | kcal 163 |**

| | |
|---|---|
| *Zubereitungszeit:* | *40 min* |
| *Portionen:* | *4* |
| *Schwierigkeit:* | *leicht* |

## Zutaten
- 375ml Wasser
- 225ml Rinderbrühe
- 250g Reis
- 250g Ananas
- 50g Zwiebel
- 1 TL Currypulver

## Zubereitung

1.) Die Zwiebel schälen und klein hacken. Einen Topf erhitzen und etwas Öl hineingeben. Darin die Zwiebel glasig andünsten. Dann mit Wasser und Rinderbrühe ablöschen und für einige Minuten köcheln lassen.

2.) Den Reis und das Currypulver hinzufügen und zugedeckt für 25 Minuten köcheln lassen. Zwischendurch umrühren.

3.) Die Ananas in mundgerechte Stücke schneiden und dann nach den 25 Minuten mit in den Topf geben und für weitere 10 Minuten köcheln lassen bis keine Flüssigkeit mehr vorhanden ist.

# Kokossuppe mit Mango

## | KH 24g | EW 5g | F 7g | kcal 171 |

| | |
|---|---|
| *Zubereitungszeit:* | *40 min* |
| *Portionen:* | *4* |
| *Schwierigkeit:* | *leicht* |

## Zutaten

-   400ml Kokosmilch
-   400ml Gemüsebrühe
-   150g Paprika (rot)
-   90g Mango
-   70g Tomaten
-   40g Lauchzwiebeln
-   4 Stangen Staudensellerie
-   2 EL Erdnüsse (geröstet und gehackt)
-   1 Limette
-   Salz und Pfeffer

## Zubereitung

1.) Einen Topf erwärmen und etwas Öl hineingeben. Die Lauchzwiebeln und den Sellerie heiß abwaschen, dann in Scheiben schneiden und andünsten. Die Paprika ebenfalls waschen, das Kerngehäuse entfernen und dann in Streifen schneiden. Mit den Zwiebeln im Topf andünsten.

2.) Mit der Brühe und der Kokosmilch ablöschen, erneut abschmecken, dann für 10 Minuten köcheln lassen. Die Tomaten waschen, den Strunk und die Kerne entfernen. und würfeln. Die Mango schälen, den Kern entfernen und das Fruchtfleisch würfeln. Beides mit in den Topf geben und für einige Minuten köcheln lassen. Dann pürieren.

3.) Die Limette heiß abwaschen und mit einer Reibe etwas Schale in die Suppe geben. Dann die Limette halbieren und gemeinsam mit Salz und Pfeffer die Suppe garnieren.

# Linsenfladen

## | KH 18g | EW 10g | F 8g | kcal 173 |

| | |
|---|---|
| *Zubereitungszeit:* | *30 min* |
| *Portionen:* | *2* |
| *Schwierigkeit:* | *leicht* |

## Zutaten

- 125g Linsen (rot)
- 10g Mehl
- 2 Knoblauchzehen
- 1 Zwiebel
- 1 Ei
- 1 EL Butter
- 1 Gemüsebrühwürfel
- ¼ Liter Wasser

## Zubereitung

1.) Einen Topf erwärmen und darin die Butter zerlassen. Die Linsen hineingeben und kurz anschwitzen, dann das Wasser hinzufügen. Gemeinsam für 20 Minuten bei mittlerer Temperatur zugedeckt kochen lassen.

2.) Den Knoblauch und die Zwiebel schälen und beides klein hacken. Nach der Kochzeit die Suppe mithilfe eines Pürierstabes pürieren und dann etwas abkühlen lassen. Dann die anderen Zutaten zu der Linsenmischung geben und alles gründlich verkneten. Aus der hergestellten Masse kleine Fladen formen. Eine Pfanne erwärmen und dann das favorisierte Öl hineingeben. Die Linsenfladen von jeder Seite 2 Minuten anbraten, bis eine braune Färbung zu sehen ist.

3.) Dazu nach Belieben aus Naturjoghurt, 1 Zitrone und etwas Minze einen leckeren Dip herstellen.

# Rote-Bete-Suppe

## | KH 37g | EW 13g | F 2g | kcal 178 |

| | |
|---|---|
| *Zubereitungszeit:* | *30 min* |
| *Portionen:* | *1* |
| *Schwierigkeit:* | *leicht* |

## Zutaten

- 350g Rote Bete
- 300ml Gemüsebrühe
- 100g Karotte
- 1 Zitrone
- ½ Zwiebel
- ½ Knoblauchzehe
- etwas Öl
- Salz und Pfeffer

## Zubereitung

1.) Die Zwiebel und die Knoblauchzehe schälen und klein hacken. Einen Topf erhitzen, Öl hineingeben und die beiden Zutaten darin andünsten. Mit der Gemüsebrühe ablöschen.

2.) Die Karotte schälen und klein würfeln. Die Rote Bete schälen und in schmale Streifen schneiden oder mithilfe einer Reibe in Stücke teilen. Beides mit in die Brühe geben und für 15 Minuten köcheln lassen.

3.) Die Zitrone heiß abwaschen. Die Schale abreiben und gemeinsam mit dem Saft die Suppe abschmecken. Mit Salz und Pfeffer würzen, nach Belieben pürieren.

# Belegter Saibling

**| KH 8g | EW 32g | F 5g | kcal 198 |**

| | |
|---|---|
| *Zubereitungszeit:* | *30 min* |
| *Portionen:* | *2* |
| *Schwierigkeit:* | *leicht* |

## Zutaten
- 300g Saiblings Filet
- 150g Zucchini
- 4 Stängel Estragon
- 5 Oliven (schwarz)
- 5 Oliven (grün)
- 1 Zitrone
- Salz und Pfeffer

## Zubereitung

1.) Den Backofen auf 180°C vorheizen. Ein Backblech mit Backpapier auslegen. Die Fischfilets abwaschen, danach mit einem Küchentuch oder einem sauberen Geschirrhandtuch abtrocknen. Die Zitrone mit heißem Wasser abwaschen, halbieren. Eine Hälfte in Scheiben schneiden, die andere Hälfte auspressen und über die Filets geben.

2.) Die Zucchini waschen und in dünne Scheiben schneiden. Die Filets auf das Backpapier geben und salzen. Jeweils mit Zucchini- und Zitronenscheiben belegen. Den Estragon abzupfen, waschen und ebenfalls mit auf die Filets legen.

3.) Zu guter Letzt die Oliven abgießen, halbieren und ebenfalls auf die Filets geben. Das Backblech nun für 15 Minuten in den Ofen geben und anschließend mit den Zesten garnieren.

# Kartoffel-Aprikosen-Suppe

## | KH 24g | EW 4g | F 11g | kcal 206 |

| | |
|---|---|
| *Zubereitungszeit:* | *50 min* |
| *Portionen:* | *4* |
| *Schwierigkeit:* | *leicht* |

## Zutaten
- 600ml Gemüsebrühe
- 350g Kartoffeln
- 100g Crème Fraîche
- 20g Pinienkerne
- 3 Aprikosen
- 1 Lauchzwiebel
- etwas Öl
- Salz und Pfeffer

## Zubereitung

1.) Die Lauchzwiebel heiß abwaschen und dann in Ringe schneiden. Die Kartoffeln schälen und dann in Würfel schneiden. Einen Topf erhitzen und dann Öl hineingeben. Den Lauch hinzugeben und andünsten. Dann die Kartoffeln ebenfalls in dem Topf mit andünsten. Abschmecken und dann mit der Gemüsebrühe ablöschen. Für 20 Minuten köcheln lassen.

2.) Die Crème fraîche hinzufügen und dann pürieren. Die Aprikosen abwaschen und den Kern entfernen. Dann in Spalten schneiden. Eine Pfanne erhitzen, Öl hineingeben und die Pinienkerne darin anrösten.

3.) Die Aprikosenspalten zu der Suppe geben und für weitere 7 Minuten köcheln lassen. Gegebenenfalls erneut abschmecken und dann mit den gerösteten Pinienkernen servieren.

# Reispäckchen

**| KH 49g | EW 4g | F 1g | kcal 211 |**

| | |
|---|---|
| *Zubereitungszeit:* | *45 min* |
| *Portionen:* | *4* |
| *Schwierigkeit:* | *leicht* |

## Zutaten
- 300ml Gemüsebrühe
- 200g Mango
- 150g Risotto Reis
- 12 Reisteigblätter
- 4 Frühlingszwiebeln
- 1 Limette
- 1 Chilischote (rot)
- etwas Öl
- Salz und Pfeffer

## Zubereitung

1.) Den Reis mit etwas Öl in einem Topf kurz anbraten. Nach etwa 3 Minuten mit Brühe ablöschen, abschmecken und für 25 Minuten köcheln lassen. Die Frühlingszwiebeln und die Chili heiß waschen und dann in Ringe schneiden. Die Limette heiß waschen, auspressen und alle Zutaten zum Reis geben. Die Schale und den Kern der Mango entfernen und das Fruchtfleisch würfeln. Ebenfalls mit zu dem Reis geben.

2.) Ein sauberes Geschirrhandtuch anfeuchten und auf der Arbeitsfläche ausbreiten. Die Reisteigblätter darauf verteilen, mit Wasser besprühen und dann mit einem weiteren Geschirrhandtuch abdecken. 15 Minuten so aufweichen lassen.

3.) Sobald die Teigblätter formbar sind, 1 EL der Reismischung auf jeweils ein Teigblatt geben und mit 2 Blättern zudecken und ein Päckchen formen.

# Frische Melonensuppe

**| KH 47g | EW 5g | F 2g | kcal 215 |**

| | |
|---|---|
| *Zubereitungszeit:* | *30 min* |
| *Portionen:* | *2* |
| *Schwierigkeit:* | *leicht* |

## Zutaten
- 400g Honigmelone
- 125ml Sojadrink
- 40g Maisgrießflocken
- 1 Zitrone
- 1 Päckchen Vanillezucker
- etwas frische Minze

## Zubereitung

1.) Die Schale der Melone entfernen und dann halbieren. Die Kerne rausholen und das restliche Fruchtfleisch grob würfeln. Dann in einen Mixer geben. Die Zitrone heiß abwaschen, mithilfe einer Reibe die Schale zu der Melone reiben und dann noch etwas Saft hinzugeben. Nun die Minze waschen, trocken schütteln und mit in den Mixer geben. Alles gründlich miteinander vermischen, dann in den Kühlschrank geben.

2.) Einen Topf erwärmen und darin die Sojamilch mit dem Vanillezucker aufkochen lassen. Danach die Maisgrießflocken in die Sojamilch geben und den Deckel schließen. Für einige Minuten quellen lassen. Sobald der Maisgrieß abgekühlt ist, daraus gleichmäßige Bällchen formen.

3.) Beides zusammen servieren und gegebenenfalls noch mit Zitronensaft abschmecken.

# Risotto aus Pilzen

**| KH 23g | EW 12g | F 6g | kcal 215 |**

| | |
|---|---|
| *Zubereitungszeit:* | *40 min* |
| *Portionen:* | *4* |
| *Schwierigkeit:* | *leicht* |

## Zutaten
- 1000ml Gemüsebrühe
- 300g Naturreis
- 200g Champignons
- 150g Pfifferlinge
- 125ml Weißwein (trocken)
- 75g Parmesan
- 1 Zwiebel
- 1 Knoblauchzehe
- etwas Olivenöl
- Salz und Pfeffer

## Zubereitung

1.) Die Zwiebel schälen und klein hacken. Eine beschichtete Pfanne erhitzen, Öl hineingeben und dann darin die Zwiebel glasig andünsten. Die Pilze gründlich abwaschen, klein schneiden und mit in der Pfanne anbraten. Sobald die Pilze angebraten sind den Reis mit untermischen und so lange anbraten bis dieser glasig wird.

2.) Mit dem Weißwein ablöschen und die Hälfte einkochen lassen. Nun noch 750ml der Gemüsebrühe hinzufügen und für 8 Minuten köcheln lassen. Die Knoblauchzehe schälen und klein hacken. Mit in den Topf geben. Die restliche Gemüsebrühe hinzugeben bis alles von dem Reis aufgenommen wurde.

3.) Den Großteil des Parmesan mit in den Topf geben und einrühren. Dann für 3 Minuten köcheln lassen. Anschließend servieren und den restlichen Parmesan zum Garnieren nutzen.

# Suppe aus Schwarzwurzel

## | KH 38g | EW 7g | F 5g | kcal 217 |

| | |
|---|---|
| *Zubereitungszeit:* | *40 min* |
| *Portionen:* | *4* |
| *Schwierigkeit:* | *leicht* |

## Zutaten

- 900ml Gemüsebrühe
- 400g Schwarzwurzel
- 300g Kartoffeln
- 100g Hokkaidokürbis
- 80g Schalotten
- 50g Crème Fraîche
- 3 EL Kürbiskerne
- 1 Zitrone
- etwas Öl
- Salz und Pfeffer

## Zubereitung

1.) Einen Topf erwärmen und Öl hineingeben. Die Schalotten waschen, würfeln und in dem Öl anbraten. Die Schwarzwurzeln ebenfalls waschen, dann schälen und klein schneiden. Dabei Einweghandschuhe tragen. Die Würfel in Wasser mit Zitronensaft einlegen.

2.) Die Kartoffeln und den Kürbis waschen und danach die Schale entfernen. Die Kartoffeln würfeln und den Kürbis mit einer Reibe hobeln. Die Schwarzwurzel, mit den Kartoffelwürfeln in den Topf mit den Schalotten geben und andünsten. Dann mit Brühe ablöschen und den Kürbis hinzufügen.

3.) Abschmecken und köcheln lassen bis alle Komponenten weich sind. Dann pürieren und abschmecken. Die Crème fraîche unterrühren. Mit etwas Zitronensaft und nach Belieben Zesten der Schale abschmecken. Eine Pfanne erhitzen, Öl hineingeben und darin die Kürbiskerne rösten. Damit die Suppe garnieren.

# Bohneneintopf

**| KH 25g | EW 20g | F 2g | kcal 224 |**

*Zubereitungszeit:*     *25 min*
*Portionen:*     *1*
*Schwierigkeit:*     *leicht*

## Zutaten
- 150ml Gemüsebrühe
- 150g Bohnen (weiß)
- 100ml Tomaten (passiert)
- 30g Kochschinken
- 20g Kirschtomaten
- ½ Zwiebel
- ½ Knoblauchzehe
- Salz und Pfeffer

## Zubereitung

1.) Die Zwiebel und die Knoblauchzehe schälen und klein würfeln. Die Bohnen in einem Sieb gründlich auswaschen. Danach mit einem Küchentuch abtupfen. Die Tomaten heiß abwaschen und in Scheiben schneiden. Den Kochschinken würfeln.

2.) Einen Topf mit der Gemüsebrühe darin zum Kochen bringen. Den Schinken hinzugeben, mit den passierten Tomaten und den Bohnen ergänzen. Alles mit- einander vermengen und für 10 Minuten köcheln lassen.

3.) Eine Pfanne erhitzen und Öl hineingeben. Darin nun die Zwiebel und die Knoblauchzehe andünsten. Die Tomatenscheiben hinzugeben und für 5 Minuten anbraten. Alles gut abschmecken und dann gemeinsam servieren.

# Zucchininudeln mit Forelle

## | KH 16g | EW 32g | F 7g | kcal 239 |

| | |
|---|---|
| *Zubereitungszeit:* | *30 min* |
| *Portionen:* | *2* |
| *Schwierigkeit:* | *leicht* |

## Zutaten
- 600g Zucchini
- 250g Forellenfilet (geräuchert)
- 1 Peperoni (rot)
- 1 Zitrone
- etwas Öl
- Salz und Pfeffer

## Zubereitung

1.) Die Zucchini gründlich mit heißem Wasser abwaschen. Anschließend die Enden entfernen und entweder mithilfe eines Schälers oder im besten Fall eines Spiralschneiders zu Streifen schneiden. Eine Pfanne erwärmen und dann Öl hineingeben. Die Zucchinistreifen in die Pfanne geben und anbraten.

2.) Die Peperoni waschen und in Scheiben schneiden. Ebenfalls mit zu der Zucchini geben und anbraten. Die Zitrone heiß waschen, halbieren und den Saft über die Zucchini geben. Nach Belieben auch etwas Schale abreiben und mit in die Pfanne geben, dadurch bekommen die Zucchininudeln mehr Zitronengeschmack.

3.) Mit Salz und Pfeffer abschmecken, die Fischfilets klein schneiden und entweder kalt anrichten oder aber zuvor noch mit in die Pfanne geben und erwärmen.

# Putenroulade mit Gemüsereis

**| KH 29g | EW 16g | F 7g | kcal 246 |**

| | |
|---|---|
| *Zubereitungszeit:* | *45 min* |
| *Portionen:* | *4* |
| *Schwierigkeit:* | *leicht* |

## Zutaten
- 500ml Wasser
- 400g Putenroulade (4 Rouladen à 100g)
- 200g Paprika (rot)
- 125g Langkornreis
- 125g Mascarpone
- 60g Mais
- 50g Zwiebel
- 4 Scheiben Bauernschinken
- 1 EL Milch (1,5% Fett)
- etwas Öl
- Salz und Pfeffer

## Zubereitung

1.) In einer Schüssel Mascarpone mit Milch vermischen. Die Paprika heiß abwaschen, das Kerngehäuse entfernen und dann in schmale Spalten schneiden. Die Zwiebeln schälen und klein hacken. Den Mais abgießen und abtupfen.

2.) Öl in einem Topf erwärmen. Das Gemüse und den Reis hineingeben. Anbraten und dann mit Wasser ablöschen, für 15 Minuten köcheln lassen. Sobald die Flüssigkeit verdampft ist 75g Mascarpone hineingeben und abschmecken. Köcheln lassen.

3.) Die Putenrouladen waschen, trocknen und abschmecken. Mit je 1 EL Mascarpone-Creme bestreichen. Den Schinken darauf geben, zusammenrollen und mit einem Zahnstocher fixieren. Eine Pfanne erwärmen, Öl hineingeben und darin die Rouladen scharf anbraten. Dann für 8 Minuten fertig garen lassen. Beides gemeinsam servieren.

# Walnussnudeln mit Zucchini

## | KH 31g | EW 10g | F 10g | kcal 247 |

Zubereitungszeit:     30 min
Portionen:            2
Schwierigkeit:        leicht

## Zutaten
- 400g Zucchini
- 150g Vollkornnudeln
- 70g Schalotte
- 20g Walnüsse
- 2 EL Parmesan (gerieben)
- etwas Öl
- Salz und Pfeffer

## Zubereitung

1.) Leicht gesalzenes Wasser in einem Topf erhitzen und darin die Vollkornnudeln nach Wahl kochen lassen bis diese eine bissfeste Konsistenz haben. Die Schalotte schälen und klein hacken. Die Zucchini gründlich waschen und danach entweder reiben oder in schmale Streifen schneiden.

2.) Eine Pfanne erwärmen und dann Öl hineingeben. Die Schalotten hinzufügen und anbraten. Die Walnüsse klein hacken, mit hineingeben und anrösten. Nun noch die Zucchinistreifen beifügen, ebenfalls mit anbraten.

3.) Die Nudeln, sobald diese fertig sind, abgießen, dann für einige Minuten mit in die Pfanne geben und anbraten. Sobald alles eine schöne Farbe und Konsistenz hat aus der Pfanne nehmen, servieren. Abschmecken und mit dem Parmesan garnieren.

# Lachssteak auf Brokkoli

**| KH 21g | EW 15g | F 19g | kcal 247 |**

---

| | |
|---|---|
| *Zubereitungszeit:* | *20 min* |
| *Portionen:* | *1* |
| *Schwierigkeit:* | *leicht* |

## Zutaten

- 200g Brokkoli
- 100g Lachssteak
- 50g Kirschtomaten
- 1 TL Gemüsebrühe
- 1 Zitrone
- etwas Öl
- Salz und Pfeffer

## Zubereitung

1.) Wasser in einem Topf zum Kochen bringen. Etwas salzen. Die Brokkoliröschen vom Strunk trennen und gründlich heiß abwaschen. Dann in das kochende Wasser geben und für 7 Minuten garen lassen.

2.) Eine Pfanne erhitzen, Öl hineingeben und das Lachssteak von beiden Seiten scharf anbraten. Die Zitrone heiß abwaschen und etwas Schale mit einer Reibe abreiben und auf den Lachs geben. Den Saft ebenfalls darüber träufeln.

3.) Die Tomaten waschen und in Scheiben schneiden. Mit in die Pfanne geben. Gründlich abschmecken und mit dem Brokkoli zusammen servieren.

# Mediterraner Thunfisch

## | KH 16g | EW 36g | F 5g | kcal 250 |

| | |
|---|---|
| *Zubereitungszeit:* | *35 min* |
| *Portionen:* | *2* |
| *Schwierigkeit:* | *leicht* |

## Zutaten

- 325g Thunfischfilet
- 150g Orange
- 50g Oliven (schwarz, entsteint)
- 50g Lauchzwiebeln
- 2 Knoblauchzehen
- 2 TL Pfefferkörner (schwarz)
- 1 TL Pfefferkörner (weiß)
- etwas Olivenöl
- Salz und Pfeffer

## Zubereitung

1.) Die Pfefferkörner klein hacken oder mit einem Mörser klein stoßen. Den Thunfisch in der Mitte teilen. Anschließend gründlich in den zerkleinerten Pfefferkörnern wälzen, sodass die beiden Stücke von allen Seiten bedeckt sind.

2.) Den Lauch gründlich waschen und dann in Scheiben schneiden. Den Knoblauch schälen und klein hacken. Die Oliven abgießen und vierteln. Die Orange abwaschen und dann 150ml auspressen. Eine Pfanne erhitzen, Öl hineingeben, Zwiebeln und Knoblauch darin für 4 Minuten andünsten. Dann mit dem Orangensaft ablöschen und die Oliven mit dazu geben, zugedeckt für 4 Minuten köcheln lassen. Abschmecken.

3.) Den Thunfisch in einer weiteren Pfanne mit etwas Öl scharf von allen Seiten anbraten, sodass dieser von Außen eine bräunliche Farbe bekommt, aber Innen noch den leichten Rotton hat. Beides gemeinsam auf einem Teller servieren.

# Blumenkohlreis mit Paprika

## | KH 27g | EW 16g | F 10g | kcal 260 |

| | |
|---|---|
| *Zubereitungszeit:* | *30 min* |
| *Portionen:* | *2* |
| *Schwierigkeit:* | *leicht* |

## Zutaten

- 400g Blumenkohl
- 100g Karotte
- 80g Paprika (rot)
- 50g Lauchzwiebel
- 10g Ingwer
- 2 Eier
- 2 EL Sesamöl
- 2 EL Sojasoße
- Salz und Pfeffer

## Zubereitung

1.) Die Blumenkohlröschen abtrennen, heiß abwaschen und mithilfe einer Reibe raspeln. Den Ingwer schälen und klein hacken. Die Paprika heiß abwaschen, das Kerngehäuse entfernen und dann in schmale Streifen schneiden.

2.) Die Lauchzwiebeln und die Karotten abwaschen. Die Schale entfernen und beides in schmale Ringe schneiden. Eine tiefe Pfanne erhitzen, das Sesamöl hineingeben und darin den Ingwer anbraten. Danach den Blumenkohlreis mit anbraten. Mit Sojasoße, Salz und Pfeffer abschmecken.

3.) Eine andere Pfanne erhitzen und darin erneut Sesamöl erwärmen. Die Paprika und die Karotten darin anbraten. Dann die Lauchzwiebeln hinzufügen und abschmecken. Die Eier in einer Schüssel verquirlen und dann über die Blumenkohl-Mischung geben. Stocken lassen, gegebenenfalls erneut abschmecken und dann alles gemeinsam servieren.

# Asia Suppe mit Teigtaschen

## | KH 29g | EW 24g | F 4g | kcal 261 |

Zubereitungszeit:     60 min
Portionen:            4
Schwierigkeit:        mittel

## Zutaten

- 500ml Fischfond
- 400g Garnelen (essfertig)
- 50g Lauchzwiebeln
- 10 Pilze nach Wahl (getrocknet)
- 5 EL Reiswein (chinesisch)
- 5 EL Fischsoße
- 5g Ingwer
- 1 Packung Frühlingsrollenteig
- 1 Ei
- 1 Zitrone
- 1 TL Honig
- Salz und Pfeffer

## Zubereitung

1.) Kochendes Wasser über die Pilze geben, quellen lassen. Die Garnelen in einen Mixer geben. Den Ingwer schälen und mit in den Mixer geben. Die Pilze aus dem Wasserbad nehmen und abtupfen. Das Ei trennen. Das Eigelb und die Pilze mit in den Mixer geben. Abschmecken und dann kalt stellen.

2.) Den Teig ausrollen und gleiche Kreise ausstechen. Die Füllung in die Mitte geben, mit dem Eiweiß den Rand bestreichen, zusammenklappen und gut festdrücken. Frühlingszwiebeln waschen, in Ringe schneiden und in einem Topf mit Öl anbraten.

3.) Mit dem Fischfond, der Fischsoße und dem Reiswein ablöschen. Die Zitrone heiß abwaschen, die Schale abreiben und beides mit den Teigtaschen in die Suppe geben. Mit Honig, Salz und Pfeffer abschmecken. Köcheln lassen.

# Lachsrisotto

## | KH 25g | EW 20g | F 13g | kcal 270 |

| | |
|---|---|
| *Zubereitungszeit:* | *60 min* |
| *Portionen:* | *2* |
| *Schwierigkeit:* | *leicht* |

## Zutaten

- 200ml Gemüsebrühe
- 120g Vollkornreis
- 100g Lachs (geräuchert)
- 2 Schalotten
- 2 TL Parmesan
- 2 TL Pinienkerne
- etwas Erdnussöl
- Salz und Pfeffer

## Zubereitung

1.) Eine Pfanne erhitzen. Öl hineingeben. Die Schalotten schälen und klein würfeln. In der Pfanne andünsten, bis die Schalotten glasig sind. Dann mit der Gemüsebrühe ablöschen und den Reis mit untermischen. Für 30 Minuten köcheln lassen.

2.) Den geräucherten Lachs in Streifen schneiden. In einer anderen Pfanne etwas Öl erwärmen und darin die Pinienkerne anrösten.

3.) Sobald der Reis die Flüssigkeit komplett aufgesogen hat den Lachs mit zu den Pinienkernen und dem Parmesan hinzufügen. Leicht anwärmen und abschmecken.

# Auberginen Cannelloni

**| KH 33g | EW 16g | F 10g | kcal 271 |**

| | |
|---|---|
| *Zubereitungszeit:* | *50 min* |
| *Portionen:* | *4* |
| *Schwierigkeit:* | *leicht* |

## Zutaten
- 400g Tomaten (passiert)
- 350g Auberginen
- 300g Blattspinat
- 100g Ziegenfrischkäse
- 50g Parmesan
- 50g Zwiebel
- 1 Knoblauchzehe
- etwas Öl
- Salz und Pfeffer

## Zubereitung

1.) Den Backofen auf 180°C Umluft vorheizen. Die Zwiebel und die Knoblauchzehe schälen und klein hacken. Die Auberginen heiß abwaschen und dann längs in Scheiben schneiden. Gegebenenfalls noch einmal halbieren. Gut abschmecken. Eine Pfanne erhitzen, etwas Öl hineingeben und dann die Auberginenscheiben kurz darin anbraten. Anschließend herausnehmen und auf einem Küchentuch abtropfen lassen.

2.) Den Spinat in einem Sieb gründlich waschen. Eine weitere Pfanne erhitzen, Öl hineingeben und darin den Knoblauch und die Zwiebeln andünsten. Den Spinat hinzufügen und den Ziegenkäse darüber bröseln. Die passierten Tomaten in eine Auflaufform geben. Abschmecken.

3.) Die Auberginenscheiben mit der Spinatfüllung befüllen und dann die Rollen nebeneinander in die Auflaufform geben, sodass sie nicht wieder auseinanderfallen können. Den Parmesan über die Rollen streuen und dann für 30 Minuten backen lassen.

# Quark Ravioli

**| KH 30g | EW 19g | F 9g | kcal 275 |**

| | |
|---|---|
| *Zubereitungszeit:* | *85 min* |
| *Portionen:* | *8* |
| *Schwierigkeit:* | *leicht* |

## Zutaten
- 300g Weizenmehl
- 150g Quark
- 100g Parmesan
- 100g Schinken
- 50g Schalotte
- 4 Eier
- 2 Limetten
- 2 EL Butter
- etwas Öl
- Salz und Pfeffer

## Zubereitung

1.) Mehl, 3 Eier, 1 EL Öl, 6 EL warmes Wasser und etwas Salz zu einem glatten Teig verkneten. In Frischhaltefolie gewickelt für 30 Minuten ruhen lassen. In einer Pfanne Butter zerlassen. Den Schinken in Würfel schneiden, die Schalotte waschen und dann ebenfalls würfeln.

2.) Beides in der Pfanne anschwitzen. 1 Ei trennen, das Eigelb mit dem Quark und der Zwiebelmischung vermengen. Die Limetten heiß abwaschen. Die Schale, den Saft und den Parmesan zu dem Quark geben und zu einer Füllung vermischen. Abschmecken.

3.) In einem Topf gesalzenes Wasser zum Kochen bringen. Den Teig ausrollen und gleiche Kreise ausstechen. Einen TL Füllung in die Mitte geben. Den Rand mit Eiweiß bestreichen, zusammenklappen, fest drücken und trocknen lassen. Nach 20 die Teigtaschen für 5 Minuten kochen lassen. Dazu kann eine selbstgemachte Tomatensoße gereicht werden.

# Bowl mit Ingwer

**| KH 38g | EW 14g | F 9g | kcal 278 |**

| | |
|---|---|
| *Zubereitungszeit:* | *25 min* |
| *Portionen:* | *2* |
| *Schwierigkeit:* | *leicht* |

## Zutaten
- 250g Kidneybohnen
- 200g Paprika (rot)
- 200g Paprika (gelb)
- 160g Champignons
- 40g Ingwer
- 1 Chilischote (rot)
- 1 Zitrone
- etwas Olivenöl
- Meersalz

## Zubereitung

1.) Die Pilze gründlich, unter warmen Wasser, waschen und den gesamten Schmutz entfernen. Die Paprika ebenfalls waschen, Strunk und Kerne entfernen, beides in Streifen schneiden.

2.) Den Ingwer schälen und die Chili waschen. Die Chili in Streifen schneiden, den Ingwer fein hacken. Eine Pfanne erwärmen und dann Öl hineingeben. Den Ingwer darin anbraten. Die Champignons und Paprika beifügen, mit der Chili ergänzen. Gemeinsam anbraten.

3.) Die Bohnen mit 2 EL Wasser hineingeben und für 7 Minuten schmoren lassen. Die Zitrone mit heißem Wasser abwaschen, die Schale etwas abreiben und beiseite stellen. Die eine Hälfte in Streifen schneiden.

4.) Sobald alle Zutaten fertig gebraten sind aus der Pfanne nehmen, mit den Zitronenscheiben und Zesten servieren. Den Saft der anderen Zitronenhälfte darüber träufeln und gründlich abschmecken.

# Nudeln in Chorizo-Soße

| KH 22g | EW 17g | F 15g | kcal 290 |

| | |
|---|---|
| *Zubereitungszeit:* | *30 min* |
| *Portionen:* | *4* |
| *Schwierigkeit:* | *leicht* |

## Zutaten
- 800g Tomaten (stückig)
- 300g Zucchini
- 200g Chorizo
- 100g Nudeln nach Wahl
- 50g Zwiebel
- 1 Zitrone
- Salz und Pfeffer

## Zubereitung

1.) Die Chorizo würfeln. Die Zwiebel schälen und fein würfeln. Eine Pfanne erhitzen, Öl hineingeben und die Zwiebeln darin glasig andünsten. Die Wurstwürfel dazugeben und kurz, scharf anbraten.

2.) Die Zucchini heiß abwaschen und in dünne Scheiben schneiden. Anschließend ebenfalls in die Pfanne geben. Zu guter Letzt alles mit den passierten Tomaten ablöschen. Dafür zuvor ein wenig Flüssigkeit der Tomaten abgießen. So lange köcheln lassen bis die Zucchini eine bissfeste Konsistenz bekommen haben

3.) Einen Topf mit gesalzenem Wasser zum Kochen bringen. Darin die Nudeln kochen lassen bis diese bissfest sind. Die Zitrone heiß abwaschen, halbieren und den Saft zum Abschmecken nutzen. Mit Salz und Pfeffer würzen und dann die Nudeln gemeinsam mit der Soße servieren.

# Gnocchi mit Bärlauch

## | KH 46g | EW 13g | F 6g | kcal 295 |

| | |
|---|---|
| *Zubereitungszeit:* | *75 min* |
| *Portionen:* | *5* |
| *Schwierigkeit:* | *leicht* |

## Zutaten

- 750g Kartoffeln (mehlig kochend)
- 120g Weizenvollkornmehl
- 100g Bärlauch
- 40g Parmesan (gerieben)
- 2 Eigelbe
- ½ Bund Frühlingszwiebeln
- etwas Butter
- Salz und Pfeffer

## Zubereitung

1.) Einen Topf erwärmen und darin etwas Butter zerlassen. Die Lauchzwiebeln gründlich abwaschen, dann in Ringe schneiden und in der Butter andünsten. Den Bärlauch ebenfalls gründlich waschen und mit zu den Zwiebelringen geben. Nun noch die Eigelbe hinzufügen und dann alles pürieren.

2.) Den Ofen auf 180°C Umluft vorheizen. Die Kartoffeln gut waschen, die Schale weitestgehend entfernen und dann in Alufolie wickeln. Für 50 Minuten im Backofen backen lassen, um sie anschließend durch eine Kartoffelpresse zu geben.

3.) Das Mehl in einer Schüssel mit dem Parmesan und der Eigelbmasse verrühren. Die Kartoffelmasse mit untermischen und alles gründlich miteinander verkneten. Abschmecken. Den Teig gleichmäßig aufteilen und Rollen formen. In gleichmäßigen Abständen den Teig teilen, sodass viele kleine Knödel entstehen. In einem Topf gesalzenes Wasser zum Kochen bringen und darin die Knödel garen lassen. Dazu kann beispielsweise selbstgemachte Tomatensoße gereicht werden.

# Auberginenauflauf

**| KH 60g | EW 11g | F 4g | kcal 295 |**

| | |
|---|---|
| *Zubereitungszeit:* | *45 min* |
| *Portionen:* | *1* |
| *Schwierigkeit:* | *leicht* |

## Zutaten

- 180g Süßkartoffeln
- 150g Aubergine
- 50g Tofu
- 50g Zwiebel
- 50ml Gemüsebrühe
- 1 EL Tomatenmark
- 1 TL Agavendicksaft
- ½ Knoblauchzehe
- etwas Zimt
- etwas Öl
- Salz und Pfeffer

## Zubereitung

1.) Den Backofen auf 180°C Umluft vorheizen. Ein Backblech mit Backpapier auslegen. Die Zwiebel und die Knoblauchzehe schälen und fein hacken. Eine Pfanne erhitzen, Öl hineingeben und darin die beiden Zutaten anbraten.

2.) Den Tofu ebenfalls hinzubröseln und anbraten. Mit dem Tomatenmark und dem Agavendicksaft abschmecken. Mit Gemüsebrühe ablöschen, mit Salz und Pfeffer abschmecken.

3.) Die Süßkartoffeln und die Aubergine heiß abwaschen. Bei den Süßkartoffeln die Schale entfernen und dann in dünne Scheiben schneiden. Die Aubergine längs in gleichmäßige Scheiben schneiden. Eine Auflaufform mit Öl bestreichen. Abwechselnd Auberginenscheiben, Tofu und Süßkartoffeln aufeinander schichten bis alle Zutaten aufgebraucht sind. Mit der Gemüsebrühe begießen und 30 Minuten backen lassen.

# Soufflé aus Kartoffeln

## | KH 32g | EW 17g | F 13g | kcal 298 |

| | |
|---|---|
| *Zubereitungszeit:* | *60 min* |
| *Portionen:* | *6* |
| *Schwierigkeit:* | *mittel* |

## Zutaten

- 800g Kartoffeln (mehlig kochend)
- 250g Quark
- 150g Rucola
- 100g Zwiebeln
- 50g Kräuterbutter
- 50g Parmesan
- 3 Eier
- etwas Butter
- Salz und Pfeffer
- 6 Soufflé Formen

## Zubereitung

1.) Einen Topf mit gesalzenem Wasser zum Kochen bringen. Die Kartoffeln schälen und in dem Wasser für 25 Minuten garen lassen. Sobald die Kartoffeln fertig sind abgießen und dann durch eine Kartoffelpresse geben.

2.) Eine Pfanne erhitzen und die Kräuterbutter darin zerlassen. Die Zwiebeln schälen und in Würfel schneiden. In der Kräuterbutter andünsten. Die Eier trennen und das Eiweiß schlagen. Den Rucola heiß abwaschen und in kleine Stücke schneiden.

3.) In einer Schüssel die Kartoffelmasse mit den Zwiebeln, dem Quark, den Eigelben und dem Parmesan vermischen. Gut abschmecken und dann das geschlagene Eiweiß mit unterheben. Die Formen vorbereiten und den Ofen auf 180°C vorheizen. Die Formen mit der Kartoffelmischung füllen und dann für etwa 30 Minuten backen lassen.

# Thunfischtortilla

**| KH 8g | EW 28g | F 16g | kcal 298 |**

---

| | |
|---|---|
| *Zubereitungszeit:* | *30 min* |
| *Portionen:* | *2* |
| *Schwierigkeit:* | *leicht* |

## Zutaten

- 100g Paprika (grün)
- 60g Thunfisch (aus der Dose)
- 30g Zwiebel
- 4 Eier
- 4 Tomaten
- 2 Knoblauchzehen
- etwas Olivenöl
- Salz und Pfeffer

## Zubereitung

1.) Die Zwiebeln schälen und fein hacken. Die Paprika heiß abwaschen, das Kerngehäuse entfernen, dann in schmale Streifen schneiden und diese dann erneut mehrmals teilen. Eine Pfanne erhitzen, Öl hineingeben und die Zwiebeln darin glasig andünsten. Die Paprika hinzufügen und ebenfalls mit anbraten. Aus der Pfanne nehmen und auf einem Küchentuch abtropfen lassen.

2.) Die Knoblauchzehen schälen, klein hacken und in eine Schüssel geben. Den Thunfisch ebenfalls mit in die Schüssel bröseln. Die Eier in einer kleinen Schüssel miteinander verquirlen, dann zu dem Thunfisch hinzufügen. Nun die zuvor gebratenen Zutaten mit in die Schüssel geben und alles abschmecken.

3.) Eine Pfanne erhitzen, etwas Öl hineingeben und dann aus dem hergestellten Teig 4 gleich große Tortillas backen. Die Tomaten heiß abwaschen, halbieren, den Strunk entfernen und dann in dünne Scheiben schneiden. Damit die fertigen Tortillas belegen.

# Tatar vom Rind

**| KH 12g | EW 43g | F 8g | kcal 299 |**

| | |
|---|---|
| *Zubereitungszeit:* | *20 min* |
| *Portionen:* | *2* |
| *Schwierigkeit:* | *leicht* |

## Zutaten

- 400g Rinderfilet
- 60g Frühlingszwiebeln
- 20g Ingwer (eingelegt)
- 1 Chilischote (rot)
- 1 EL Chilisoße (süß-sauer)
- 1 EL Sesam
- etwas Öl
- Salz und Pfeffer

## Zubereitung

1.) In einer gut beschichteten Pfanne die Sesamsamen anrösten bis eine goldbraune Färbung erkennbar wird. Danach auskühlen lassen. Die Zwiebeln heiß abwaschen und dann in Ringe schneiden. Die Chilischote ebenfalls abwaschen, die Kerne entfernen und fein hacken.

2.) Das Fleisch waschen, mit einem Küchenpapier abtrocknen und dann in sehr feine Würfel schneiden. In einer Schüssel Öl mit der Chilisoße vermengen und abschmecken.

3.) Dann das Tatar gemeinsam mit der Soße vermengen und mit den Lauchzwiebeln garnieren. Wer es lieber mag, kann die Lauchzwiebeln auch vorher anbraten. Mit den Sesamsamen verfeinern.

# *5:2 Fasten*
# GERICHTE
# bis
# 500kcal

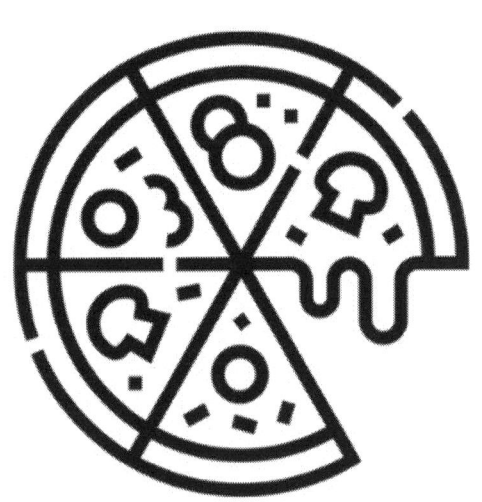

*Food Revolution*

# Quinoa-Brokkoli-Bowl

**| KH 57g | EW 15g | F 4g | kcal 300 |**

*Zubereitungszeit:*    *40 min*
*Portionen:*    *2*
*Schwierigkeit:*    *leicht*

## Zutaten
- 400ml Gemüsebrühe
- 350g Brokkoli
- 100g Karotte
- 80g Quinoa (weiß)
- 80g Linsen (gelb)
- 5g Ingwer
- 1 Zitrone
- etwas Kokosöl

## Zubereitung

1.) Einen Topf erhitzen und etwas Kokosöl darin zum Schmelzen bringen. Den Quinoa durch ein Sieb abspülen bis das Wasser klar ist. Dann vorsichtig mit einem Küchentuch abtupfen. Den Ingwer schälen, klein hacken und in dem Topf anbraten. Den Quinoa und die Linsen ebenfalls in den Topf geben. Für 3 Minuten unter Rühren anbraten.

2.) Mit der Gemüsebrühe ablöschen und dann für 15 Minuten köcheln lassen. Während-dessen ab und zu umrühren. Die Karotte schälen und würfeln. Den Brokkoli heiß abwaschen. Dann die Röschen abtrennen und erneut heiß abwaschen. In einem weiteren Topf Wasser zum Kochen bringen und darin die Röschen kochen.

3.) Die Zitrone heiß abwaschen. Etwas Schale zu dem Quinoa reiben und den Saft einer halben Zitrone ebenfalls hinzufügen. Gründlich miteinander vermischen. Abschmecken. Zu guter Letzt die Möhre und den Brokkoli mit zu der Mischung geben und noch etwa 7 Minuten alles gemeinsam kochen lassen.

# Seelachfilet

**| KH 53g | EW 20g | F 2g | kcal 307 |**

---

*Zubereitungszeit:*     *50 min*
*Portionen:*     *2*
*Schwierigkeit:*     *leicht*

## Zutaten

- 500ml Gemüsebrühe
- 160g Seelachsfilet
- 130g Perlgraupen
- 80g Kirschtomaten
- 50g Zwiebel
- 4 TL Olivenöl
- 1 Zitrone
- Salz und Pfeffer

## Zubereitung

1.) In einem Topf 2 TL Olivenöl erwärmen. Die Zwiebeln schälen und dann in Würfel schneiden. Mit in den Topf geben und darin anschwitzen. Anschließen die Graupen hinzugeben und mit 125ml der Gemüsebrühe ablöschen. Für 35 Minuten köcheln lassen. Die Brühe Portionsweise hinzugeben. Sobald die Graupen gar sind abschmecken.

2.) Das Seelachsfilet abspülen und dann mit einem Küchenpapier oder einem sauberen Geschirrhandtuch abtupfen. Gut mit Salz und Pfeffer würzen. Eine Pfanne erhitzen und Öl hineingeben. Das Seelachsfilet hineingeben und von beiden Seiten scharf anbraten bis dieser von beiden Seiten goldbraun ist. Nun in mundgerechte Stücke teilen.

3.) Die Tomaten mit warmen Wasser waschen und dann vierteln. Alles gemeinsam auf einem Teller anrichten. Die Zitrone heiß abwaschen, halbieren und die Schale ein wenig darüber reiben und mit dem Saft beträufeln.

# Chili con Hähnchen

**| KH 25g | EW 43g | F 4g | kcal 309 |**

| | |
|---|---|
| *Zubereitungszeit:* | *45 min* |
| *Portionen:* | *4* |
| *Schwierigkeit:* | *leicht* |

## Zutaten
- 600g Hackfleisch (Geflügel)
- 500ml Hühnerbrühe
- 425g Kidneybohnen
- 80g Paprika (rot)
- 80g Paprika (grün)
- 50g Zwiebel
- 3 Knoblauchzehen
- 2 Peperoni
- etwas Olivenöl
- Salz und Pfeffer

## Zubereitung

1.) Die Zwiebel schälen und klein hacken. Die Knoblauchzehen ebenfalls. Die Peperoni abwaschen und in kleine Ringe schneiden. Einen Topf erhitzen und Öl hineingeben. Den Knoblauch und die Zwiebel hineingeben und darin andünsten.

2.) Die Peperoni hinzufügen und anbraten. Anschließend das Hackfleisch mit hineingeben und anbraten. Abschmecken. Die Paprika waschen, das Kerngehäuse entfernen und dann in schmale Spalten schneiden. Diese erneut halbieren. In den Topf geben und dann alles bei geschlossenem Deckel für 10 Minuten köcheln lassen.

3.) Nach den 10 Minuten mit der Hühnerbrühe ablöschen und aufkochen lassen. Die Bohnen ergänzen und alles gemeinsam für weitere 12 Minuten kochen lassen. Dann servieren und gegebenenfalls erneut abschmecken.

# Kürbisauflauf

**| KH 40g | EW 13g | F 13g | kcal 310 |**

---

| | |
|---|---|
| *Zubereitungszeit:* | *60 min* |
| *Portionen:* | *2* |
| *Schwierigkeit:* | *leicht* |

## Zutaten

- 300g Kürbis (Butternuss)
- 180g Tofu
- 150g Paprika (grün)
- 100ml Gemüsebrühe
- 100ml Sojasahne
- 60g Vollkornnudeln
- 50g Zwiebel
- 2 EL Tomatenmark
- etwas Öl
- Salz und Pfeffer

## Zubereitung

1.) Die Nudeln in gesalzenem, kochenden Wasser bissfest garen. Durch ein Sieb abgießen. Den Ofen auf 180°C Umluft vorheizen. Die Paprika waschen, die Kerne und den Strunk entfernen und danach in Scheiben schneiden. Die Zwiebel schälen und klein hacken. Den Tofu abtropfen und würfeln.

2.) In einem Topf Sojasahne mit etwas Öl zu einer zähen Masse vermischen. In einer Pfanne den Tofu in Öl anbraten. Abschmecken. Die Zwiebeln und die Paprika hinzufügen. Mit Gemüsebrühe ablöschen und das Tomatenmark unterrühren, für 3 Minuten köcheln lassen. Erneut abschmecken.

3.) Die Schale und die Kerne des Kürbisses entfernen, das Kürbisfleisch würfeln und in eine Auflaufform geben. Den Pfanneninhalt und die Nudeln hinzufügen und mit der Käsemasse alles bedecken. Für 30 Minuten backen lassen.

# Hähnchenbrustfilet mit Bohnenauflauf

**| KH 13g | EW 35g | F 13g | kcal 317 |**

| | |
|---|---|
| *Zubereitungszeit:* | *50 min* |
| *Portionen:* | *3* |
| *Schwierigkeit:* | *leicht* |

## Zutaten

- 350g Tomaten
- 300g Hähnchenbrustfilet
- 250g Prinzessbohnen
- 125g Bohnen (weiß)
- 60g Büffelmozzarella
- 20g Parmesan (gerieben)
- 15ml Olivenöl
- 10g Tomatenmark
- 1 Knoblauchzehe
- Salz und Pfeffer

## Zubereitung

1.) Den Backofen auf 180°C Umluft vorheizen. Den Knoblauch schälen, pressen und dann mit etwas Olivenöl anschwitzen. Die Tomaten heiß abwaschen, den Strunk und die Schale entfernen und dann klein würfeln. Zu dem Knoblauch geben, abschmecken und für etwa 10 Minuten köcheln lassen. Anschließend mit einem Pürierstab klein pürieren.

2.) Einen Topf mit gesalzenem Wasser zum Kochen bringen. Die Prinzessbohnen abwaschen und darin für 7 Minuten kochen lassen. Die weißen Bohnen abgießen. Das Hähnchenbrustfilet kurz abwaschen und dann würfeln. Mit Salz und Pfeffer würzen.

3.) Die Filets in einer Pfanne mit etwas Öl anbraten. Die beiden Bohnen in eine Auflaufform geben und mit Tomatensoße bedecken. Den Büffelmozzarella abtropfen lassen, würfeln, mit dem Parmesan den Auflauf garnieren. Für 12 Minuten backen lassen und gemeinsam servieren.

# Kürbis-Parmesan-Risotto

## | KH 24g | EW 20g | F 13g | kcal 319 |

| | |
|---|---|
| *Zubereitungszeit:* | *40 min* |
| *Portionen:* | *4* |
| *Schwierigkeit:* | *leicht* |

## Zutaten
- 1000ml Geflügelbrühe
- 200g Hokkaidokürbis
- 200g Risottoreis
- 180g Parmesan (gerieben)
- 120ml Weißwein (trocken)
- 50g Schalotte
- etwas Olivenöl
- Salz und Pfeffer

## Zubereitung

1.) Einen Topf erhitzen und die Geflügelbrühe hineingeben. Die Schalotte abwaschen und fein würfeln. Eine Pfanne erhitzen, Öl hineingeben und darin die Schalotte anbraten bis sie glasig ist. Den Risottoreis hinzufügen und für etwa 2 Minuten mit anbraten. Mit Weißwein ablöschen und so lange kochen lassen bis der Weißwein verdunstet ist.

2.) Die Geflügelbrühe portionsweise mithilfe einer Kelle hineingeben bis der Reis nahezu die komplette Flüssigkeit aufgenommen hat und zu quellen beginnt. So lange quellen lassen bis der Reis bissfest ist.

3.) Den Kürbis halbieren, die Kerne und die Schale entfernen, das Fruchtfleisch würfeln. Einen Topf mit Wasser aufsetzen und darin den Kürbis kochen lassen bis auch dieser bissfest ist. Anschließend pürieren und gemeinsam mit dem Parmesan zu dem Risotto hinzufügen. Abschmecken und für 3 Minuten köcheln lassen.

# Lasagne mit Kohlrabi

**| KH 16g | EW 25g | F 19g | kcal 324 |**

*Zubereitungszeit:*     *50 min*
*Portionen:*     *4*
*Schwierigkeit:*     *leicht*

## Zutaten

- 300g Spinat
- 250g Lachsfilet
- 125ml Sahne
- 100g Emmentaler
- 700g Kohlrabi
- 40g Zwiebel
- Salz und Pfeffer
- etwas Soßenbinder

## Zubereitung

1.) Die Zwiebel schälen und klein hacken. Den Spinat gründlich waschen. Einen Topf erhitzen und die Sahne hineingeben. Den Spinat hinzufügen und kurz köcheln lassen, bevor die Zwiebeln hinzukommen. Abschmecken und 25g Emmentaler mit einrühren. Sobald der Käse geschmolzen ist unter Umständen etwas Soßenbinder unterrühren.

2.) Die Schale des Kohlrabi entfernen und danach in dünne, gleichmäßige Scheiben schneiden. Einen Topf mit gesalzenem Wasser zum Kochen bringen und darin die Kohlrabischeiben garen lassen.

3.) Den Backofen auf 180°C Umluft vorheizen. Die Lachsfilets in Stücke schneiden und würzen. Die Auflaufform mit einer Schicht der Spinatmischung bedecken. Darauf gleichmäßig die Kohlrabischeiben verteilen.

4.) Erneut Soße darüber geben und danach eine Schicht Lachs legen. So lange wiederholen bis alle Zutaten aufgebraucht sind und die letzte Schicht Soße ist. Den Emmentaler darüber verteilen und dann für etwa 30 Minuten im Backofen goldbraun backen lassen.

# Blumenbällchen auf Rotkohl

**| KH 14g | EW 27g | F 21g | kcal 359 |**

| | |
|---|---|
| *Zubereitungszeit:* | *35 min* |
| *Portionen:* | *2* |
| *Schwierigkeit:* | *leicht* |

## Zutaten

- 500g Blumenkohl
- 250g Rotkohl
- 70g Emmentaler (gerieben)
- 3 TL Mandeln (gemahlen)
- 2 Eier
- 2 TL Essig
- etwas Öl
- Salz und Pfeffer

## Zubereitung

1.) Ein Backblech mit Backpapier ausgelegen. Den Blumenkohl gründlich abwaschen. Dann mithilfe einer Reibe direkt auf das Backblech reiben und gut verteilen. Bei 180° Umluft für 7 Minuten garen lassen.

2.) In einer Schüssel die gemahlenen Mandeln mit dem geriebenen Käse und den Eiern vermengen. Nach Belieben abschmecken und alles gut durchkneten. Den Rotkohl gründlich waschen und dann fein hobeln. Mit dem Öl vermischen und mit Salz und Pfeffer abschmecken.

3.) Sobald der Blumenkohl gar ist, diesen entnehmen und die Flüssigkeit mithilfe eines Küchentuches rausdrücken. Anschließend mit zu der Mandelmischung geben und alles verkneten. Erneut abschmecken.

4.) Dann den Teig in gleich große Stücke aufteilen und draus Kugeln formen. Eine Pfanne erhitzen und dann Öl hineingeben. Die Bällchen nacheinander hineingeben und von allen Seiten goldbraun anbraten. Gemeinsam mit dem Salt servieren, sobald alle Bällchen gebraten sind.

# Überbackene Süßkartoffel

## | KH 49g | EW 14g | F 13g | kcal 366 |

| | |
|---|---|
| *Zubereitungszeit:* | *70 min* |
| *Portionen:* | *2* |
| *Schwierigkeit:* | *leicht* |

## Zutaten
- 400g Süßkartoffeln
- 200g Grünkohl
- 80g Gouda (gerieben)
- 50g Zwiebel
- 10ml Sojasoße
- 1 Knoblauchzehe
- 1 Limette
- etwas Öl
- Salz und Pfeffer

## Zubereitung

1.) Den Backofen auf 180° Grad Umluft vorheizen. Die Süßkartoffeln gründlich waschen und Löcher hineinstechen. Die Süßkartoffeln für 50 Minuten backen lassen. Die Zwiebel und den Knoblauch schälen und klein hacken. Den Grünkohl waschen und den holzigen Mittelstab entfernen. In einer Pfanne mit etwas Öl die Zwiebel und den Knoblauch andünsten.

2.) Den Grünkohl anschließend hinzugeben und für 5 Minuten anbraten. Die Limette heiß abwaschen, halbieren und den Grünkohl mit dem Saft beträufeln. Gegebenenfalls die Schale etwas über den Grünkohl reiben. Mit der Sojasoße, dem Salz und Pfeffer abschmecken.

3.) Sobald die Süßkartoffeln fertig sind, diese halbieren und die Hälfte aushöhlen. Den Grünkohl mit dem Ausgehölten mischen und den Gouda hinzugeben. Die Mischung in die Süßkartoffelhälften geben und für 10 Minuten in den Ofen geben.

# Hirse-Kürbis auf Gemüse

**| KH 42g | EW 17g | F 17g | kcal 374 |**

---

*Zubereitungszeit:*    *45 min*
*Portionen:*    *4*
*Schwierigkeit:*      *leicht*

## Zutaten

- 650g Kürbis (Butternuss)
- 100g Zucchini
- 100g Hirse
- 200g Gouda (gerieben)
- 300ml Gemüsefond
- 100g Schalotte
- 100g Paprika (rot)
- 3 Knoblauchzehen
- 2 TL Tomatenmark
- etwas Olivenöl
- Salz und Pfeffer

## Zubereitung

1.) Zunächst in einem Topf den Gemüsefond aufsetzen aufkochen lassen. Die Hirse in einem Sieb auswaschen und in den Gemüsefond geben, für 7 Minuten köcheln lassen. Danach ohne Hitze für weitere 10 Minuten quellen lassen.

2.) Die Schalotten und den Knoblauch schälen und klein hacken. Den Kürbis waschen, halbieren und aushöhlen. Die Paprika und die Zucchini waschen, bei der Paprika die Kerne entfernen, dann beides würfeln. In einer Pfanne mit etwas ÖL die Schalotten und den Knoblauch anbraten.

3.) Anschließend Paprika und Zucchini hinzufügen. Tomatenmark und die Hirse untermischen. Abschmecken. Sobald alles angebraten ist das Gemüse aus der Pfanne nehmen und in die Kürbishälften geben. Den Gouda darüber geben und gegebenenfalls erneut abschmecken. Für 20 Minuten bei 175°C backen lassen.

# Lachstarte

**| KH 14g | EW 16g | F 28g | kcal 376 |**

---

*Zubereitungszeit:*    *40 min*
*Portionen:*    *8*
*Schwierigkeit:*    *leicht*

## Zutaten
-    300g Lachsfilet (ohne Haut)
-    300g Mozzarella
-    275g Blätterteig
-    100g Pesto (grün)
-    etwas Mehl
-    Salz und Pfeffer

## Zubereitung

1.) Den Backofen auf 180°C Umluft vorheizen und eine runde Backform einfetten. Etwas Mehl darüber stäuben. Den Blätterteig in der Form ausrollen. Falls etwas übersteht, einfach abschneiden. Mithilfe einer Gabel einige Löcher in den Teig stechen. Dann für etwa 15 Minuten in den Ofen geben und den Teig etwas vorbacken.

2.) Den Lachs in längliche Stücke schneiden, gegebenenfalls halbieren und abschmecken. Den Mozzarella abtropfen lassen und mithilfe eines Küchentuches komplett abtrocknen. Dann in Scheiben schneiden. Auf dem gebackenen Teig das grüne Pesto verteilen. Anschließend abwechselnd Mozzarella und Lachs schichten bis alle Zutaten aufgebraucht sind.

3.) Für 15 Minuten in den Ofen geben und backen lassen bis der Lachs gar und der Mozzarella geschmolzen ist.

# Couscous-Süßkartoffel

**| KH 75g | EW 11g | F 6g | kcal 383 |**

| | |
|---|---|
| *Zubereitungszeit:* | *70 min* |
| *Portionen:* | *1* |
| *Schwierigkeit:* | *leicht* |

## Zutaten

- 300g Süßkartoffeln
- 50g Paprika (rot)
- 40g Couscous
- 30g Zwiebel
- 20g Fetakäse
- 1 Zitrone
- etwas Öl
- Salz und Pfeffer

## Zubereitung

1.) Den Ofen auf 200°C Umluft vorheizen. Die Süßkartoffeln gründlich waschen, mit Öl bestreichen, gleichmäßig salzen und in Alufolie eingewickelt für eine Stunde backen lassen.

2.) Einen Topf mit Wasser befüllen und den Couscous darin garen lassen. Die Zwiebel schälen und klein hacken. Eine Pfanne erwärmen, Öl hineingeben und die Zwiebel darin glasig andünsten. Die Paprika warm abwaschen, entkernen und dann in kleine Würfel schneiden. Mit in die Pfanne geben und anbraten.

3.) Nach dem Braten die beiden Zutaten auf einem Küchentuch abtropfen lassen und dann in eine Schüssel geben. Den Couscous hinzufügen und den Fetakäse hineinbröseln. Die Zitrone heiß abwaschen und den Zitronensaft mit in die Mischung geben. Alles gründlich miteinander vermengen. Nun die Kartoffel aus dem Ofen nehmen, in der Mitte aufschneiden, mit der Couscous Mischung füllen und servieren.

# Feigenflammkuchen

**| KH 48g | EW 20g | F 14g | kcal 398 |**

| | |
|---|---|
| *Zubereitungszeit:* | *40 min* |
| *Portionen:* | *2* |
| *Schwierigkeit:* | *leicht* |

## Zutaten
- 100g Mehl (Typ 630)
- 60g Feigen
- 60g Ziegenkäse
- 50ml Wasser (lauwarm)
- 50g saure Sahne
- 50g Parmaschinken
- 10g Hefe
- 1 TL Olivenöl

## Zubereitung

1.) Den Backofen auf 180° Umluft vorheizen. Die Hefe in dem lauwarmen Wasser auflösen und dann mit dem Salz und Öl in einer Schüssel verkneten. Die Arbeitsfläche mit Mehl bestreuen und darauf nun den Teig dünn ausrollen.

2.) Den Ziegenkäse in eine Schüssel bröseln und mit der sauren Sahne verrühren. Die Feigen gründlich wachen und dann in Scheiben schneiden. Die Käsecreme auf dem ausgerollten Teig verteilen. Den belegten Teig auf ein mit Backpapier ausgelegtes Blech geben und dieses für 15 Minuten in den Backofen geben.

3.) Nach Ablauf der Zeit die Feigen gleichmäßig auf dem Teig verteilen und für weitere 5 Minuten im Ofen backen lassen. Sobald der Flammkuchen durchgebacken ist, aus dem Ofen nehmen und mit dem Parmaschinken abrunden.

# Gebackene Zucchini-Tortilla

## | KH 37g | EW 20g | F 21g | kcal 420 |

Zubereitungszeit:          10 min
Portionen:                 1
Schwierigkeit:             leicht

## Zutaten
-   150g Zucchini
-   60g Fetakäse
-   60g Weizentortilla
-   40g Frischkäse
-   etwas Olivenöl
-   Salz und Pfeffer

## Zubereitung

1.) Zunächst den Backofen auf 180°C Umluft vorheizen. Ein Backblech mit Backpapier auslegen. Eine Pfanne erwärmen und Öl hineingeben. Die Zucchini heiß abwaschen und in dünne Scheiben schneiden.

2.) Dann in der Pfanne anbraten. Anschließend der Pfanne entnehmen und auf einem Küchentuch abtropfen lassen.

3.) Weizentortilla auf das Backblech legen und mit Frischkäse bestreichen. Die Zucchinischeiben gleichmäßig darüber verteilen. Zu guter Letzt den Fetakäse über die Zucchini bröseln. Abschmecken und für 10 Minuten in den Backofen geben.

# Veggieburger

**| KH 31g | EW 17g | F 26g | kcal 433 |**

*Zubereitungszeit:*     *30 min*
*Portionen:*     *2*
*Schwierigkeit:*     *leicht*

## Zutaten
- 300g Vollkornbrötchen (à 2 Brötchen)
- 200g Avocado
- 150g Aubergine
- 100g Grillkäse
- 2 TL Olivenöl
- Salz und Pfeffer

## Zubereitung

1.) Die Aubergine gründlich waschen und in Scheiben schneiden. Dann mit Salz bestreichen und ein wenig ziehen lassen. Eine Pfanne erhitzen und Öl hineingeben. Die Auberginenscheiben von beiden Seiten anbraten. Dann zur Seite stellen.

2.) Den Käse in Scheiben schneiden und nach den Auberginen in der Pfanne anbraten. Sobald der Käse von beiden Seiten leicht braun ist aus der Pfanne nehmen.

3.) Die Avocado waschen, die Schale und den Kern entfernen und das Fruchtfleisch klein stampfen. Die Brötchen aufschneiden und mit der Avocado bestreichen. Darauf eine Auberginenscheibe geben und mit dem Käse toppen. Gegebenenfalls erneut abschmecken. Um das Ganze noch zu verfeinern kann man auch noch Nüsse in einer Pfanne anrösten und auf den Burger legen.

# Belegte Tortilla

**| KH 27g | EW 30g | F 24g | kcal 440 |**

| | |
|---|---|
| *Zubereitungszeit:* | *30 min* |
| *Portionen:* | *2* |
| *Schwierigkeit:* | *leicht* |

## Zutaten

- 100g Lachs (geräuchert)
- 60g Weizentortilla
- 60g Mozzarella
- 50g Tomaten (passiert)
- 50g Lauchzwiebel
- 50g Zwiebel
- 2 EL Tomatenmark
- Salz und Pfeffer

## Zubereitung

1.) Ein Backblech mit Backpapier vorbereiten. Die Weizentortilla darauf platzieren. Die passierten Tomaten mit dem Tomatenmark vermischen und auf den Tortillas verteilen. Den Backofen auf 180° Grad Umluft vorheizen.

2.) Den Mozzarella abgießen und in dünne Scheiben schneiden. Die Hälfte des Mozzarellas auf dem Tortilla Fladen verteilen. Die Zwiebel schälen und in dünne Scheiben schneiden. Die Lauchzwiebel waschen und in Ringe schneiden. Den Lachs in dünne Scheiben schneiden.

3.) Die Zwiebeln, die Lauchzwiebel und den Lachs auf dem Tomatenmark verteilen. Mit dem restlichen Mozzarella bestreuen, abschmecken und dann für 15 Minuten in den Ofen geben.

# Maisgrieß mit Gemüse

**KH 43g | EW 25g | F 20g | kcal 458**

| | |
|---|---|
| *Zubereitungszeit:* | *50 min* |
| *Portionen:* | *6* |
| *Schwierigkeit:* | *mittel* |

## Zutaten

- 500ml Milch (1,5% Fett)
- 400ml Gemüsebrühe
- 250g Blumenkohl
- 250g Bohnen (grün)
- 220g Erbsen
- 200g Instant Maisgrieß
- 200g Paprika (rot)
- 180ml saure Sahne
- 180g Greyerzer Käse
- 175g Zucchini
- 100g Zwiebeln
- 4 Eier
- 2 Knoblauchzehen
- etwas Öl
- Salz und Pfeffer

## Zubereitung

1.) In einem Topf 500ml Milch mit der Brühe aufkochen lassen und den Maisgrieß mit einrühren. Permanent rühren und gemeinsam aufkochen lassen. Den Knoblauch schälen, durch eine Presse geben und mit unter den Maisgrieß geben. Abschmecken. Die Paprika entkernen, Blumenkohlröschen entfernen, die Zucchini in Scheiben schneiden, die Bohnen halbieren, Zwiebeln schälen, ebenfalls in Scheiben schneiden.

2.) 500ml gesalzenes Wasser aufkochen und das Gemüse für je 3 Minuten nacheinander darin kochen lassen. Anschließend abtrocknen. Den Backofen auf 180°C Umluft vorheizen und die Maisgrieß-Mischung gleichmäßig auf einem mit Backpapier ausgelegten Backblech verteilen. Das Gemüse gleichmäßig darauf verteilen.

3.) Den Käse klein schneiden, die Hälfte mit den Eiern, der sauren Sahne und 100ml Milch verrühren. Abschmecken und über das Gemüse geben. Mit Käse überstreuen und für 30 Minuten backen lassen.

# Obstschnitzel

**| KH 62g | EW 34g | F 11g | kcal 466 |**

| | |
|---|---|
| *Zubereitungszeit:* | *35 min* |
| *Portionen:* | *2* |
| *Schwierigkeit:* | *leicht* |

## Zutaten

- 250g Schweineschnitzel
- 200ml Buttermilch
- 200g Banane
- 100ml Sahne
- 100g Apfel
- 1 EL Currypulver
- 1 EL Ingwerpulver
- 1 EL Zitronensaft
- etwas Öl
- Salz und Pfeffer

## Zubereitung

1.) Die Schweineschnitzel auf einem Brett dünner klopfen. Eine Pfanne erhitzen, Öl hineingeben und die Schweineschnitzel von beiden Seiten anbraten.

2.) Die Schale der Bananen entfernen und dann schräg in Scheiben schneiden. Den Apfel schälen, halbieren und das Kerngehäuse entfernen. Danach in Würfel schneiden.

3.) Die Buttermilch mit der Sahne in einen Topf geben und kurz aufkochen lassen. Das Obst hinzugeben und gut durchmischen. Mit dem Curry, dem Ingwer und dem Zitronensaft abschmecken. Zugedeckt köcheln lassen bis das Obst weich ist. Gemeinsam mit dem Schnitzel servieren.

# Pizza

| KH 57g | EW 27g | F 15g | kcal 476 |

*Zubereitungszeit:*     *70 min*
*Portionen:*     *2*
*Schwierigkeit:*     *leicht*

## Zutaten

- 150g Mehl (Typ 630)
- 100ml Wasser (lauwarm)
- 100g Kirschtomaten
- 80g Paprika (rot)
- 80g Mozzarella
- 50g Schinken (gekocht)
- 50g Oliven
- 10g Hefe
- 2 EL Tomatenmark
- etwas Öl
- Salz und Pfeffer

## Zubereitung

1.) Die Hefe in lauwarmen Wasser auflösen, das Mehl und Salz hinzugeben und alles gründlich miteinander verkneten. Die Schüssel abdecken und an einem warmen Ort für 30 Minuten gehen lassen. Den Ofen auf 180°C Umluft vorheizen.

2.) Das Tomatenmark mit etwas Wasser vermischen bis eine Soße entsteht. Abschmecken. Den fertigen Boden dünn ausrollen und dann die Soße darauf gleichmäßig verteilen. Den Schinken klein schneiden und darüber verteilen.

3.) Die Paprika waschen, die Kerne entfernen und in Streifen schneiden, diese erneut halbieren. Die Oliven abgießen und klein würfeln. Den Mozzarella ebenfalls in kleine Stücke schneiden. Alle Zutaten auf der Pizza verteilen. Nach Belieben noch einmal abschmecken und dann für etwa 25 Minuten im Ofen backen bis die Pizza leicht braun ist.

# Steak auf Kichererbsen

## | KH 48g | EW 50g | F 9g | kcal 476 |

| | |
|---|---|
| *Zubereitungszeit:* | *25 min* |
| *Portionen:* | *3* |
| *Schwierigkeit:* | *leicht* |

## Zutaten

- 200g Kichererbsen
- 300g Rumpsteak
- 150g Paprika (rot)
- 80g Zwiebel
- 5 EL Balsamico-Essig
- 2 EL Honig
- etwas Öl
- Salz und Pfeffer

## Zubereitung

1.) Eine beschichtete Pfanne erhitzen. Das Fleisch kurz waschen und dann trocken tupfen. Mit etwa Öl von beiden Seiten einreiben und anschließend von jeder Seite für 2 Minuten scharf anbraten. Nach dem Braten in Folie wickeln und für 5 Minuten ruhen lassen.

2.) Die Kichererbsen in ein Sieb geben und abtropfen lassen. Die Zwiebeln schälen und klein hacken. Die Paprika heiß abwaschen, das Kerngehäuse entfernen, dann in schmale Streifen schneiden. Nun in die vorherige Pfanne etwas Öl geben und die Zwiebeln darin glasig andünsten.

3.) Die Paprika und die Kichererbsen ebenfalls in die Pfanne geben und kurz mit anbraten. Mit dem Honig abschmecken und dann mit dem Essig ablöschen. Zu guter Letzt abschmecken. Das Fleisch in dünne Scheiben schneiden und gemeinsam mit dem Gemüse servieren.

# Rote Bete Salat

**| KH 68g | EW 24g | F 16g | kcal 484 |**

| | |
|---|---|
| *Zubereitungszeit:* | *40 min* |
| *Portionen:* | *2* |
| *Schwierigkeit:* | *leicht* |

## Zutaten

- 800g Rote Bete
- 250g Orange
- 50g Linsen (rot)
- 40g Fetakäse
- 30g Walnüsse
- 5 Stängel Koriander
- 2 EL Rapsöl
- Salz und Pfeffer

## Zubereitung

1.) Die Rote Bete warm abwaschen. Licht gesalzenes Wasser in Topf geben und die Rote Bete etwa 35 Minuten zugedeckt darin köcheln lassen. Dann abgießen, abkühlen lassen und die Schale entfernen. In dünne Scheiben schneiden.

2.) Die Orangen heiß abwaschen, halbieren und auspressen. Falls nicht genug Flüssigkeit zusammenkommt mit Wasser auf 200ml auffüllen. Eine Pfanne erhitzen, dann Öl hineingeben. Die Korianderblätter in dem Öl anbraten. 200ml Wasser hinzugeben. Die Linsen ebenfalls hinzufügen und für 8 Minuten köcheln lassen. Abschmecken, mit dem Saft der Orangen ergänzen und bei starker Hitze für 2 Minuten einkochen lassen.

3.) Die Rote Bete anrichten und abschmecken. Die Linsenmischung darauf verteilen und den Fetakäse darüber krümeln. Die Walnüsse grob hacken und damit die Rote Bete garnieren.

# Zucchini auf Thunfischboden

**| KH 7g | EW 60g | F 27g | kcal 492 |**

| | |
|---|---|
| *Zubereitungszeit:* | *40 min* |
| *Portionen:* | *2* |
| *Schwierigkeit:* | *leicht* |

## Zutaten

- 250g Thunfisch (aus der Dose)
- 125g Frischkäse (körnig)
- 100g Zucchini
- 70g Fetakäse
- 60g Frischkäse
- 2 Eier
- Pizzagewürz
- Salz und Pfeffer

## Zubereitung

1.) Den Ofen auf 180°C Umluft vorheizen. Das Backblech mit Backpapier vorbereiten. Den Thunfisch in ein Sieb gießen und abtropfen lassen. Den körnigen Frischkäse und das Ei mit dem Thunfisch gründlich verkneten. Abschmecken.

2.) Sobald der Teig gleichmäßig verknetet ist, auf dem Backblech dünn ausrollen und für 15 Minuten backen lassen. Eine Pfanne erhitzen, etwas Öl hineingeben. Die Zucchini heiß abwaschen und in Scheiben schneiden. Dann in der Pfanne anbraten.

3.) Sobald der Teig fertig gebacken ist aus dem Ofen nehmen, etwas abkühlen lassen und dann mit dem Frischkäse bestreichen. Die gebratene Zucchini auf dem Frischkäse verteilen, abschmecken und erneut für 10 Minuten in den Backofen geben.

# Leichte Thunfischwraps

**| KH 3g | EW 43g | F 32g | kcal 497 |**

---

| | |
|---|---|
| *Zubereitungszeit:* | *30 min* |
| *Portionen:* | *2* |
| *Schwierigkeit:* | *leicht* |

## Zutaten

- 125g Pizzakäse
- 50g Thunfisch (aus der Dose)
- 50g Feldsalat
- 25ml Olivenöl
- 20g Kräuterquark
- 10g Flohsamenschalen
- 3 Eier
- Kräuter nach Wahl
- Salz und Pfeffer

## Zubereitung

1.) Den Backofen auf 175°C Umluft vorheizen. Ein Backblech mit Backpapier auslegen. Die Eier in einer kleinen Schüssel miteinander verquirlen. Den Pizzakäse mit dem Olivenöl in einer anderen Schüssel vermischen. Die Eier und die Flohsamenschalen mit untermischen und alles gründlich verrühren. Mit den Kräutern, Salz und Pfeffer abschmecken. Gleichmäßig auf dem Backblech verteilen. Einige Löcher in den Teig mit einer Gabel stechen. Für 8 Minuten backen lassen.

2.) Anschließend herausnehmen und kurz abkühlen lassen und in 4 gleich große Teile teilen. Den Salat in eine Sieb geben und gründlich abwaschen. Unter Umständen kleiner zupfen. Den Thunfisch abgießen.

3.) Dann die einzelnen Wraps mit dem Quark bestreichen, den Salat darauf verteilen und zu guter Letzt mit dem Thunfisch abrunden. Einrollen und fixieren.

# 5:2 Fasten
# SNACKS

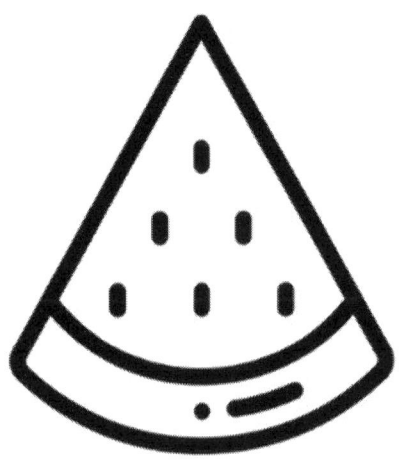

*Food Revolution*

# Rosenkohlsalat

**| KH 28g | EW 9g | F 3g | kcal 168 |**

---

*Zubereitungszeit:*     *30 min*
*Portionen:*            *2*
*Schwierigkeit:*        *leicht*

## Zutaten

- 500g Rosenkohl
- 200g Blattsalat
- 4 TL Essig
- 2 TL Mandelblättchen
- 2 TL Parmesan
- 2 TL Senf
- 2 TL Honig
- etwas Rapsöl
- Salz und Pfeffer

## Zubereitung

1.) Den Rosenkohl gründlich waschen, die Blätter abtrennen. Eine Pfanne erwärmen, Öl hineingeben und darin die Rosenkohlblätter für 5 Minuten anbraten. Die Blätter sind fertig sobald die Blätter zusammengefallen sind. Die Mandelblätter hinzugeben und anrösten. Abschmecken.

2.) Den Salat in einem Sieb heiß abwaschen und dann in kleine Stücke schneiden. Aus dem Senf, 2 EL Rapsöl, Essig und Honig ein Dressing mischen. Abschmecken.

3.) Den Salat mit dem Rosenkohl und den Mandeln servieren. Das Dressing darüber geben und dann mit Parmesan garnieren.

# Chinakohlsalat

**| KH 15g | EW 29g | F 3g | kcal 200 |**

| | |
|---|---|
| *Zubereitungszeit:* | *30 min* |
| *Portionen:* | *2* |
| *Schwierigkeit:* | *leicht* |

## Zutaten

- 300g Chinakohl
- 300g Naturjoghurt (3,5% Fett)
- 200g Putenbrust (mager)
- 2 TL Ahornsirup
- 2 TL Weißweinessig
- 2 TL Leinöl
- 1 Zitrone
- Salz und Pfeffer

## Zubereitung

1.) Die Putenbrust in Stücke schneiden. Den Chinakohl lauwarm waschen und dann längs in kleine Stücke schneiden. Beides in eine Schüssel geben.

2.) Aus dem Joghurt, dem Ahornsirup, dem Weißweinessig und dem Leinöl ein Dressing mischen. Die Zitrone heiß abwaschen. Die Zitronenschale in die Schüssel reiben und den Saft hinein träufeln. Abschmecken und alles grünlich miteinander vermischen.

3.) Über den Salat geben und für 15 Minuten ziehen lassen.

# Tomaten mit Joghurtfüllung

## | KH 16g | EW 11g | F 11g | kcal 202 |

| | |
|---|---|
| *Zubereitungszeit:* | *30 min* |
| *Portionen:* | *2* |
| *Schwierigkeit:* | *leicht* |

## Zutaten

- 300g Strauchtomaten
- 100g Schafskäse
- 75g Naturjoghurt (3,5% Fett)
- 50g Lauchzwiebel
- 1 Knoblauchzehe
- 1 Zitrone
- Salz und Pfeffer

## Zubereitung

1.) Die Tomaten vom Strunk trennen, heiß abwaschen und dann die Deckel entfernen. Den Inhalt entnehmen und mit Salz bestreuen. Ein Küchenpapier auslegen und die Tomaten mit der Öffnung nach unten darauf verteilen.

2.) Den Schafskäse zerbröseln und unter den Joghurt mischen bis eine glatte Masse entsteht. Die Lauchzwiebeln gründlich abwaschen, fein würfeln und unter die Creme rühren. Die Schale der Knoblauchzehe entfernen und dann klein hacken. Die Zitrone heiß abwaschen und sowohl etwas abgeriebene Schale, als auch den Saft der Zitrone mit zu der Joghurtmasse geben. Mit Salz und Pfeffer abschmecken.

3.) Die vorbreiteten Tomaten umdrehen und gleichmäßig die Füllung hineingeben. Nach Belieben erneut nachwürzen und mit Kräutern oder etwas Zitrone garnieren. Kann entweder kalt oder warm genossen werden. Dafür einfach für 10 Minuten in den, auf 180°C Umluft, vorgeheizten Backofen geben.

# Ziegenkäse mit Melone

## | KH 19g | EW 9g | F 11g | kcal 208 |

Zubereitungszeit:    *30 min*
Portionen:    *4*
Schwierigkeit:    *leicht*

## Zutaten

- 450g Honigmelone
- 200g Ziegenkäse
- 100g Limette
- 3 EL Honig
- etwas Olivenöl
- etwas Pfeffer zum Verfeinern

## Zubereitung

1.) Den Backofen in der Grillfunktion auf 170°C vorheizen. Die Melone schälen, halbieren und entkernen. Dann in Spalten schneiden. Auf einem Teller nach Belieben anrichten.

2.) Die Limetten heiß abwaschen, halbieren und dann den Saft einer Limette mit dem Honig vermischen. Den Ziegenkäse dünn mit Olivenöl bestreichen und etwas Pfeffer darüber geben. Wer es mag kann noch den Limettensaft darüber träufeln.

3.) Ein Backblech mit Backpapier auslegen und darauf den Ziegenkäse geben. Für 10 Minuten bei 180°C Umluft in den Backofen geben bis der Ziegenkäse goldbraun ist. Gegen Ende können nach Belieben die Melonenstücke hinzugegeben werden. Alles auf einem Teller anrichten und mit der Honig.-Limettenmischung garnieren.

# Currygarnelen

**| KH 10g | EW 43g | F 7g | kcal 296 |**

---

*Zubereitungszeit:*     30 min
*Portionen:*            2
*Schwierigkeit:*        leicht

## Zutaten

- 400g Garnelen (essfertig)
- 150ml Fischfond
- 150ml Kochsahne
- 80g Zitrone
- 50g Zwiebel
- 3 TL Currypulver
- 1 Knoblauchzehe
- etwas Öl
- Salz und Pfeffer

## Zubereitung

1.) Die Zwiebeln und den Knoblauch schälen und klein würfeln. Eine Pfanne erhitzen, Öl hineingeben und die Würfel anbraten. Mit dem Currypulver und dem Tomatenmark ergänzen.

2.) Mit dem Fischfond ablöschen. Die Kochsahne zum Aufgießen nutzen, dann für 7 Minuten köcheln und eindicken lassen. Eine zweite Pfanne erhitzen und Öl hineingeben. Währenddessen die Garnelen kurz waschen und dann scharf in dem Öl anbraten.

3.) Anschließend mit in die Suppe geben. Die Zitronen heiß abwaschen, die Schale in die Suppe reiben und mit dem Saft, Salz und Pfeffer gründlich abschmecken.

# Herzhafte Windbeutel

## | KH 16g | EW 23g | F 15g | kcal 297 |

| | |
|---|---|
| *Zubereitungszeit:* | *40 min* |
| *Portionen:* | *6* |
| *Schwierigkeit:* | *leicht* |

## Zutaten

- 150g Weizenvollkornmehl
- 150g Thunfisch (aus der Dose)
- 80g Gewürzgurken
- 70g Frühlingszwiebeln
- 60g Butter
- 4 Eier
- 3 EL Crème Fraîche
- 2 EL Gurkenwasser
- Salz und Pfeffer

## Zubereitung

1.) Den Backofen auf 180°C Umluft vorheizen. In einem Topf 250ml Wasser zum Kochen bringen. In das kochende Wasser die Butter und etwas Salz einrühren. Das Mehl hinzufügen und so lange rühren bis eine Art Teig entsteht. Diesen Teig aus dem Topf nehmen und dann die Eier unterrühren bis ein glatter Teig entsteht. Nun in einen Spritzbeutel geben und gleichmäßig Portionen auf dem Backpapier verteilen.

2.) Das Backblech in den Ofen geben und dort für 17 Minuten backen lassen. Dann abkühlen lassen. Den Thunfisch aus der Dose zupfen, mit dem Gurkenwasser und der Crème Fraîche vermischen.

3.) Die Lauchzwiebeln gründlich waschen und in schmale Streifen schneiden. Die Gurken dem Glas entnehmen, würfeln und mit in die Thunfischmischung geben. Abschmecken. Die Windbeutel aufschneiden und die Thunfischcreme darauf verteilen. Die Frühlingszwiebeln zum Garnieren nutzen.

# Salat aus Kichererbsen

**| KH 35g | EW 14g | F 10g | kcal 299 |**

| | |
|---|---|
| *Zubereitungszeit:* | *20 min* |
| *Portionen:* | *4* |
| *Schwierigkeit:* | *leicht* |

## Zutaten
- 500g Kichererbsen
- 200g Granatapfel
- 120g Fetakäse
- 2 TL Senf (mittelscharf)
- 2 TL Ahornsirup
- etwas Olivenöl
- Salz und Pfeffer

## Zubereitung

1.) Die Kichererbsen durch ein Sieb abgießen. Dann mit lauwarmen Wasser abwaschen. Mit einem Küchentuch abtupfen.

2.) Den Fetakäse ebenfalls abgießen und dann in Würfel schneiden. In einer Schüssel nun die beiden Zutaten miteinander vermengen. Den Granatapfel halbieren, die Kerne entfernen und zu der Fetamischung geben.

3.) Aus dem Ahornsirup, dem Senf und dem Öl ein Dressing herstellen. Mit Salz und Pfeffer abschmecken. Über die Kicherebsen-Fetamischung geben und alles gut miteinander vermengen.

335

# Spargel auf Baguette

**| KH 36g | EW 20g | F 10g | kcal 330 |**

| | |
|---|---|
| *Zubereitungszeit:* | *20 min* |
| *Portionen:* | *2* |
| *Schwierigkeit:* | *leicht* |

## Zutaten

- 150g Vollkornbaguette
- 80g Frischkäse
- 60g Prosciutto
- 40g Rucola
- 6 Spargelstangen (grün)
- etwas Olivenöl
- Salz und Pfeffer

## Zubereitung

1.) Das Vollkornbaguette unter Umständen kurz in den Ofen geben und noch ein wenig aufbacken lassen. Sonst schräg in Scheiben schneiden. Eine Pfanne erwärmen, Öl hineingeben und darin kurz die Brotscheiben anbraten. Dann entnehmen.

2.) Die Spargelstangen abwaschen und dann in die Pfanne geben und für 2 Minuten anbraten. Den Frischkäse auf den fertigen Brotscheiben verteilen, mit Salz und Pfeffer abschmecken. Den Rucola gründlich abwaschen, halbieren und dann auf den Frischkäse legen.

3.) Den Spargel mit dem Proscuitto umwickeln und dann mit auf den Baguettescheiben platzieren. Nach Belieben kann der Schinken auch kurz erwärmt werden.

# Zucchini-Schnitten

**| KH 11g | EW 28g | F 23g | kcal 362 |**

---

| | |
|---|---|
| *Zubereitungszeit:* | *15 min* |
| *Portionen:* | *3* |
| *Schwierigkeit:* | *leicht* |

## Zutaten
- 400g Zucchini
- 200g Ricotta
- 150g Parmesan
- 30g Petersilie
- 1 Zitrone
- etwas Olivenöl
- Salz und Pfeffer

## Zubereitung

1.) Die Blätter von der Petersilie entfernen, abwaschen und klein hacken. Die Zucchini mit heißem Wasser abwaschen. Danach die Enden entfernen und dann der Länge nach in Scheiben schneiden. Den Parmesan mit einer Reibe reiben.

2.) Den Ricotta mit dem Parmesan und der gehackten Petersilie mischen. Die Zitrone heiß abwaschen, ausdrücken und mit unter die Masse rühren. Abschmecken.

3.) Eine Pfanne erhitzen und sobald diese warm ist Öl hineingeben. Die Zucchinistreifen portionsweise hineingeben und von beiden Seiten anbraten. Aus der Pfanne nehmen und mit der soeben hergestellten Masse großzügig bestreichen. Nach Belieben noch einmal teilen. Zum besseren Halt, kann man Zahnstocher zur Fixierung zu nutzen.

# Herzhafte Muffins

## | KH 41g | EW 23g | F 21g | kcal 448 |

| | |
|---|---|
| *Zubereitungszeit:* | *40 min* |
| *Portionen:* | *4* |
| *Schwierigkeit:* | *leicht* |

## Zutaten

- 200g Filo-Teig
- 200g Aubergine
- 150g Zucchini
- 100g Crème Fraîche
- 100g Paprika (rot)
- 100g Paprika (gelb)
- 100ml Milch (1,5% Fett)
- 30g Parmesan
- 12 Garnelen (essfertig)
- 4 Eier
- etwas Olivenöl
- Salz und Pfeffer
- Muffin Formen

## Zubereitung

1.) Die Aubergine heiß abspülen, grob würfeln und gut salzen. Paprika und Zucchini ebenfalls waschen, beides würfeln. In einer Pfanne mit Öl die Aubergine von allen Seiten kross anbraten. Entnehmen und nun Paprika und Zucchini anbraten. Die Garnelen abwaschen und kurz mit in der Pfanne anbraten.

2.) Den Ofen auf 180°C vorheizen. In einer Schüssel Eier, Milch Crème fraîche und Käse vermengen, kräftig abschmecken. Den Teig ausrollen und in etwa 12cm große Quadrate schneiden.

3.) Ein Teigquadrat in jede Form legen, dünn mit Olivenöl bestreichen, ein weiteres Teigquadrat darauf legen, wieder bestreichen und das noch einmal wiederholen. Gemüse und Garnelen in die Form geben, mit der Eiermilch bedecken und für 20 Minuten backen lassen.

# 5:2 *Fasten*
# NACHTISCH

*Food Revolution*

# Pfirsichtarte mit Kokosraspeln

**| KH 32g | EW 3g | F 10g | kcal 226 |**

| | |
|---|---|
| *Zubereitungszeit:* | *50 min* |
| *Portionen:* | *12* |
| *Schwierigkeit:* | *mittel* |

## Zutaten

- 600g Pfirsiche
- 200g Weizenvollkornmehl
- 120g Margarine
- 70g Zucker
- 60g Pfirsich-Marmelade
- 30g Kokosraspeln
- 2 Päckchen Vanillezucker
- 1 Päckchen Tortengusspulver (klar)

## Zubereitung

1.) Den Backofen auf 180°C Umluft vorheizen. Eine runde Backform einfetten. Mehl, Margarine, 50g Zucker, 10g Kokosraspel und Vanillezucker gründlich miteinander vermengen. Etwas Wasser hinzugeben und dann so lange kneten bis ein glatter Teig entsteht. Den Teig in der Backform ausrollen und dann mit einer Gabel etwas einstechen. Für etwa 25 Minuten in dem Backofen backen.

2.) Sobald der Boden fertig ist aus dem Ofen nehmen und etwas abkühlen lassen. Die Pfirsich-Marmelade mit den restlichen Kokosraspeln vermengen und damit den Boden einstreichen. Die Pfirsiche gründlich waschen, den Kern entfernen und dann in dünne Scheiben schneiden.

3.) Die Scheiben fächerartig auf dem Tortenboden verteilen. In einer Schüssel das Tortengusspulver mit dem restlichen Zucker und etwas Wasser vermengen. Die Mischung kurz aufkochen lassen und dann gleichmäßig über die Pfirsiche gießen. Für 15 Minuten abkühlen lassen und dann genießen.

# Erdbeermilchreis

## | KH 21g | EW 8g | F 10g | kcal 231 |

| | |
|---|---|
| *Zubereitungszeit:* | *15 min* |
| *Portionen:* | *2* |
| *Schwierigkeit:* | *leicht* |

## Zutaten

- 300g Erdbeeren
- 200ml Milch (1,5% Fett)
- 125g Milchreis
- 20g Walnüsse
- 2 TL Honig
- etwas Zimt

## Zubereitung

1.) Die Milch in einem Topf erwärmen. Den Reis mit einrühren und dann für 5 Minuten köcheln lassen. Mit Honig abschmecken.

2.) Die Walnüsse klein hacken. Die Erdbeeren in einem Sieb mit lauwarmen Wasser abwaschen. Die Stiele entfernen und dann in Würfel schneiden.

3.) Sobald der Milchreis fertig ist in Schüsseln aufteilen und mit den Erdbeeren garnieren. Mit Zimt abschmecken.

# Quarkkuchen mit Himbeersoße

**| KH 31g | EW 17g | F 5g | kcal 233 |**

| | |
|---|---|
| *Zubereitungszeit:* | *40 min + Ruhezeit* |
| *Portionen:* | *6* |
| *Schwierigkeit:* | *schwer* |

## Zutaten

- 500g Magerquark
- 300g Apfelmus
- 250g Himbeeren
- 75g Haferflocken
- 20g Honig
- 20g Leinsamen
- 6 Blatt Gelatine
- 3 Butterkekse
- 1 EL Backkakao
- 1 Ei

## Zubereitung

1.) Den Backofen auf 160°C Umluft vorheizen und eine Backform einfetten. Die Kekse mit 60g Haferflocken zerkleinern bis eine mehlähnliche Konsistenz entsteht. Mit dem Backkakao, dem Ei und 120g Apfelmus verrühren bis ein glatter Teig entsteht. In der Auflaufform für etwa 20 Minuten backen lassen.

2.) In einer Schüssel mit kaltem Wasser füllen die Gelatine einweichen lassen, ausdrücken, in einen Topf geben und schmelzen lassen. Den Magerquark mit dem Rest Apfelmus vermengen und zu der Gelatine geben. Auf dem fertigen Boden die Gelatinecreme verteilen, über Nacht in den Kühlschrank geben.

3.) In einer Pfanne Honig schmelzen lassen, Beeren hinzufügen und für 5 Minuten köcheln lassen. Die Haferflocken und die Leinsamen zerkleinern, ebenfalls mit in die Pfanne geben. Mit 200ml Wasser ablöschen bis die gewünschte Konsistenz erreicht ist. Gemeinsam servieren.

# Haferbrei mit Honig

**| KH 52g | EW 7g | F 4g | kcal 262 |**

---

| | |
|---|---|
| *Zubereitungszeit:* | *20 min* |
| *Portionen:* | *1* |
| *Schwierigkeit:* | *leicht* |

## Zutaten
- 300ml Wasser
- 50g Haferflocken
- 10g Cranberries
- 2 EL Honig
- 1 TL Kaffeepulver
- etwas Zimt

## Zubereitung

1.) In einem Topf das Wasser erwärmen. Die Haferflocken ebenfalls hineingeben und dann aufkochen lassen. Unter Rühren köcheln lassen für 7 Minuten.

2.) Das Kaffeepulver anschließend mit einrühren. Bis eine glatte Masse entsteht. Falls die Konsistenz noch nicht zufriedenstellend sein sollte, einfach noch etwas weiter köcheln lassen.

3.) Mit dem Zimt abschmecken. Mit dem Honig süßen. Servieren und mit den Cranberries garnieren.

# Beerenkuchen

**| KH 31g | EW 15g | F 10g | kcal 281 |**

| | |
|---|---|
| *Zubereitungszeit:* | *30 min* |
| *Portionen:* | *2* |
| *Schwierigkeit:* | *leicht* |

## Zutaten

- 150g Banane
- 140g Blaubeeren
- 4 EL Haferflocken
- 4 EL Chia Samen
- 2 EL Eiweißpulver
- 2 EL Magerquark
- 2 Eier
- etwas Zimt
- etwas Ahornsirup

## Zubereitung

1.) Die Beeren in ein Sieb geben und unter lauwarmen Wasser abwaschen. Kein heißes Wasser verwenden, da es ansonsten sein kann, dass die Beeren matschig werden. Die Schale der Banane entfernen und dann in Scheiben schneiden. In einer Schüssel die Banane, mit den Eiern und dem Magerquark vermischen Die Chia Samen mit untermischen bis ein glatter Teig entsteht. Für 10 Minuten stehen lassen, damit die Chia Samen quellen können.

2.) Eine Pfanne mit guter Beschichtung erwärmen und dann Portionsweise den Teig hineingeben und kleine Pfannkuchen formen. Von beiden Seiten anbraten bis beide goldbraun sind.

3.) Danach aus der Pfanne nehmen und mit dem Ahornsirup und den Beeren garnieren. Zu guter Letzt mit dem Zimt abschmecken.

# Zimtbanane

**| KH 60g | EW 6g | F 12g | kcal 329 |**

| | |
|---|---|
| *Zubereitungszeit:* | *10 min* |
| *Portionen:* | *2* |
| *Schwierigkeit:* | *leicht* |

## Zutaten
- 300g Banane
- 200g Joghurt (griechisch)
- 1 EL Butter
- 1 TL Gojibeeren
- etwas Zimt

## Zubereitung

1.) Den Joghurt in eine Schüssel geben und mit etwas Zimt vermengen. Die Schale der Bananen entfernen und längs halbieren. Gegebenenfalls in der Mitte teilen. Mit der Butter gründlich einschmieren und in etwas Zimt wälzen.

2.) Eine Pfanne erwärmen, Öl hineingeben und dann die Bananenstücke für etwa 2 Minuten pro Seite anbraten.

3.) Die fertigen Bananenstücke mit zu dem Joghurt geben und mit den Gojibeeren garnieren. Wer es süßer mag kann mit Agavendicksaft oder etwas Honig süßen.

# Scones

**| KH 47g | EW 10g | F 12g | kcal 334 |**

| | |
|---|---|
| *Zubereitungszeit:* | *30 min* |
| *Portionen:* | *10* |
| *Schwierigkeit:* | *leicht* |

## Zutaten

- 400g Weizenvollkornmehl
- 300ml Buttermilch
- 300g Haferflocken
- 100g Butter
- 40g Zucker
- ½ Päckchen Backpulver
- etwas Salz
- etwas Milch

## Zubereitung

1.) Das Mehl in eine Schüssel geben. Mit dem Zucker und dem Backpulver vermengen. Eine Prise Salz hinzufügen. Die Butter in Würfel schneiden und ebenfalls untermischen.

2.) Mit der Buttermilch aufgießen und zu einem einheitlichen Teig verrühren. Zu guter Letzt dem Teig die Haferflocken hinzugeben.

3.) Den Backofen auf 180°C Umluft vorheizen und den Teig in gleichgroßen Portionen auf einem mit Backpapier ausgelegtem Backblech verteilen, sodass Haufen entstehen. Die Haufen mit etwas Milch bestreichen und dann für 20 Minuten backen lassen.

# Pfannkuchen mit Beeren

## | KH 25g | EW 14g | F 20g | kcal 346 |

| | |
|---|---|
| *Zubereitungszeit:* | *25 min* |
| *Portionen:* | *2* |
| *Schwierigkeit:* | *leicht* |

## Zutaten

- 130ml Wasser
- 50g Dinkelmehl
- 50g Mandelmehl
- 40g Beeren (gemischt)
- 15g Kokosmehl
- 10g Schokolade
- 5g Puderzucker
- 4 EL Naturjoghurt (3,5% Fett)
- 1 Ei
- etwas Meersalz

## Zubereitung

1.) In einer Schüssel das Mandelmehl, Dinkelmehl und Kokosmehl miteinander vermengen. Das Ei, Salz und das Wasser hinzugeben und miteinander zu einem glatten Teig vermischen.

2.) Eine Pfanne mit guter Beschichtung erhitzen. Sobald die Pfanne heiß ist den Teig mit einer Kelle portionsweise in die Pfanne geben. Dünn in die Pfanne geben und nach 2 Minuten einmal wenden. Dann abkühlen lassen.

3.) Die Schokolade schmelzen. Die Beeren gründlich abwaschen und in mundgerechte Stücke teilen. Den Joghurt gleichmäßig auf den Pfannkuchen verteilen.

4.) Die Beeren gleichmäßig auf den Joghurt geben und in dem Pfannkuchen einrollen. Mit der geschmolzenen Schokolade und dem Puderzucker garnieren.

# Schokopizza mit Erdbeeren

## | KH 45g | EW 15g | F 12g | kcal 347 |

*Zubereitungszeit:*     30 min
*Portionen:*     2
*Schwierigkeit:*     leicht

## Zutaten

- 150g Banane
- 100g Erdbeeren
- 60g Haferflocken
- 10g Zartbitterschokolade
- 2 Eier
- 2 EL Honig
- 2 EL Magerquark
- 2 EL Dinkelmehl
- 1 TL Zimt

## Zubereitung

1.) Den Magerquark in einer Schüssel mit den Eiern, dem Dinkelmehl und den Haferflocken vermischen. Die Banane mit einer Gabel zerdrücken und zu der Quarkmasse geben. Mit Zimt und Honig abschmecken. Alles mithilfe eines Mixers zu einem Teig verarbeiten.

2.) Auf einem Backblech Backpapier auslegen und den Teig darauf ausrollen. Die Schokolade klein hacken. Die Erdbeeren heiß abwaschen, die Stiele entfernen und in schmale Streifen schneiden.

3.) Auf dem ausgerollten Teig verteilen und die gehackte Zartbitterschokolade darüber verstreuen. Bei 180°C für 15 Minuten backen lassen.

# Quark mit Kiwipüree

**| KH 45g | EW 25g | F 8g | kcal 352 |**

| | |
|---|---|
| *Zubereitungszeit:* | *50 min* |
| *Portionen:* | *2* |
| *Schwierigkeit:* | *leicht* |

## Zutaten

- 300g Magerquark
- 100g Naturjoghurt
- 100g Kiwi
- 40g Zucker
- 15ml Kondensmilch
- 2 EL Mandeln (gemahlen)
- etwas Vanillearoma

## Zubereitung

1.) Den Magerquark in eine Schüssel geben. Den Joghurt hinzufügen und beides miteinander vermengen. Damit die Konsistenz cremiger wird die Kondensmilch mit einrühren. Zu guter Letzt mit 20g Zucker süßen. Alles miteinander vermengen und dann kalt stellen.

2.) Die Schale der Kiwis entfernen und dann das Fruchtfleisch grob würfeln. Gemeinsam mit 15g Zucker in einen Mixer geben und zu einem Püree verarbeiten. Wer es etwas saurer mag, kann auch noch etwas Zitronensaft hinzufügen.

3.) Eine gut beschichtete Pfanne erwärmen, die Mandeln hineingeben, den Zucker hinzufügen und karamellisieren lassen. Anschließend der Pfanne entnehmen und auf einem Backpapier auskühlen lassen.

4.) In ein Glas oder eine Schüssel die Quarkcreme geben. Das Kiwipüree darauf geben und mit den karamellisierten Mandeln garnieren.

# Kokosauflauf

**| KH 24g | EW 20g | F 20g | kcal 356 |**

---

| | |
|---|---|
| *Zubereitungszeit:* | *70 min* |
| *Portionen:* | *4* |
| *Schwierigkeit:* | *leicht* |

## Zutaten

- 500g Magerquark
- 150g Kokos-Joghurt
- 50g Himbeeren
- 2 EL Kokosflocken
- etwas Löffelbiskuit
- etwas Milch
- 15 Raffaelos oder vergleichbares Konfekt

## Zubereitung

1.) Die Raffaelos auspacken und in eine Plastiktüte geben. Dann mit einem Topf, Nudelholz oder vergleichbarem zerdrücken. Den Magerquark in eine Schüssel geben und gemeinsam mit dem Joghurt vermengen. Etwas Milch hinzugeben, damit die Creme geschmeidiger wird.

2.) Nun die Raffaelos mit unter die Creme mischen. Eine Auflaufform vorbreiten und darin eine Lage mit den Löffelbiskuits ausbreiten. Dann die Beeren darauf großzügig verteilen und zu guter Letzt mit der Creme abdecken.

3.) Für etwa 1 Stunde in den Kühlschrank geben, damit die Zutaten gemeinsam ziehen können. Anschließend die Kokosflocken darüber geben und dann servieren.

# Ravioli mit Blaubeerfüllung

## | KH 70g | EW 14g | F 4g | kcal 375 |

| | |
|---|---|
| *Zubereitungszeit:* | *60 min* |
| *Portionen:* | *4* |
| *Schwierigkeit:* | *leicht* |

## Zutaten

- 500g Blaubeeren
- 350g Weizenvollkornmehl
- 125ml Wasser
- 1 Ei
- 1 EL Zucker
- 1 TL Speisestärke
- etwas Salz

## Zubereitung

1.) 125ml Wasser zum Kochen bringen. Das Mehl in eine Schüssel geben, in der Mitte eine Mulde bilden, das kochende Wasser hinein geben und miteinander vermengen. Abkühlen lassen, das Ei hinzufügen und 10 Minuten kneten, bis ein glatter Teig entstanden ist. In einem Tuch für 30 Minuten ruhen lassen.

2.) Die Beeren in ein Sieb geben und warm abwaschen. Mit einem Küchentuch abtupfen und dann mit dem Zucker und der Speisestärke vermischen. Nach der Ruhezeit den Teig auf einer bemehlten Arbeitsfläche ausrollen und dann gleichmäßige Kreise ausstechen. Die Beeren auf den Kreisen gleichmäßig verteilen und dann zusammenklappen und mit einer Gabel festdrücken.

3.) So lange immer wieder neu verkneten und ausrollen bis der ganze Teig aufgebraucht ist. In einem Topf Wasser zum Kochen bringen und dann portionsweise die Teigtaschen hineingeben und für etwa 3 Minuten kochen lassen. Anschließend mit den restlichen Blaubeeren anrichten. Nach Belieben mit etwas Zimt abschmecken.

# Waffeln mit Beeren

## | KH 59g | EW 18g | F 13g| kcal 424 |

| | |
|---|---|
| *Zubereitungszeit:* | *15 min* |
| *Portionen:* | *2* |
| *Schwierigkeit:* | *leicht* |

## Zutaten

- 150g Banane
- 90g Haferflocken
- 90ml Milch (1,5% Fett)
- 85g Frischkäse
- 80g Blaubeeren
- 50g Naturjoghurt (3,5% Fett)
- 8g Honig
- 1 Ei
- etwas Zimt

## Zubereitung

1.) Das Waffeleisen vorbreiten. Die Schale der Banane entfernen, ¾ in kleine Stücke schneiden und den Rest in normale Scheiben.

2.) In einer Schüssel die Haferflocken mit der Hälfte des Honigs vermengen. Die kleinen Bananenstückchen untermischen. Mit der Milch, dem Ei und dem Frischkäse ergänzen, alles gründlich miteinander vermischen. Mit Zimt abschmecken.

3.) Sobald ein glatter Teig entstanden ist portionsweise in das Waffeleisen geben und so lange backen bis die Waffeln von beiden Seiten goldbraun sind. Die Blaubeeren/ gemischten Beeren in einem Sieb lauwarm abwaschen und dann gemeinsam mit dem Joghurt und dem restlichen Honig auf den Waffeln servieren. Den Joghurt könnte man alternativ auch schon vorher unter den Teig mischen.

# Kartoffelwaffeln

**| KH 49g | EW 27g | F 13g | kcal 431 |**

---

*Zubereitungszeit:*    *30 min*
*Portionen:*    *2*
*Schwierigkeit:*      *leicht*

## Zutaten
- 200g Kartoffeln
- 140g Magerquark
- 70g Dinkelvollkornmehl
- 60g Frischkäse
- 40ml Milch
- 6 Radieschen
- 2 Eier
- ½ Zwiebel
- Kräuter nach Wahl
- Salz und Pfeffer

## Zubereitung

1.) Kartoffeln schälen und in einem Topf mit gesalzenem Wasser für 25 Minuten garen. Abgießen und dann zerstampfen. Den Kartoffelstampf mit den Eiern, 70g des Magerquarks, der Milch und dem Mehl mischen.

2.) Die Zwiebel schälen und klein hacken. Ebenfalls mit zu der Masse geben. Mit den Kräutern nach Wahl ergänzen und alles gründlich miteinander vermischen. Abschmecken.

3.) Das Waffeleisen vorbereiten, mit Öl einschmieren und dann Portionsweise den Teig hineingeben und die Waffeln backen. Den Frischkäse mit dem restlichen Quark mischen und würzen. Die Radieschen abwaschen und in dünne Scheiben schneiden. Unter die Mischung geben und dann auf der Waffel servieren.

# Erdbeerrolle

**| KH 62g | EW 28g | F 9g | kcal 441 |**

---

*Zubereitungszeit:*    *30 min + 120 min Kühlzeit*
*Portionen:*    4
*Schwierigkeit:*      *mittel*

## Zutaten

- 500g Magerquark
- 250g Erdbeeren
- 120g Zucker
- 100g Weizenvollkornmehl
- 4 Eier
- 3 EL Espresso (stark, lauwarm)
- 2 EL Mandelsirup
- 1 ½ EL Backkakao
- 1 Limette
- 1 Packung Vanillezucker
- ½ Packung Sofortgelatine (weiß)
- 1 Prise Salz

## Zubereitung

1.) Den Backofen auf 180°C Umluft vorheizen. Die Eier trennen. Das Eiweiß mit dem Salz steif schlagen. In einer weiteren Schüssel das Eigelb mit dem lauwarmen Espresso und 100g Zucker vermengen. Zu dem Eigelb das Mehl und das Kakaopulver hinzufügen. Beides vermischen bis ein glatter Teig entstanden ist, Gleichmäßig auf einem Backblech verteilen. Für 11 Minuten backen lassen.

2.) Ein sauberes Küchentuch auf der Arbeitsfläche auslegen. Darauf den restlichen Zucker verteilen. Sobald der Teig fertig gebacken ist, das Backpapier nehmen und damit den Boden auf das Küchentuch stürzen. Sofort aufrollen und auskühlen lassen. Limette heiß abwaschen, die Schale abreiben und auspressen.

3.) Die Erdbeeren ebenfalls waschen, in Würfel schneiden. Den Limettensaft mit der Gelatine und dem Vanillezucker vermengen. Den Quark, die Limettenschale, Erdbeeren und das Mandelsirup mit untermischen. Den Teig ausrollen, die Creme gleichmäßig darauf verteilen, wieder einrollen und für etwa 2 Stunden kalt stellen.

# Die 14-Tage Challenge

## Food Revolution

# Die 14 Tage Challenge

Da es sich hierbei um die 5:2 Diät handelt, bedeutet es, dass diese 14 Tage Challenge für 7 Wochen gedacht ist. Du bekommst nun also von uns einen Vorschlag wie du dich in den nächsten 7 Wochen an den beiden Tagen in der Woche, an denen du fastest, ernähren könntest. Alle Vorschläge haben um die 500kcal und decken je nachdem wie hoch dein sonstiger Kalorienbedarf ist, genau die ¼ davon ab, die du an Fastentagen zu dir nehmen darfst.

--------------------------------Woche 1--------------------------------

**Fastentag 1:**   *Mediterraner Thunfisch (250 kcal)*        *>> (Seite 291)*
                   *Erdbeermilchreis (231kcal)*               *>> (Seite 341)*

**Fastentag 2:**   *Chili con Hähnchen (309 kcal)*            *>> (Seite 307)*
                   *Himbeerreis (190 kcal)*                   *>> (Seite 254)*

--------------------------------Woche 2--------------------------------

**Fastentag 1:**   *Belgische Waffeln (298 kcal)*            *>> (Seite 262)*
                   *Chinakohlsalat (200 kcal)*               *>> (Seite 330)*

**Fastentag 2:**   *Auberginen Canelloni (271 kcal)*         *>> (Seite 295)*
                   *Avocadosuppe (225 kcal)*                 *>> (Seite 259)*

--------------------------------Woche 3--------------------------------

**Fastentag 1:**   *Frische Melonensuppe (215 kcal)*         *>> (Seite 283)*
                   *Tomaten mit Joghurtfüllung (202 kcal)*   *>> (Seite 331)*

**Fastentag 2:**   *Nudeln in Chorizo Soße (290 kcal)*       *>> (Seite 298)*
                   *Ziegenkäse mit Melone (208 kcal)*        *>> (Seite 332)*

--------------------------------Woche 4--------------------------------

**Fastentag 1:**   *Scholle auf Zucchini (152kcal)*          *>> (Seite 275)*
                   *Schokopizza mit Erdbeeren (347 kcal)*    *>> (Seite 348)*

**Fastentag 2:**   *Putencurry auf Vollkornbrot (185 kcal)*  *>> (Seite 253)*
                   *Kürbisauflauf (310 kcal)*                *>> (Seite 308)*

## ---------------------------------Woche 5---------------------------------

**Fastentag 1:**    *Lasagne mit Kohlrabi (324 kcal)*                  *>> (Seite 311)*
                                   *Rosenkohlsalat (168 kcal)*                       *>> (Seite 329)*

**Fastentag 2:**    *Asia-Suppe (98 kcal)*                              *>> (Seite 273)*
                                   *Ravioli mit Blaubeerfüllung (375 kcal)*    *>> (Seite 351)*

## ---------------------------------Woche 6---------------------------------

**Fastentag 1:**    *Lachstarte (376 kcal)*                           *>> (Seite 315)*
                                   *Grießbrei (124 kcal)*                        *>> (Seite 252)*

**Fastentag 2:**    *Kürbis-Parmesan-Risotto (319 kcal)*          *>> (Seite 310)*
                                   *Kokossuppe mit Mango (171 kcal)*       *>> (Seite 277)*

## ---------------------------------Woche 7---------------------------------

**Fastentag 1:**    *Ananas-Reis-Curry (163 kcal)*                    *>> (Seite 276)*
                                   *Zimtbanane (329 kcal)*                   *>> (Seite 345)*

**Fastentag 2:**    *Herzhafte Windbeutel (297 kcal)*               *>> (Seite 334)*
                                   *Honigcreme mit Amarettini (206 kcal)*    *>> (Seite 256)*

---

Gratuliere! Nun hast du die ersten 7 Wochen erfolgreich hinter dich gebracht und solltest jetzt schon eine Veränderung bei dir bemerken. Auch wenn sie noch so klein ist, ist sie erst der Anfang. Auf diesen Start kannst du erfolgreich aufbauen und so mit der 5:2 Diät ein neues Lebensgefühl bekommen. Wie gesagt es handelt sich lediglich um Vorschläge. Welches Gericht du wann zu dir nehmen möchtest, ist dir selbstverständlich überlassen.

# Schlusswort

Nun ist auch schon das Ende gekommen. Du konntest dir einen Überblick über die 3 verschiedenen Ernährungsweisen verschaffen. Eventuell hast du schon die eine oder andere Challenge gemacht und erfolgreich beendet. Du hast unter Umständen deine Ernährung auf eine Methode angepasst und fühlst dich damit super wohl. Vielleicht hast du auch für dich die Kombination der 3 Ernährungsformen entdeckt und das ist genau das Richtige für dich. Auf alle Fälle hoffen wir sehr, dass es dir viel Spaß macht und dir leicht fällt. Wir hoffen dir mit unseren Rezepten einen Anstoß in die richtige Richtung gegeben zu haben. Die Rezepte in diesem Buch stellen einen leichten Einstieg in die jeweilige Thematik dar. Außerdem sind wir überzeugt, dass du es so langfristig schaffen kannst dich gesund zu ernähren, ohne hungern zu müssen. Dennoch kannst du spielend leicht dein Traumgewicht erreichen und noch wichtiger es halten. Einfacher wird es vermutlich noch nie gewesen sein. Darüber hinaus haben wir dir zu jedem Thema eine Einführung gegeben, sodass du genau für dich festhalten kannst, was es dir bringt und warum du es machst. Doch letztendlich ist es am wichtigsten, dass du es nur aus einem Grund tust: FÜR DICH!

Du solltest etwas nur verändern, wenn du davon absolut überzeugt bist, dass es dir gut tun und dir einen Mehrwert für dein gesamtes Leben bieten wird. Denn unterm Strich soll Essen und die Ernährungsform, die du für dich eingeschlagen hast, dir in erster Linie Spaß machen und keine Qual sein, zu der du dich täglich zwingen musst. Du solltest es nicht als ein Hindernis ansehen beziehungsweise etwas, was du eben tun MUSST. Stattdessen solltest du es gerne tun. Du solltest daran Spaß haben und es jedes Mal genießen. Wie du auch an den jeweiligen Rezepten gesehen hast, braucht es manchmal gar nicht viel um eine Ernährungsumstellung zu bewirken, und nicht jede Umstellung bedeutet lebenslanger Verzicht. Auch, wenn du dich gesünder ernähren möchtest, kannst du dir alles gönnen, worauf du gerade Lust hast. Dementsprechend sollte es dir spielend leicht fallen auch langfristig an der Ernährungsart festzuhalten. Wenn du einmal etwas Neues ausprobieren möchtest, hast du vor allem mit diesem Buch, die Chance auf eine andere Methode umzuschwenken oder eben zu mischen – so wird es absolut nie langweilig!

Wir sind uns sicher, dass du es schaffen wirst! Sollte dir der Einstieg schwer fallen und du kannst dich nicht überwinden den ersten Schritt zu machen, dann beginne definitiv mit einer unserer Challenges. Halte durch und mache dir immer bewusst für wen du das machst: FÜR DICH!

Viel Erfolg weiterhin wünscht dir

*Food Revolution*

# Buchempfehlung

Weitere Bücher von

FOOD REVOLUTION

**111 Dutch Oven Rezepte- Dutch Oven Kochbuch für Begeisterte der Outdoor Küche. Draußen, am Lagerfeuer, beim Camping oder Zuhause kochen mit dem Black Pot. Inklusive Nährwertangaben.**

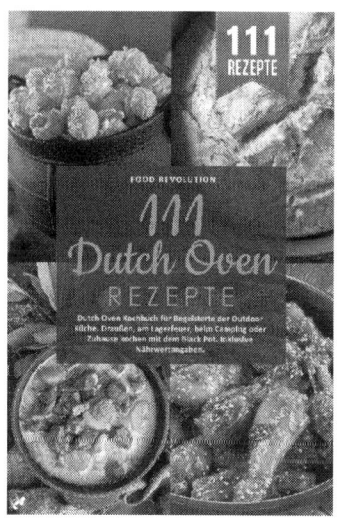

# Rechtliches

## Haftungsausschluss

Die Benutzung dieses Buches und die Umsetzung der darin enthaltenen Informationen erfolgt ausdrücklich auf eigenes Risiko. Haftungsansprüche gegen den Autoren für Schäden materieller oder ideeller Art, die durch die Nutzung oder Nichtnutzung der Informationen bzw. durch die Nutzung fehlerhafter und/oder unvollständiger Informationen verursacht wurden, sind grundsätzlich ausgeschlossen. Rechts- und Schadensersatzansprüche sind daher ausgeschlossen. Das Werk inklusive aller Inhalte wurde unter größter Sorgfalt erarbeitet. Der Autor übernimmt jedoch keine Gewähr für die Aktualität, Korrektheit, Vollständigkeit und Qualität der bereitgestellten Informationen. Druckfehler und Falschinformationen können nicht vollständig ausgeschlossen werden. Es kann keine juristische Verantwortung sowie Haftung in irgendeiner Form für fehlerhafte Angaben und daraus entstandene Folgen vom Autor übernommen werden.

**Haftungsausschluss und allgemeiner Hinweis zu medizinischen Themen:** Die hier dargestellten Inhalte dienen ausschließlich der neutralen Information und allgemeinen Weiterbildung. Sie stellen keine Empfehlung oder Bewerbung der beschriebenen oder erwähnten diagnostischen Methoden, Behandlungen oder Arzneimittel dar. Der Text erhebt weder einen Anspruch auf Vollständigkeit noch kann die Aktualität, Richtigkeit und Ausgewogenheit der dargebotenen Informationen garantiert werden. Der Text ersetzt keinesfalls die fachliche Beratung durch einen Arzt oder Apotheker und er darf nicht als Grundlage zur eigenständigen Diagnose und Beginn, Änderung oder Beendigung einer Behandlung von Krankheiten verwendet werden. Konsultieren Sie bei gesundheitlichen Fragen oder Beschwerden immer den Arzt Ihres Vertrauens! Wikibooks und Autoren übernehmen keine Haftung für Unannehmlichkeiten oder Schäden, die sich aus der Anwendung der hier dargestellten Information ergeben. Beachten Sie auch den Haftungsausschluss und dort insbesondere den wichtigen Hinweis für Beiträge im Bereich Gesundheit.

Quelle: wikibooks

## Impressum
Food Revolution wird vertreten durch:

Alexander Reinhardt
Humboldtstraße 120
22083 Hamburg
Deutschland

Printed in Germany
by Amazon Distribution
GmbH, Leipzig

18020240R00207